Hansjosef Böhles

# Oxidativer Stress
# in der
# Kinderheilkunde

Springer
*Berlin
Heidelberg
New York
Barcelona
Budapest
Hongkong
London
Mailand
Paris
Santa Clara
Singapur
Tokio*

Hansjosef Böhles (Hrsg.)

# Oxidativer Stress in der Kinderheilkunde

Theoretische Spekulation oder praxisrelevante Tatsache?

Mit 32 Abbildungen und 20 Tabellen

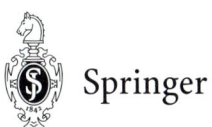
Springer

Professor Dr. med. Hansjosef Böhles
Klinikum der Universität Frankfurt
Zentrum der Kinderheilkunde
Theodor-Stern-Kai 7
60590 Frankfurt/Main

Die Deutsche Bibliothek - CIP-Einheitsaufnahme

**Oxidativer Stress in der Kinderheilkunde** : theoretische Spekulation oder praxisrelevante Tatsache? ; Mit 20 Tabellen / Hansjosef Böhles (Hrsg.). - Berlin ; Heidelberg ; New York ; Barcelona ; Budapest ; Hong Kong ; London ; Mailand ; Paris ; Tokyo : Springer, 1995
  ISBN 3-540-59256-3
NE: Böhles, Hansjosef [Hrsg.]

ISBN 3-540-59256-3 Springer-Verlag Berlin Heidelberg New York

Dieses Werk ist urheberrechtlich geschützt. Die dadurch begründeten Rechte, insbesondere die der Übersetzung, des Nachdrucks, des Vortrags, der Entnahme von Abbildungen und Tabellen, der Funksendung, der Mikroverfilmung oder der Vervielfältigung auf anderen Wegen und der Speicherung in Datenverarbeitungsanlagen, bleiben, auch bei nur auszugsweiser Verwertung, vorbehalten. Eine Vervielfältigung dieses Werkes oder von Teilen dieses Werkes ist auch im Einzelfall nur in den Grenzen der gesetzlichen Bestimmungen des Urheberrechtsgesetzes der Bundesrepublik Deutschland vom 9. September 1965 in der jeweils geltenden Fassung zulässig. Sie ist grundsätzlich vergütungspflichtig. Zuwiderhandlungen unterliegen den Strafbestimmungen des Urheberrechtsgesetzes.

© Springer-Verlag Berlin Heidelberg 1995
Printed in Germany

Die Wiedergabe von Gebrauchsnamen, Handelsnamen, Warenbezeichnungen usw. in diesem Werk berechtigt auch ohne besondere Kennzeichnung nicht zu der Annahme, daß solche Namen im Sinne der Warenzeichen- und Markenschutz-Gesetzgebung als frei zu betrachten wären und daher von jedermann benutzt werden dürften.

Produkthaftung: Für Angaben über Dosierungsanweisungen und Applikationsformen kann vom Verlag keine Gewähr übernommen werden. Derartige Angaben müssen vom jeweiligen Anwender im Einzelfall anhand anderer Literaturstellen auf ihre Richtigkeit überprüft werden.

Satzherstellung: Storch GmbH, D-97353 Wiesentheid
Herstellung: PRO EDIT GmbH, D-69126 Heidelberg

SPIN: 10479675    26/3134-5 4 3 2 1 0 - Gedruckt auf säurefreiem Papier

# Vorwort

Freie Radikale und die durch sie verursachten Reaktionen sind seit langem in der Chemie bekannt. In den vergangenen Jahren fand dieses Wissen zunehmend Eingang in die Biologie und in das Verständnis pathophysiologischer Abläufe lebender Organismen. Als klinisch bedeutendste Gruppe freier Radikale gelten vor allem reaktive Sauerstoffspezies, gegen die der Körper eine Reihe enzymatischer und nicht enzymatischer Abwehrstrategien entwickelt hat. Das Überwiegen der prooxidativen gegenüber den antioxidativen Prinzipien wird als „oxidativer Stress" bezeichnet; er kann als gemeinsames pathophysiologisches Prinzip einer Vielzahl von Erkrankungen gelten, die vom Reperfusionstrauma über die Arterioskleroseentstehung bis zur Tumorgenese reichen.

In der Kinderheilkunde wird das Verständnis für die Bedeutung freier Radikale derzeit erarbeitet und ein entsprechendes Wissen ist noch nicht in ausreichend publizierter Form verfügbar. Das vorliegende Buch ist das Ergebnis der Tagung „oxidativer Stress in der Kinderheilkunde", die im November 1994 in Frankfurt am Main stattgefunden hat. Renommierte Wissenschaftler aus dem Bereich der Grundlagen- und klinischen Forschung stellen das derzeitige Spektrum von für die Kinderheilkunde wesentlichen Erkrankungen dar, die auf radikalvermittelte Mechanismen zurückgeführt werden können. Dieses Buch erfüllt dann seinen Zweck, wenn es dazu beitragen kann, dieses neue pathogenetische Prinzip dem praktisch arbeitenden Arzt in verständlicher Form näher zu bringen und die darin enthaltenen Behandlungsstrategien für unsere Patienten zugänglich zu machen.

Hansjosef Böhles                    Frankfurt/Main, Juni 1995

# Inhaltsverzeichnis

Grundzüge der Sauerstoffbiologie als Basis
für das Verständnis radikalisch verlaufender
Stoffwechsel- und Krankheitsprozesse
E. F. ELSTNER und H. SCHEMPP ................... 1
*Diskussion* ............................. 21

Pathogenesis and Detection of Oxygen Toxicity
in the Newborn
R. M. W. MOISON, A. A. HAASNOOT, D. VAN ZOEREN-GROBBEN
and H. M. BERGER ......................... 23
*Discussion* ............................. 42

Antioxidanzienstatus in Kapillarblutproben: ein Instrument
zum Studium radikal-gefährdeter Frühgeborener
A. KOHLSCHÜTTER, J. AGBENU, V. BODA, J. COMMENTZ,
B. FINCKH und A. KONTUSH .................... 45
*Diskussion* ............................. 55

Vitaminversorgung bei unreifen Frühgeborenen
O. GENZEL-BOROVICZÉNY und N. HRBOTICKY ........... 57
*Diskussion* ............................. 69

Lipidperoxidation bei Mangelernährung
M. LEICHSENRING ......................... 71
*Diskussion* ............................. 83

Einfluß der LCP-Anreicherung einer Reifgeborenennahrung
auf die kindlichen Harnsäure- und α-Tokopherolspiegel
T. Decsi und B. Koletzko . . . . . . . . . . . . . . . . . . . . . . 87
*Diskussion* . . . . . . . . . . . . . . . . . . . . . . . . . . . . . 98

Stand der klinischen Forschung bei den NMDA-
Rezeptorantagonisten im Neugeborenen- und Kindesalter
C. Hübner . . . . . . . . . . . . . . . . . . . . . . . . . . . . . . 101
*Diskussion* . . . . . . . . . . . . . . . . . . . . . . . . . . . . . 118

Beurteilung des Radikalstoffwechsels und Effizienz
angewandter Meßmethoden
I. Elmadfa und V. Faist . . . . . . . . . . . . . . . . . . . . . . 121
*Diskussion* . . . . . . . . . . . . . . . . . . . . . . . . . . . . . 134

Bedeutung von Vitamin A für
Lungenentwicklung und Funktion
H. K. Biesalski . . . . . . . . . . . . . . . . . . . . . . . . . . . 137
*Diskussion* . . . . . . . . . . . . . . . . . . . . . . . . . . . . . 159

Therapie von Lungenerkrankungen mit Antioxidanzien
R. Buhl, J. Bargon und W. Caspary . . . . . . . . . . . . . . . 163
*Diskussion* . . . . . . . . . . . . . . . . . . . . . . . . . . . . . 184

Einfluß von chronischer Entzündung auf Parameter
des antioxidativen Schutzsystems am Beispiel
von Patienten mit zystischer Fibrose
C. Bartens, M. Götz und I. Elmadfa . . . . . . . . . . . . . . . 189
*Diskussion* . . . . . . . . . . . . . . . . . . . . . . . . . . . . . 206

Veränderungen des α-Tokopherolstatus
bei Patienten mit zystischer Fibrose
B. Koletzko, I. Rühl-Bageri und G. Steinkamp . . . . . . . . . 209
*Diskussion* . . . . . . . . . . . . . . . . . . . . . . . . . . . . . 219

Freie Radikalfängerenzyme und Spurenelemente
bei Morbus Crohn

M. BURDELSKI, S. BAUER und M. OELLERICH . . . . . . . . . . . . 221

*Diskussion* . . . . . . . . . . . . . . . . . . . . . . . . . . . . 226

Einfluß der mitochondrialen Radikalproduktion
des Skelettmuskels auf die Pathogenese
der Duchenne-Muskeldystrophie (mdx-Maus Modell)
unter Berücksichtigung der Auswirkungen
einer submaximalen physischen Belastung

V. FAIST und I. ELMADFA . . . . . . . . . . . . . . . . . . . . 229

*Diskussion* . . . . . . . . . . . . . . . . . . . . . . . . . . . . 244

Freie Radikale bei akutem und
chronischem Leberversagen im Kindesalter

M. BURDELSKI, R. DÖSCHER, P. MEYER, B. FINCKH
und A. KOHLSCHÜTTER . . . . . . . . . . . . . . . . . . . . . 245

*Diskussion* . . . . . . . . . . . . . . . . . . . . . . . . . . . . 249

Hinweise auf einen Glutathionmangel bei Krebserkrankungen

W. DRÖGE, R. KINSCHERF, V. HACK, M. BOCKSTETTE
UND H.-P. ECK . . . . . . . . . . . . . . . . . . . . . . . . . . 251

*Diskussion* . . . . . . . . . . . . . . . . . . . . . . . . . . . . 262

Hyperlipoproteinämie und Lipidperoxidation
bei chronischen Nierenerkrankungen

U. QUERFELD . . . . . . . . . . . . . . . . . . . . . . . . . . 265

Oxidativer Streß: Einblicke und Ausblicke

H. SIES . . . . . . . . . . . . . . . . . . . . . . . . . . . . . 277

Sachverzeichnis . . . . . . . . . . . . . . . . . . . . . . . . . 287

# Mitarbeiterverzeichnis

Dr. J. Agbenu
Universitätskinderklinik
Martinistraße 52, 20246 Hamburg

Dr. J. Bargon
Pneumologie und Allergologie, Medizinische Klinik II
Klinikum der Universität, Theodor-Stern-Kai 7
60590 Frankfurt/Main

Carsten Bartens
Institut für Ernährungswissenschaften
Althanstraße 14, A-1090 Wien

Dr. St. Bauer
Universitätskinderklinik
Martinistraße 52, 20246 Hamburg

Professor Dr. H. M. Berger
Academisch Ziekenhuis Leiden
Neonatologie
Rijnsburgerweg 10, 2300 RC Leiden

Professor Dr. H. K. Biesalski
Universität Hohenheim
Institut für Biologische Chemie und Ernährungswissenschaft
Fruwirthstraße 12, 70593 Stuttgart

M. Bockstette
Deutsches Krebsforschungszentrum
Im Neuenheimer Feld 280, 69120 Heidelberg

Dr. V. Boda
Universitätskinderklinik
Martinistraße 52, 20246 Hamburg

Priv.-Doz. Dr. R. Buhl
Pneumologie und Allergologie
Medizinische Klinik II, Klinikum der Universität
Theodor-Stern-Kai 7, 60590 Frankfurt/Main

Professor Dr. M. Burdelski
Universitätskinderklinik
Martinistraße 52, 20246 Hamburg

Professor Dr. W. Caspary
Klinikum der Universität
Medizinische Klinik II,
Theodor-Stern-Kai 7, 60590 Frankfurt/Main

Dr. J. Commentz
Universitätskinderklinik
Martinistraße 52, 20246 Hamburg

Dr. T. Decsi
Kinderpoliklinik der Universität München
Pettenkoferstraße 8a, 80336 München

R. Döscher
Universitätskinderklinik
Martinistraße 52, 20246 Hamburg

Professor Dr. W. Dröge
Deutsches Krebsforschungszentrum
Im Neuenheimer Feld 280, 69120 Heidelberg

Dr. H.-P. Eck
Deutsches Krebsforschungszentrum
Im Neuenheimer Feld 280, 69120 Heidelberg

Professor Dr. I. Elmadfa
Institut für Ernährungswissenschaften
Althanstraße 14, A-1090 Wien

Professor Dr. E. Elstner
Lehrstuhl für Phytopathologie der TU München-Weihenstephan
85350 Weihenstephan

Veronika Faist
Institut für Ernährungswissenschaften
Althanstraße 14, A-1090 Wien

Dr. B. Finckh
Universitätskinderklinik
Martinistraße 52, 20246 Hamburg

Dr. Orsolya Genzel-Boroviczény
Klinikum Großhadern
Neonatologie der Frauenklinik
Marchioninistraße 15, 81366 München

Univ.-Professor Dr. M. Götz
Wilhelminenspital der Stadt Wien
Abt. für Kinderinfektionskrankheiten
Montleaertstraße 37, A-1160 Wien

Dr. A. A. Haasnoot
Academisch Ziekenhuis Leiden, Neonatologie
Rijnsburgerweg 10, 2300 RC Leiden

Dr. Volker Hack
Deutsches Krebsforschungszentrum
Im Neuenheimer Feld 280, 69120 Heidelberg

Dr. Nina Hrboticky
Institut für Kreislaufprophylaxe
Pettenkoferstraße 9, 80336 München

Professor Dr. C. Hübner
Universitätsklinikum Charité
Kinderklinik, Abt. f. Neuropädiatrie
Schumannstraße 20/21, 10098 Berlin

Dr. R. Kinscherf
Deutsches Krebsforschungszentrum
Im Neuenheimer Feld 280, 69120 Heidelberg

Professor Dr. A. Kohlschütter
Universitätskinderklinik
Martinistraße 52, 20246 Hamburg

Professor Dr. B. Koletzko
Kinderpoliklinik der Universität München
Pettenkoferstraße 8a, 80336 München

Dr. A. Kontush
Medizinische Universitätsklinik
Martinistraße 52, 20246 Hamburg

Priv.-Doz. Dr. M. Leichsenring
Universitätkinderklinik
Im Neuenheimer Feld 150, 69120 Heidelberg

P. Meyer
Universitätskinderklinik
Martinistraße 52, 20246 Hamburg

Dr. R. M. W. Moison
Academisch Ziekenhuis Leiden
Neonatologie
Rijnsburgerweg 10, 2300 RC Leiden

Professor Dr. M. Oellerich
Georg-August-Universität, Abteilung Klinische Chemie
Zentrallaboratorium
Robert-Koch-Straße 40, 37079 Göttingen

Priv.-Doz. Dr. U. Querfeld
Universitätskinderklinik
Josef-Stelzmann-Straße 9, 50924 Köln

Dr. I. Rühl-Bageri
Kinderpoliklinik der Universität München
Pettenkoferstraße 8a, 80336 München

Dr. H. Schempp
Lehrstuhl für Phytopathologie der TU München-Weihenstephan
85350 Weihenstephan

Professor Dr. H. Sies
Institut für Physiologische Chemie I
Heinrich-Heine-Universität
Postfach 101007, 40001 Düsseldorf

Dr. G. Steinkamp
Kinderpoliklinik der Universität München
Pettenkoferstraße 8a, 80336 München

Dr. D. van Zoeren-Grobben
Academisch Ziekenhuis Leiden, Neonatologie
Rijnsburger Weg 10, 2300 RC Leiden

# Grundzüge der Sauerstoffbiologie als Basis für das Verständnis radikalisch verlaufender Stoffwechsel- und Krankheitsprozesse

E. F. Elstner und H. Schempp

## Die universelle Bedeutung des Sauerstoffs (Elstner 1990)

Der Sauerstoff entstand vor ca. 3,5 Mrd. Jahren durch photosynthetisierende Organismen. Die „Erfindung" des Photosystems II, d. h. der Wasserspaltung unter Sauerstofffreisetzung wurde für die Vorläufer unserer Cyanobakterien von vitaler Bedeutung: In den Urmeeren gingen vermutlich reduzierte Verbindungen wie $H_2S$, $NH_3$, Hydroxylamin u. a. langsam zur Neige. Diese Verbindungen dienten als Elektronendonatoren für die photosynthetische NADP-Reduktion und wurden dadurch über die Jahrmillionen eben weitgehend zu $NO_3^-$ und $SO_4^-$ oxidiert. Durch konsequente und aufeinander folgende Mutationsschritte wurden aus den gekoppelten zyklischen, ATP-produzierenden Photosystemen zwei kooperativ in Serie arbeitende Photosysteme, von denen das phylogenetisch „jüngere", d. h. Photosystem II nicht eine reduzierte Schwefel- oder Stickstoffverbindung, sondern nach Veränderung seines Redoxpotentials in den stark positiven Bereich (+830 mV), das Wasser als „Elektronendonator zum Nulltarif" verwenden konnte. Dies erwies sich als ein so vorteilhafter Schritt in der Phylogenie, daß es zum erstenmal in der Erdgeschichte zur Bildung von Lagerstätten aus organischem Material kommen konnte: die Graphitlagerstätten als geologisch älteste Kohlenstofformationen bestehend aus reinen C-Gerüsten entstanden wohl in dieser Phase der Erdgeschichte. Wie so viele andere ernährungs- und lebensqualitätsbestimmende Entwicklungen (Weizenbier, Leberkäs, Fingerhakeln u. v. a.) war auch dieser Schritt eine bayerische Erfindung: Die einzige Graphitlagerstätte Mitteleuropas liegt ca. 30 km nördlich von Passau in der Gemeinde Kropfmühl (sehenswertes Graphit-Bergwerksmuseum!). Seit dieser Urepoche existiert eine „Symbiose" zwischen heterotrophen und autotrophen Organismen mit überlagerten $CO_2$- und Sauerstoffzyklen, die sich jedoch, wie zu erwarten, weit über den bayerischen Raum hinaus verbreitet hat.

## Was sind radikalische Reaktionen?

Wie in der Einleitung schon angedeutet, nimmt der atmosphärische Sauerstoff eine Sonderstellung ein: er liegt im Triplettgrundzustand ($^3O_2$) als Diradikal $\cdot O\cdot = \cdot O\cdot$ vor. Wenn er also mit einem Molekül im Singulettgrundzustand, welches ein Bindungselektronenpaar besitzt (:M) ionisch reagieren will, muß er ebenfalls ein Elektronenpaar besitzen, also als $:O\cdot = \cdot O$ (= Singulettsauerstoff, $^1O_2$), präsent sein oder zusätzlich zu dem ungepaarten Elektron ein Elektronenpaar aufweisen (Superoxid, Peroxid). Er kann natürlich auch mit einem einzelnen Elektron eines organischen Radikals reagieren:

Also entweder: $\quad MH + :O_2 \rightarrow M O_2 H$,
oder: $\quad M\cdot + \cdot O_2\cdot \rightarrow M O_2$.

Im oberen Fall entsteht ein Hydroperoxid (MOOH), im zweiten Fall ein Peroxylradikal (MOO·).
Grundsätzlich kann man ja zwei bimolekulare Reaktionstypen unterscheiden:

*1. heterolytische Reaktionen* nach dem Schema:
$S - S_1 + R \rightarrow S + R - S_1$ oder
$S - S_1 \rightarrow S^+ + S_1^-$ ;

Hier wird die Gruppe $S_1$ in einer ionischen Reaktion mit dem Elektronenpaar (−) auf R übertragen, oder es entsteht ein Anion plus ein Kation, die beide wieder weiterreagieren können.

2. *homolytische Reaktionen* nach dem Schema:
S – S$_1$ + RH → S· + R· + S$_1$H;
S· + R· → S – R;

Hier wird ein Elektronenpaar gespalten: Ein Molekülteil mit einem ungepaarten Elektron entreißt einem weiteren Molekül (RH) ein Wasserstoffatom, d. h. ein Proton mit nur einem Elektron (H·); letztlich bleiben zwei freie Radikale zurück, die ebenfalls radikalisch unter Bildung einer kovalenten Bindung weiterreagieren können.
Es gibt zahlreiche radikalbildende Initialprozesse. Einer der bekanntesten ist die ionisierende Strahlung, wobei die oben schon erwähnten Wasserstoffatome aus dem Wasser entstehen können:

$H_2O$ + h· ν → H· + OH· ;
H· → $H^+$ + $e_{aq}$

Durch energiereiche Strahlung entsteht aus dem Wasser ein OH-Radikal plus ein aquatisiertes Elektron, $e_{aq}$. Dieses kann unter aeroben Bedingungen mit Sauerstoff reagieren und Superoxid bilden:

$e_{aq}$ + $O_2$ → $O_2^{·-}$;

Superoxid disproportioniert (dismutiert) spontan zum Wasserstoffperoxid (s. unten). Das OH-Radikal ist nun das entscheidende Radikal, welches nachfolgend Kettenreaktionen auslösen kann, wenn kein geeigneter „Bremser" oder „Fänger" („scavenger"), d. h. Einelektronendonator zur Verfügung steht. Zahlreiche Antioxidanzien erfüllen diese Aufgabe (s. unten).
Die Natur hat zur Umgehung des Spinverbots (s. oben) einen *chemischen Barackentrick* verwendet: Zahlreiche Enzyme (z. B. Oxidasen, Peroxidasen, $P_{450}$-Hydroxylasen) besitzen Übergangsmatallionen in ihrem katalytischen Zentrum. An diese Eisen-, Mangan- oder Kupferzentren bindet nun der Sauerstoff. Im Falle der Eisenkatalyse füllen die ungepaarten Elektronen des Sauerstoffs die unvollständige d-Schale des Eisens auf. In solch einem R-Fe-$O_2$-Komplex können die Elektronen dann nicht mehr einem bestimm-

ten „Besitzer" zugeordnet werden. Je nach dem jeweiligen Eisenliganden (R) und dem Redoxzustand des Eisens ($Fe^{2+}$, $Fe^{3+}$) ergeben sich nach Sauerstoffaddition unterschiedliche Elektronenverteilungen in den fünf 3d-Orbitalen. Ein dazukommendes Substrat, das z. B. oxidiert werden soll, fällt auf diesen Trick herein und reagiert nun (völlig verwirrt ob des Elektronenmischmaschs!) mit dem Sauerstoff, da das Spinverbot durch die Elektronendelokalisation im Eisenkomplex aufgehoben ist. Diesen Reaktionstyp benutzen z. B. die Monooxygenasen, die, weil sie ein Sauerstoffatom in das Substrat (S) und eines in Wasser einbauen, auch mischfunktionelle Oxygenasen genannt werden:

$$R-Fe-O_2 + SH_2 \rightarrow R-Fe + SO + H_2O.$$

Andere Enzyme (z. B. bestimmte Oxidasen) besitzen organische Redoxkofaktoren (Flavine, Pteridine), welche im reduzierten Enzymkomplex Elektronen auf Sauerstoff übertragen und als intrinsische Peroxidsubstrate oxidieren und hydroxylieren:

$$\text{Enz-Flavin-H}_2 + O_2 \rightarrow \text{Enz-Flavin-OO-H}_2;$$
$$\text{Enz-Flavin-OO-H}_2 + SH_2 \rightarrow \text{Enz-Flavin} + S + 2 H_2O;$$
$$\text{Enz-Flavin} + \text{NAD(P)H}_2 \rightarrow \text{Enz-Flavin-H}_2 + \text{NAD(P)}.$$

Als letztlicher Sauerstoffreduktant dienen hier reduzierte Pyridinnukleotide wie $NADH_2$ oder $NADPH_2$.

## Der aktivierte Sauerstoff
### (Halliwell u. Gutteridge 1989; Elstner 1987, 1990)

Wie schon erwähnt, kann der Sauerstoff physikalisch oder chemisch aktiviert werden. Hier unterscheidet man grundsätzlich photodynamische und chemisch-reduktive Mechanismen (Abb. 1, Tabelle 1):

Grundzüge der Sauerstoffbiologie

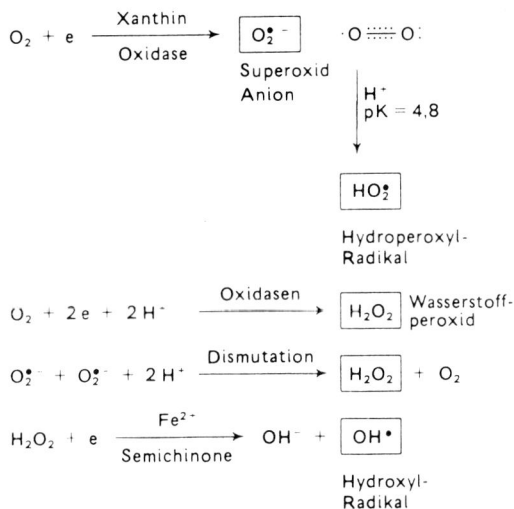

Abb. 1. Die Prinzipien der Sauerstoffaktivierung

Tabelle 1. Auflistung der wichtigsten reaktiven Sauerstoffspezies. (Nach Sies 1986)

| Spezies | Name |
|---|---|
| $O_2^-$ | Superoxid oder Hyperoxid |
| $HO \cdot_2$ | Perhydroxyl |
| $H_2O_2$ | Wasserstoffperoxid |
| $HO\cdot$ | Hydroxyl |
| $RO\cdot$ | R-Oxyl, z.B. Alkoxyl |
| $ROO\cdot$ | R-Dioxyl, z.B. Alkyldioxyl (Hydroperoxyl) |
| $ROOH$ | R-Hydroperoxid |
| $^1\Delta_g O_2$ (auch $^1O_2$) | Singulettsauerstoff |

## Lichtreaktionen und ihre Konsequenzen
## (Ciba Fndn. Symp. 1989; Elstner 1993)

Die Sauerstoffaktivierung durch photodynamische Reaktionen erfolgt über photoaktivierte Pigmente; P repräsentiert hier ein Pigment in seinem Grundzustand und P* seine aktivierte Form; der Pflanzeninhaltsstoff Hypericin oder das Hämatoporphyrin IX repräsentieren solche Verbindungstypen:

1) P + Licht $\rightarrow$ P* (angeregtes Pigment)
   P* + $O_2$ $\rightarrow$ $^1O_2$ + P
   (Exciton-Transfer unter Bildung von Singulettsauerstoff)

(oder formal: ·O=O· + P* $\rightarrow$ O=O: + P; d. h. zwei ungepaarte Elektronen ergeben ein (labiles!) Elektronenpaar); Reaktion 1) ist eine photodynamische Reaktion klassifiziert als

*„Photodynamische Reaktion Typ II".*

Singulettsauerstoff unterliegt im Gegensatz zum atmosphärischen Sauerstoff nicht mehr der Spinregel, denn er besitzt gepaarte Elektronen und reagiert sehr schnell mit den meisten organischen Molekülen, vor allem aber mit Doppelbindungen unter Bildung von Hydroperoxiden:

2) RH + $^1O_2$ $\rightarrow$ ROOH.

ROOH kann durch bestimmte Elektronendonatoren reduziert werden, wobei vor allem Metallionen wie $Fe^{2+}$ oder $Cu^+$, Semichinone oder „Redoxin"-Anteile von Proteinkofaktoren wie z. B. Häm- und Nonhämproteine, Isoalloxazine oder Pteridine, Alkoxyl (RO·)-Radikale bilden:

3) $E^-$ + ROOH $\rightarrow$ E· + RO· + $OH^-$.

Diese RO-Radikale können weiterreagieren und andere Moleküle kooxidieren, wobei sie z. B. Karotinoide bleichen oder Kettenreaktionen einleiten:

4) $RO\cdot + R_1H \rightarrow R_1\cdot + ROH$.

Das organische Radikal R· ist in der Lage, atmosphärischen Sauerstoff (als Biradikal!) zu addieren, wobei Peroxylradikale, ROO·, entstehen:

5) $R\cdot + O_2 \rightarrow ROO\cdot$.

ROO· kann auch wieder Kettenreaktionen einleiten, ganz in Analogie zu den Alkoxylradikalen (Reaktion 4):

6) $ROO\cdot + RH \rightarrow ROOH + R\cdot$.

Photodynamische Reaktionen, die keinen Excition Transfer (d. h. physikalischen Transfer von Anregungsenergie via P* und $^1O_2$), jedoch eine Ladungstrennung im angeregten Pigment durchlaufen, wovon sich die letztendlich reagierenden Spezies ableiten, nennt man *photodynamische Reaktion Typ I*:

7) $P + Licht \rightarrow P^*$
   $P^* \rightarrow {}_+P^-$ (Ladungstrennung)
   ${}_+P^- + O_2 \rightarrow {}_+P + O_2^{\cdot -}$ (Superoxidbildung)

$_+P$ kann ein photooxidiertes (gebleichtes) Pigment darstellen, kann aber auch ein Agens für verschiedene „Kooxidationen" sein. Viele Bleichungsreaktionen (Wäsche, Lebensmittel, Teppiche, Bilder) aber auch pathologische (Sonnenbrand) oder therapeutische („Phototherapie"; s. Ciba Fdn. Symp. 1989) Prozesse laufen nach diesem Reaktionsmuster ab.

## Reduktive Sauerstoffaktivierung

In der Gegenwart von Reduktanten ($E_1$) ausreichender Affinität für Sauerstoff und einem ausreichend negativen Redoxpotential (unter −160 mV), kann aus atmosphärischem Sauerstoff Superoxid entstehen:

8) $E_1^- + O_2 \rightarrow E_1 + O_2^{\cdot -}$ (Superoxidbildung).

$E_1^-$ kann ein Reduktionsmittel (Dithionit), ein Enzym (Xanthinoxidase, die durch Allopurinol gehemmt wird) oder auch ein aquatisiertes Elektron aus der Wasserspaltung durch radioaktive oder ionisierende Strahlung darstellen (s. oben; von Sonntag 1987).
Das entstehende Superoxid dismutiert bei neutralem pH in wäßrigen Medien mit einer Rate von $k = 2 \times 10^5$ (LxM$^{-1}$sec$^{-1}$) wobei Wasserstoffperoxid entsteht:

9) $O_2^{\cdot -} + O_2^{\cdot -} + 2 H^+ \rightarrow H_2O_2 + O_2$.

Diese Reaktion wird durch die Superoxiddismutasen 10 000fach beschleunigt!
In Analogie zu Reaktion 3) kann Wasserstoffperoxid auch monovalent reduziert werden, wobei die schon erwähnten Elektronendonatoren ($E^-$) das extrem reaktive Hydroxylradikal, OH·, bilden:

10) $H_2O_2 + E^- \rightarrow E + OH^- + OH\cdot$ .

OH· hat ein stark positives Redoxpotential (nahe +2 V) und eine Lebensdauer von weniger als einer µsec. Es reagiert deshalb in der unmittelbaren Nähe seines Entstehungsortes ab und oxidiert spontan seine Nachbarmoleküle („site-specific" reactions) unter Abstraktion eines Wasserstoffatoms, wobei die bei den Lichtreaktionen schon besprochene Schiene betreten wird:

11) $RH + OH\cdot \rightarrow R\cdot + H_2O$.

R· ist ein organisches Radikal, welches spontan Sauerstoff (ebenso ein Radikal) in einer nicht spinverbotenen Reaktion addiert, wobei ein Hydroperoxylradikal entsteht:

12) = 5) $R\cdot + O_2 \rightarrow ROO\cdot$ .

ROO· kann seinerseits von einem anderen Molekül in der Nachbarschaft ein Wasserstoffatom abstrahieren, wodurch ein Kettenprozeß eingeleitet wird:

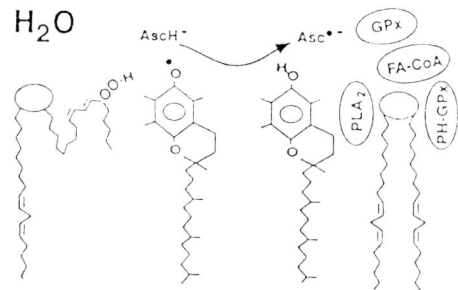

**Abb. 2.** Kooperative Inaktivierung von freien Radikalen durch die Vitamine E und C. *FA-CoA* Fettsäure-Koenzym A (aktivierte Fettsäure), *GPx* Glutathionperoxidase, *PH-GPx* Phospholipid-Hydroperoxid-Glutationperoxidase, *PLA$_2$* Phospholipase A$_2$, *AscH* Ascorbat, *Asc* Ascorbyl-Radikal (Semidihydroascorbat)

13) = 6) $ROO\cdot + R_1H \rightarrow ROOH + R_1$ .

Das Radikal $R_1\cdot$ kann wiederum in Reaktion 12 eintreten, wenn es nicht von einem „scavenger" wie α-Tokopherol (Vit. E) evtl. über eine „scavenger-Kaskade" inaktiviert wird (Abb. 2).
Das OH· ist das Hauptziel antioxidativer Kapazitäten kleiner Moleküle (Phenole, Flavonoide!). Die sog. „*Haber-Weiss*"*-Reaktion* mag die Schlüsselreaktion für zahlreiche toxische Prozesse (s. Asbesttoxizität) sein. Sie umfaßt die Reduktion von Eisen$^{III+}$-chelat und die anschließende Reduktion von Wasserstoffperoxid durch das Eisen$^{II+}$-chelat:

14) $O_2\cdot^- + Fe^{III+}(chelat) \rightarrow O_2 + Fe^{II+}(chelat)$

15) $H_2O_2 + Fe^{II+}(chelat) \rightarrow OH^- + OH\cdot + Fe^{III+}(chelat)$.

*Summe:*
$O_2\cdot^- + H_2O_2 \rightarrow O_2 + OH^- + OH\cdot$

Reaktion 15 wurde schon 1894 von Fenton („Fenton-type reactions") beschrieben.

## Generelle Mechanismen der Sauerstoffdetoxifizierung (Elstner 1990, 1991; Bors et al. 1992)

Aktivierter Sauerstoff ist toxisch. Deshalb hat die Natur eine generelle „Strategie" zur Entgiftung dieser reaktiven Moleküle entwickelt. Es gibt:

1. *die enzymatische Komponente,* bestehend aus Superoxiddismutasen, Katalase, Peroxidasen, Glutathiontransferasen, Epoxidhydrolasen und DT-Diaphorase; sie alle arbeiten kooperativ.

2. *kleine Moleküle* die als „quencher" (z. B. für $^1O_2$!) oder als Radikalfänger („scavenger", z. B. für OH·) dienen, wie die bekannten Verbindungen: Askorbinsäure, Tokopherole, Karotinoide, Phenole, Flavonoide u. v. a. m.;

3. *Übergangsmetallchelatoren* (die z. B. die sog. Haber-Weiss-Reaktion unterbinden), wie z. B. Desferrioxamin (Desferal) oder o-Phenanthrolin;

4. *reduktive Entsorgungswege,* die vor allem über das Glutathion und die entsprechenden Reduktasen an NADH als letztendlichen Elektronendonator koppeln und

5. *Reparaturmechanismen,* die peroxidierte Fettsäuren aus Membranen und defekte Nukleinsäuren aus DNS und RNS „herausschneiden" und durch intakte Moleküle ersetzen. Oxidativ modifizierte Proteine werden von speziellen Proteasen „erkannt", abgebaut und „de novo" synthetisiert.

6. Ein weiteres Prinzip besteht in der *Vermeidung von Einelektronenübertragungen.* Dies geschieht im wesentlichen durch die gute Koppelung (Affinität) innerhalb einzelner Kofaktoren von Elektronentransportketten.

7. Eine andere Möglichkeit besteht in der *Hemmung oder Inaktivierung von sauerstoffaktivierenden Prozessen.* Von dieser Möglichkeit wird in der Medizin massiv Gebrauch gemacht, z. B. bei der Hemmung von Enzymen wie der Xanthinoxidase durch Allopurinol (Gicht) oder der Zyklooxygenase durch „*n*on *s*teroidal *a*ntiinflammatory *d*rugs (*NSAIDs* wie Indometazin, Aspirin u. v. a.) die bei Schmerzen oder Entzündungen verwendet werden (s. unten).

## Verschiebung von Stoffwechsellagen

Neuerdings erkennt man antioxidative Prozesse zunehmend auch als Verschiebung von Stoffwechsellagen, wie z. B. die Verminderung der Homozysteinkonzentration und die Zunahme von Methionin bzw. seines Transaminierungsproduktes, S-Methyl-$\alpha$-ketobutyrat (KMB). Die Vitamine $B_6$, $B_{12}$ und Folsäure kooperieren als Kofaktoren im Schwefelaminosäure- und damit im essentiellen C-1-Methylstoffwechsel. Störungen dieses Stoffwechsels sind vor allem als Funktionsverluste im Alter, bei genetischen Prädispositionen, bei Mangelernährung und, zu einem guten Teil auch bei bis heute noch unbekannter Ursache, zu beobachten. Häufig sind solche Prozesse mit einem erhöhten Homozystein-(HC)-Spiegel korreliert. Als auffälligste Krankheitsbilder in diesem Zusammenhang nennt man Arteriosklerose, senile Demenz, Parkinsonismus und Alzheimer-Krankheit, sicherlich aber auch weniger auffallende Symptome wie Abgeschlagenheit, Unruhe und psychosomatische Allgemeinbeschwerden. Biochemisch sind es vor allem drei metabolisch unterschiedliche Bereiche, die mit erhöhtem HC-Gehalt in direkter Beziehung stehen:
- Oxidative Schädigung betreffen Proteine und Membranen,
- Additionsreaktionen von lebenswichtigen Funktionen an Molekülen führen zu uneffektiven Enzymen und/oder Rezeptoren und
- die defizitäre Methylierungslage bedingt wiederum eine Notsituation bei Azetylcholin-abhängigen Neurotransmittern.

## Sauerstoff und Bioenergetik (Elstner 1990)

Läßt man Hefe in einem Glucosemedium unter Luftabschluß gären, so mißt man in der Hauptwachstumsphase der Hefe eine geradlinige Zuckerabnahme. Führt man nun durch Belüftung aerobe Bedingungen herbei, so wächst die Hefe etwas schneller, der Glukoseverbrauch verlangsamt sich aber. Dieser schon von Louis Pasteur beschriebene Effekt („Pasteur-Effekt") ist auf die allosterische Hemmung der Phosphofruktokinase (in der Glykolyse) durch ATP (und Zitrat) zurückzuführen. Die Gärung „erwirtschaftet" pro Mol Glukose neben Ethanol (oder bei Milchsäuregärern: Laktat) zwei Mol ATP; unter aeroben Bedingungen entstehen neben $CO_2$ und $H_2O$ jedoch 38 ATP – also 19mal soviel als bei der Gärung. Der Pasteur-Effekt stellt also eine sehr ökonomische Maßnahme dar; (hier sind die Hefen allen Finanzministern haushoch überlegen!).

Die zelluläre Atmung besteht aus zwei Teilen: dem Trikarbonsäurezyklus, bei dem kurzkettige Di- und Trikarbonsäuren oxidiert werden und NAD reduziert wird. In den mitochondrialen Membranen ist nun ein Elektronentransportsystem eingebettet, das aus Flavoproteinen mit Nonhämeisen (FP-NHI), Ubichinon (Q) und Zytochromen (Cyt) besteht. Die Elektronendonatoren (Succinat, NADH) werden durch FP-NHI oxidiert und die Elektronen werden letztlich über die kupferhaltige Zytochromoxidase in einem Vierelektronenschritt auf den Sauerstoff übertragen, wobei keine reaktiven Übergangsstufen (Superoxid, Peroxid, OH-Radikal) entstehen. Bei der Elektronenübertragung in der Membran bildet sich simultan ein Protonengradient über die Membran hinweg, der über eine spezielle ATPase zur ATP-Bildung aus ADP und anorganischem Phosphat verwendet werden kann.

Mitochondrien erzeugen kontinuierlich an mindestens zwei Stellen (FP-NIH, Q-Cytb) geringe Mengen (im µM-Bereich) an Superoxid welches unter „Normalbedingungen" unproblematisch ist (s. unten). Unter bestimmten Bedingungen (Anwesenheit bestimmter Toxine oder Antibiotika, Temperaturerhöhung auf über 40 °C) ist dieses „Elektronenleck" aus mangelnder Affinität der Elektronentransportmetaboliten im Vergleich zu diesen Toxinen oder wegen partieller Entkoppelung der Phosphorylierung verstärkt, und die Mitochondrien werden zu Radikalbildnern. Ubichinon selbst ist aber ein guter Radikalscavenger, endogene Mangano-Superoxiddismutase entsorgt $O_2^{\cdot -}$ und die Cyt.c-Peroxidase entsorgt das durch die Superoxiddismutation anfallende Wasserstoffperoxid.

Es muß also schon viel „zusammenkommen", damit die mitochondriale Sauerstoffaktivierung zum Problem wird (hohes Fieber? extreme Leistungsanforderungen? Vergiftungen?).

## Oxidative Synthesen, Abbauwege und Entgiftungsreaktionen
## (Halliwell u. Gutteridge 1989; Sies 1985, 1991; Elstner 1990, 1993)

Tiere und Pflanzen benötigen für den intermediären Metabolismus Oxidasen und Oxygenasen. Sowohl zahlreiche Biosynthesen als auch Abbauprozesse sind abhängig von Oxidationsschritten, bei denen entweder a) Wasserstoffatome aus einem Molekül entfernt werden *(Oxidasen)* oder b) ein *(Monooxygenasen)* oder zwei Sauerstoffatome *(Dioxygenasen)* in ein Molekül eingebaut werden. Für die Pflanzen seien nur die Vielfalt der Flavonoide und Phenolderivate (Lignin!) angeführt, bei deren Synthese diverse Hydroxylierungsreaktionen beteiligt sind. Bei diesen Hydroxylierungen arbeiten in Tieren wie in Pflanzen häufig Monooxygenasen *(Zytochrom $P_{450}$)* und *Phenoloxidasen* „in Serie", wobei die erste Hydroxylgruppe immer durch das $P_{450}$-System in einen Aromaten eingeführt wird. Dieses in die mikrosomalen Membranen eingebettete Elektronentransportsystem reduziert auf Kosten von NADH oder NADPH über Flavinkatalyse (fp), Zytochrom b (cyt.$b_5$) oder Nonhämeisen (NHI) den Hämeisenkofaktor, $P_{450}$, welcher seinerseits reduktiv Sauerstoff bindet und auf bestimmte Substrate (Aromaten, kondensierte Aromaten wie PAHs) überträgt. Dieses Hämeisenprotein erhielt seine Bezeichnung durch die Eigenschaft nach (lichtreversibler!) CO-Bindung eine charakteristische Absorptionsbande bei 450 nm zu entwickeln.

Mikroorganismen (z. B. *Pseudomonas oleovorans*) können mit Hilfe eines analogen Systems Alkane hydroxylieren und so z. B. Erdöl abbauen (sog. omega-Hydroxylierungen).

Die ebenfalls zum mikrosomalen Komplex gehörende Fettsäuredesaturase bildet z. B. höhere Desaturationsgrade in Fettsäuren (Ölsäure) ist zyanid-hemmbar und arbeitet mit Hilfe von Zytochrom $b_5$. Die Entsorgung schwerlöslicher und z. T. toxischer Verbindungen (polyzyklische Aromaten wie Benzpyren) läuft ebenfalls über das (induzierbare!) $P_{450}$-System, wobei eine nachgeschaltete Epoxidhydrolase die mutagenen Epoxide zu wasserlöslichen Hydroxiden überführt, welche nach Derivatisierung (Glukosidierung) renal ausgeschieden werden.

## Sauerstoffabhängige Erkrankungen und Therapien (Elstner et al. 1987; Elstner 1993)

Viele Erkrankungen, aber auch ihre Therapierung, beruhen auf Sauerstoffaktivierungen oder ihrer Gegensteuerung, der Desaktivierung reaktiver Sauerstoffspezies durch Antioxidanzien. Es sollen hier exemplarisch einige sauerstoffabhängige Prozesse aus diesem medizinischen Bereich angesprochen werden:

*Entzündliche Prozesse* mit ihren 4 Charakteristika, *rubor* (Rötung), *calor* (Wärme), *tumor* (Schwellung) und *dolor* (Schmerz) sind charakterisiert durch die Anhäufung aktivierter Leukozyten (polymorphkernige, neutrophile Granulozyten), die über eine induzierbare, membranständige NADPH-Oxidase Sauerstoff aktivieren („oxidatvie burst") und Superoxid produzieren. Über die bei der Degranulation ins Phagosom, aber auch in die unmittelbare Umgebung abgegebene Myeloperoxidase entsteht aus Wasserstoffperoxid und Chloridanionen, die sehr aggressive Hypochlorige Säure (HOCl). Sie wird neben dem OH-Radikal für zahlreiche Nebenwirkungen (Proteindegenerationen, Knorpelauflösung sowie Hyaluronsäure-Depolymerisation) verantwortlich gemacht und damit z. B. auch für Gewebeschädigungen wie dem *Emphysem* oder degenerative Gelenkserkrankungen wie *Arthritis* und *Arthrosen*.

Hier hat sich eine biochemische Gegensteuerung durch intraartikulär applizierte Superoxiddismutase (Orgotein, Peroxinorm) oder HOCl- und Radikalfänger als hilfreich erwiesen. HOCl läßt sich sehr gut mit Thioctsäure entgiften. Bei anderen entzündlichen Prozessen empfiehlt sich eine Gegensteuerung der Induktion der Arachidonsäurekaskade (Bildung von Prostaglandinen und Leukotrienen) durch Steroide und/oder NSAIDs.

In den entzündlichen Problemkreis gehören auch *Pankreatitis* und *Morbus Crohn,* wo sich ebenfalls antioxidative Therapien (Sulfasalazin!) als erfolgreich zeigten. Bei der *Kataraktbildung* bewirken überlagerte photodynamische Prozesse (vermutlich katalysiert durch Riboflavin und/oder Tryptophan, bzw. N-Formyl-kynurenin) und autooxidative Prozesse (Drogen, Medikamente) eine Vernetzung der Linsenkristalline, was als Trübung sichtbar wird. Topisch applizierte Antioxidanzien („Antikataraktika") wie Jodid erwiesen sich wegen der mangelnden Aufkonzentrierung im Kammerwasser als klinisch wenig wirksam, auch wenn in Modellexperimenten gute Hinweise auf eine Wirksamkeit angedeutet waren. Eine andere oxidative Modifikation eines Proteins mit weitreichenden Konsequenzen ist die Oxidation von LDL bzw. des Apolipoproteins durch diverse Oxidanzien. Durch diese Modifikation wird das LDL von den Makrophagen durch den nichtrückregulierten „scavenger"-Rezeptor aufgenommen. Man vermutet, daß diese Initialreaktion die *Atherogenese* (mit)einleitet. Als Oxidanzien für das LDL werden aktivierte Leukozyten, Übergangsmetallchelate (Cu!), Endiol-Tautomere von Zuckern *(Diabetes)* in der Anwesenheit von Fe oder Cu (wobei die Dihydroxyfumarsäure als Modell dient) oder auch erhöhte Homozysteinwerte (Fe- oder Cu-katalysierte Sulfhydryloxidation) diskutiert. Gut untersucht sind an zahlreichen Modellen oxidative *Reperfusionsschäden* nach Auflösung ischämischer Epochen in Organen nach Transplantation u. a. chirurgischen Eingriffen bzw. Auflösung von Stenosen. Als Mechanismus wird u. a. die vermehrte Bildung von Hypoxanthin (HX) und Xanthin (X) während der hypoxischen Phase und die (proteolytische) Umwandlung der Xanthindehydrogenase (XDH) in die Xanthinoxidase (XOD) diskutiert. Bei der Reoxigenierung bildet XOD mit HX oder X als Substraten Superoxid und Wasserstoffperoxid. Es ist deshalb nicht verwunderlich, daß antioxidative Zusätze im Reperfusionsmedium (Allopurinol, Superoxiddismutase, Desferal, Flavonoide u. a.) in unterschiedlichen Modellen mehr oder weniger ausgeprägte Verminderungen der Reoxigenierungsschäden bewirken. Die angeführten Beispiele sind nur eine kleine Auswahl wichtiger medizinischer Sauerstoffaktivierungs- und -desaktivierungsprozesse.

## Sauerstoffaktivierung und Regulationsprozesse (Elstner 1993)

Oxidative Prozesse sind an zahlreichen Regelprozessen beteiligt, so z. B. bei der Regulation des Gefäßtonus und bei der Bildung von Zytokinen. Der Faktor EDRF („endothelium derived relaxation factor") wurde als NO (Stickstoffmonoxid) identifiziert, das über einen Oxidationsschritt aus der Aminosäure Arginin (katalysiert durch das Enzym NO-Synthase, NOS) entsteht. NO aktiviert die Guanylatzyklase und das entstehende cGMP wiederum bewirkt die Relaxation glatter Gefäßmuskelzellen und damit Blutdruckabsenkung (vgl. Elstner 1990, 1993). NO kann aber andererseits mit Superoxid reagieren, wobei das Peroxynitroso Anion entsteht, welches seinerseits in das reaktive OH· und $NO_2$ zerfallen kann:

Arginin + $O_2$ → (NOS) → NO + Produkte;
NO + $O_2^{·-}$ → O–O–N–O$^-$; O–O–N–O$^-$ + H$^+$ → OH· + $NO_2$;

Aus diesen Reaktionen leiten sich also neben Regelmechanismen auch „Störmöglichkeiten" ab. Ähnlich verhält es sich bei der oxidativ eingeleiteten Neusynthese des stabilen und potenten Chemotaktikums für Leukozyten, Interleukin-8 (IL-8), welches vermutlich über Wasserstoffperoxid oder OH· induziert wird (De Forge et al. 1993). Neuere Aspekte dieses Problemkreises sind bei Nohl et al. (1994) nachzulesen.

Der *„Nukläre Faktor-kappa-B"* ($NF_kB$) ist ein Tripeptid von dem oxidativ ein Inhibitorpeptid abgespalten wird, wonach es die Kernmembran passieren kann und nach Genaktivierung immunmodulatorische, inflammatorische und „Akutphasen"-Antworten auslöst. Wasserstoffperoxid kann in ähnlicher Weise wie Interleukin-1, Tumornekrosefaktor oder Phorbolester diesen Meldeprozeß einleiten.

Hier wurden nur zwei Problemkreise angesprochen, bei denen reaktive Sauerstoffspezies an Regelprozessen beteiligt sind. In der Phytopathologie kennt man seit geraumer Zeit ebenfalls Prozesse, bei denen ausgelöst durch Zellwandbestandteile („Elicitoren") von Pilzen über eine Superoxidbildung im Plasmalemma von Wirtszellen und das Wasserstoffperoxid als „Melder" die Bildung von sog. Phytoalexinen als neusynthetisierte Abwehrstoffe ausgelöst werden.

## Sauerstoff und Umweltprobleme (Elstner 1990; Sies 1991)

Das Wort *„smog"* ist eine Zusammenziehung der Begriffe smoke und fog, also Rauch und Nebel. Es entstand in der frühen Industrialisierungsphase, als es Epochen gab, in denen viele Menschen starben, weil durch die Verbrennung von schwefelreicher Kohle (vor allem in den englischen Industrie- und Siedlungszentren, vgl.: „London-Typ" Smog) bei Inversionslagen $SO_2$-Konzentrationen und Rußpartikeldichten erreicht wurden, die nicht mehr durch Entgiftungssysteme „korrigierbar" waren. Recht ähnliche Epochen mögen noch in unmittelbarer Nähe von nichtentgifteten Kraftwerken bzw. Braunkohlenverbrennungsanlagen (Tschechische Republik, Neue Bundesländer) bei Inversionswetterlagen eintreten. Diese Situationen haben aber gar nichts mit den heute in der Bundesrepublik oder in anderen Nachbarländern erreichbaren Schadstoffwerten im Sommer, also dem „Sommersmog" („Los Angeles Typ" Smog) zu tun. Allein aus diesem Grund ist das Schlagwort „Sommersmog" recht unsinnig. Die Heranziehung der anscheinend gestiegenen Ozonwerte an manchen Sommertagen an bestimmten Orten für die Warnung vor gesundheitlichen Schäden ist nachweislich als „Verursachung von Umweltangst aus politischen Motiven" zu brandmarken. Hier sollte man sich lieber verstärkt der bewiesenen Problematik des Zigarettenrauchens zuwenden. Ein Problem stellen aber ganz sicherlich die durch die Nutzfahrzeuge (Diesel-Lastkraftwagen) stark erhöhten Emissionen von Rußpartikeln und simultan von $SO_2$ dar, die nach allen zur Verfügung stehenden Daten über sauerstoffaktivierende Aktivitäten, ähnlich wie Asbestfasern, toxisch wirken. Hier ist auch das Benzol als atmogenes Karzinogen einzuordnen, das ja auch seine Toxizität erst nach $P_{450}$-Aktivierung entfaltet.

Sowohl der reduktive (London-Typ) Smog als auch die photodynamisch entstehenden Oxidanzien der Sommerepisoden mit Ozon als Leitkomponente entwickeln ihre recht unterschiedlichen Wirkungen auf lebende Zellen über intrazellulär ablaufende Sauerstoffaktivierungsreaktionen: Zielmoleküle sind Nukleinsäuren, Proteine und Membranlipide, die nach erfolgtem oxidativem Angriff entweder entsorgt, repariert oder ersetzt werden. Hier ist es in der letzten Zeit gelungen, molekulare Wirkmechanismen beobachteter Effekte auf Pflanzen und Menschen mit Hilfe biochemischer Modellreaktionen zu erklären und potentielle Toxizitäten abzuschätzen (s. Hippeli et al. 1994).

## Zusammenfassung

Molekularer, d. h. atmosphärischer Sauerstoff, ist äußerst reaktionsträge. Das ist gut so; denn aus thermodynamischen Gründen könnte es z. B. sonst kein Holz bzw. überhaupt kein Leben im heutigen Sinn geben. Diese Reaktionsträgheit beruht darauf, daß der Sauerstoff zwei ungepaarte Elektronen besitzt („Triplett-Grundzustand"), für die Reaktionen mit Molekülen oder Atomen mit reaktiven Elektronenpaaren („Singulett-Grundzustand") spinverboten sind (Pauli-Prinzip, Hund-Regel). Dieser Zustand kann durch physikalische oder chemische Aktivierung über die Bildung von Singulett-Sauerstoff oder eine Sauerstoffreduktion aufgehoben, oder durch Übergangsmetallkatalyse umgangen werden. Durch diese Aktivierungsreaktionen entstehen intermediär oder als Endprodukte reaktive Sauerstoffspezies („reactive oxygen species", ROS). Das hat wiederum folgende Konsequenzen:
– es entstehen starke Oxidanzien und „freie" Radikale, die z. T. äußerst aggressiv reagieren. Zu diesen Verbindungen gehören der Singulett-Sauerstoff ($^1O_2$, starkes Oxidans), das Superoxidanion ($O_2^{\cdot -}$, freies Radikal, kann oxidieren und reduzieren) und seine korrespondierende Säure (pK = 4,8), das Hydroperoxylradikal (HOO·, freies Radikal und starkes Oxidans), ferner das stabile Wasserstoffperoxid ($H_2O_2$, gutes Oxidans und schwaches Reduktans), das äußerst reaktive OH-Radikal (OH·, freies Radikal und sehr starkes Oxidans) und sekundär organische Verbindungen wie Peroxide (ROOH, gute Oxidanzien), Alkoxylradikale (RO·, Radikale und Oxidanzien) und Peroxylradikale (ROO·, Radikale und Oxidanzien);
– die entstandenen Sauerstoffspezies müssen unter strenger metabolischer Kontrolle stehen, d. h. der aerobe Metabolismus mußte (phylogenetisch betrachtet) synchron zu seiner Etablierung ein antioxidatives Schutzsystem aufbauen;
– viele, wenn nicht gar alle, Erkrankungen schließen die Bildung oder die Funktion aktiver Sauerstoffspezies mit ein.

Alle intrazellulären Kompartimente aerober Zellen (Zellwände; Plasmalemma; endoplasmatisches Retikulum bzw. daraus zu gewinnende Mikrosomenfraktionen; Mitochondrien; Peroxisomen;

Chloroplasten; Zellkernmembranen; s. Elstner et al. 1994) produzieren und entgiften aktivierte Sauerstoffspezies und Radikale.

*Sauerstoffaktivierungsreaktionen umfassen prinzipiell:*

*Autooxidationen* kleiner Moleküle; dazu gehören u. a. Sulfhydrylverbindungen wie Zystein oder Homozystein, Endiole wie Ascorbat oder diverse Zucker wie *o*-Diphenole (DOPA u. a.). Die meisten dieser Reaktionen sind (bei physiologischem pH) übergangsmetall- (Fe,Cu)-katalysiert.

*Photooxidationen:* zahlreiche zelluläre Farbstoffe wie Hämatoporphyrinderivate oder Riboflavin, aber auch Drogen bzw. Arzneimittel katalysieren unterschiedliche photodynamische Reaktionen, die abhängig von ihrer chemischen „Umgebung" Kettenreaktionen auslösen, wobei verschiedene Aktivierungsstadien, insbesondere aber $^1O_2$, eine herausragende Rolle spielen.

*Konstitutive Oxidoreduktasen und Elektronentransportsysteme:* Mitochondrien, Chloroplasten, Mikrosomen und plasmatische Membranen enthalten Elektronentransportsysteme (NAD(P)H-Oxidasen), die reaktive Sauerstoffspezies erzeugen; daneben gibt es eine Reihe von Enzymen (mit den EC Nummern 1. in erster und 3. in dritter Position), die Superoxid und Wasserstoffperoxid produzieren.

*Induzierbare Enzyme und Redoxkoppelungen:* Zahlreiche $P_{450}$-Systeme sind durch potentielle bzw. „falsche" Substrate induzierbar und zeigen „Überschußreaktionen" nach erfolgter Induktion. Andere Enzyme wie die Xanthinoxidase entstehen aus ihren korrespondierenden, nicht Sauerstoff-koppelnden, „D"-(Dehydrogenase-)Vorläufern. Diese und viele andere Enzyme und Elektronentransportketten koppeln aus mangelnder Spezifität ihrer reduzierenden Komponenten mit autoxidablen Drogen oder Toxinen (Chinone, Nitro- und Quatverbindungen, Übergangsmetallchelate), wobei alle bekannten reduzierten Sauerstoffspezies entstehen können und z. T. auch gefunden werden.

*Intrazelluläre Dekompartimentierungen* führen zur Kombination von Substraten und Enzymen (Hydrolasen, Lipasen, Lipoxygenasen, Phenoloxidasen, Peroxidasen), die „normalerweise" keinen Kontakt miteinander haben. Dies führt meist zu Kettenreaktionen und in der Nachfolge zu Alterungsphänomenen und Nekrotisierungen (Melanin- und Lipofuscinbildung) sowie zum Absterben von Zellen oder ganzer Gewebsbereiche.

## Literatur

Bors W, Saran M, Elstner EF (1992) Screening for plant antioxidants. In: Linskens HF, Jackson JF (eds) Modern methods of plant analysis – new series, vol. 13, Plant toxin analysis. Springer, Berlin Heidelberg New York Tokyo, pp 277–295

Ciba Foundation Symposium 146 (1989) Photosensitizing compounds: their chemistry, biology and clinical use. Wiley & Sons, New York Chichester

De Forge LE, Preston AM, Takeuchi E et al. (1993) Regulation of interleukin 8 gene expression by oxidant stress. J Biol Chem 268:25568–25576

Elstner EF (1987) Metabolism of activated oxygen species. In: The biochemistry of plants, vol. 11. Academic Press, New York, pp 253–315

Elstner EF (1990) Der Sauerstoff-Biochemie, Biologie, Medizin. BI-Wissenschaftsverlag Mannheim, S 529

Elstner EF (1991) Oxygen radical-biochemical basis for their efficacy. Klin Wochenschr 69:949–956

Elstner EF (1993) Sauerstoffabhängige Erkrankungen und Therapien Bl. Wissenschaftsverlag Mannheim, S 329

Elstner EF, Bors W, Willmanns W (Hrsg) (1987) Reaktive Sauerstoffspezies in der Medizin. Grundlagen und Klinik. Springer, Berlin Heidelberg New York Tokyo, S 299

Elstner EF, Schempp H, Preibisch G, Hippeli S, Oßwald W (1994) Biological sources of free radicals. In: Nohl H, Esterbauer H, Rive-Evans C (eds) Free radicals in the environment, medicine and toxicology. Richelieu Press, London pp 13–45

Halliwell B, Gutteridge JMC (1989) Free radicals in biology and medicine. Clarendon Press, Oxford

Hippeli S, Blaurock B, v Preen A, Elstner EF (1994) Oxidant effects derived by automobile exhaust products. In: Nohl H, Esterbauer H, Rice-Evans C (eds) Free radicals in the environment, medicine and toxicology. Richelieu Press, pp 375–392

Nohl H, Esterbauer H, Rice Evans C (1994) Free radicals in the environment, medicine and toxicology: Critical aspects and current highlights. Richelieu, Oxford

Sies H (ed) (1985, 1991) Oxidative stress – oxidants and antioxidants. Academic Press, New York
Sonntag C von (1987) The chemical basis of radiation biology. Taylor and Francis, London

## Diskussion

*Hübner, Berlin:*
Welche Rolle spielt α-Tokopherol als Antioxidans? Ist es nicht doch eher ein Prooxidans und nur dann ein Antioxidans, wenn Ubichinol C ausreichend verfügbar ist?

*Elstner:*
Ich denke nicht, daß Ubichinol C unbedingt gebraucht wird. Es ist bekannt, daß in der Hierarchie der antioxidativen Systeme Tokopherol z. B. in LDL erst aufgebraucht werden muß, bevor LDL z. B. durch Kupfer oder in Anwesenheit von Eisen-Homozystein oxidiert wird. Tokopherol steckt in der Lipidmatrix und nur die radikaltragende Phenoxylgruppe ragt heraus. Das Radikal wird in der Folge auf Askorbinsäure übertragen. Aber sicherlich kann auch das Ubichinol, wie eine Vielzahl anderer Moleküle, wie z. B. Coumarine oder Flavonoide, mit Vitamin E interagieren. Alle Antioxidanzien haben entweder eine Phenolgruppe mit zwei OH-Gruppen in der benachbarten 4- und 6-Position oder sie verfügen über eine 3,4-Dihydroxifunktion. Alle diese Substanzen sind als Reaktionspartner von Tokopherol geeignet.

# Pathogenesis and Detection of Oxygen Toxicity in the Newborn

R. M. W. Moison, A. A. Haasnoot, D. van Zoeren-Grobben and H. M. Berger

## Physiology of Reactive Oxygen Species: An Input/Output Model

Reactive oxygen species (ROS) comprise a large variety of inorganic and organic oxygen-derived compounds, i.e., superoxide radical ($\cdot O_2$), hydrogen peroxide ($H_2O_2$), hydroxyl radical ($\cdot OH$), hypochlorous acid (HOCl), nitric oxide radical ($\cdot NO$), and alkoxyl ($RO\cdot$), and peroxyl radicals ($ROO\cdot$; Gutteridge 1989). $\cdot NO$ reacts rapidly with $\cdot O_2$ to form the strong oxidant, the peroxynitrite anion ($ONOO^-$) (Beckman et al. 1994).

*Input.* The amount of ROS present in tissue is determined by the rate of production (input) and removal (output) of ROS (Fig. 1; Berger et al. 1994). The input of $\cdot O_2$ normally consists of production by mitochondrial and eicosanoid metabolism and by xanthine oxidase after ischemia/reperfusion (Berger et al. 1994). Activated neutrophils also produce $\cdot O_2$, which dismutates to $H_2O_2$. Most of the $H_2O_2$ is converted to HOCl by myeloperoxidase (Gutteridge and Halliwell 1989). The most reactive oxygen metabolite, $\cdot OH$, is produced by decomposition of $H_2O_2$ in the presence of non-protein-bound transition metals such as Fe(II). However, non-protein-bound ferrous iron normally does not occur since iron is maintained in the oxidized form by ceruloplasmin and rigorously bound to transferrin and ferritin (Gutteridge and Quinlan 1993). These proteins are referred to as primary antioxidants, since they prevent the production of ROS. $\cdot NO$ is produced as an intercellular messenger by endothelium and neurons and plays important roles in vasoregulation

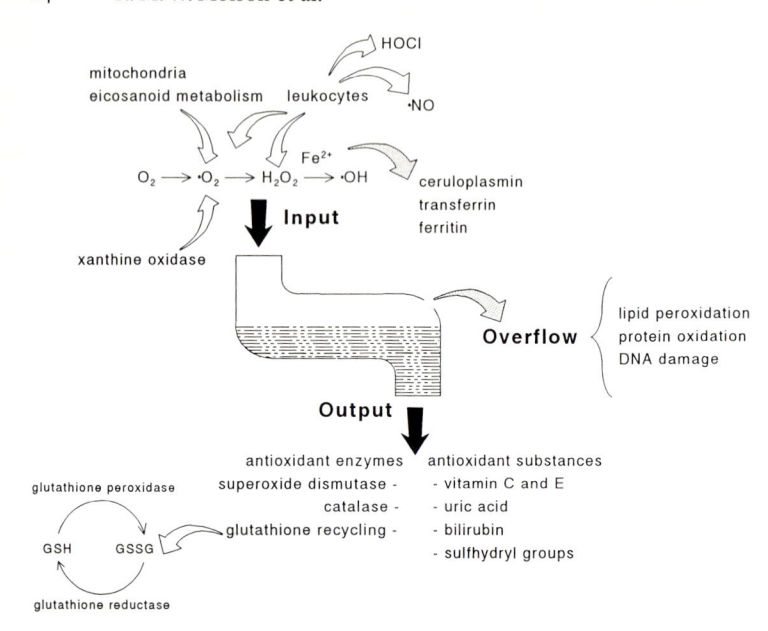

**Fig. 1.** Input/output model of ROS. *Input,* the superxoide radical ($\cdot O_2$), hydrogen peroxide ($H_2O_2$), hypochlorous acid (HOCl) and the nitric oxide radical ($\cdot NO$) are produced via several pathways. In the presence of ferrous iron, $H_2O_2$ decomposes into the hydroxyl radical ($\cdot OH$). Ceruloplasmin oxidizes and transferrin and ferritin bind iron and thereby prevent the formation of $\cdot OH$. *Output,* Antioxidant enzymes and substances react with ROS, thereby generating compounds with low reactivity. *Imbalance,* increased production and/or decreased removal of ROS results in an increased level of ROS and therefore an overflow of the model. As a result, oxidative damage to lipids, proteins, and DNA occurs

and synaptic plasticity. Activated macrophages and neutrophils also produce $\cdot NO$ in similar rates as $\cdot O_2$, and therefore the $\cdot NO$ can be converted to $ONOO^-$ (Beckman et al. 1994).

***Output.*** The output of ROS depends on secondary antioxidants, consisting of antioxidants enzymes and antioxidant substances (Fig. 1; Gutteridge and Halliwell 1989). Superoxide dismutase converts $\cdot O_2$ to $H_2O_2$, which in turn in reduced to water by catalase and glutathione peroxidase. The latter enzyme requires glutathione (GSH) as a substrate, which is oxidized to GSSG during $H_2O_2$ catabolism. Glutathione reductase reduces GSSG back to GSH, which in itself can scavenge $\cdot O_2$ and $\cdot OH$ (Doelman and Bast 1990). Other antioxidants such as vitamin C, vitamin E, uric acid, bilirubin, and protein sulfhydryl groups inactivate ROS (Halliwell and Gutteridge 1990).

*Imbalance Between Input and Output.* An increased production or decreased removal of ROS, i.e., an imbalance between input and output, results in oxidative damage of lipids, proteins and DNA, leading to lipid peroxidation and membrane disruption, enzyme inactivation and sulfhydryl oxidation, and DNA strand breakage, respectively (Fig. 1). These processes result in cell toxicity, organ malfunction, and eventually disease (Frank 1992). The oxidative degradation of lipids, which is catalyzed by ferrous iron, results in a chain reaction of lipid peroxidation, yielding a great variety of new radicals, such as RO· and ROO·, which in turn increase the input of ROS. Moreover, toxic intermediates are produced, which could aggravate the severity of the disease (Michiels and Remacle 1991). The sensitivity of lipids to peroxidative damage depends on the amount of polyunsaturated fatty acids (PUFA) and the degree of unsaturation, while oxidation in proteins depends on the presence of cysteine, methionine, histidine, and tyrosine residues. Oxidative DNA damage usually arises by ·OH generated in the presence of DNA bound metal ions (Gutteridge and Halliwell 1989).

## Factors Influencing Increased Amounts of ROS in Preterm Babies

ROS are believed to play an important role in the pathogenesis of acute and chronic lung disease in the preterm baby (Abman and Groothius 1994). The respiratory distress syndrome (RDS) in the preterm baby results from immaturity of the lung and is believed to be caused by surfactant deficiency and leakage of plasma across the alveolar wall (Jobe 1991; Berger et al. 1994). Bronchopulmonary dysplasia (BPD) in preterm babies is characterized by chronic respiratory distress and persistent oxygen requirement (Northway 1992). High concentrations and pressures of inspired oxygen during ventilatory support cause oxygen toxicity of pulmonary endothelial and epithelial cells, resulting in formation of edema and recruitment and activation of inflammatory cells. Progressive pulmonary edema results in leakage of proteins into the alveolar space, which inhibit the surface tension lowering properties of surfactant, thereby aggravating the surfactant deficiency of prematurity (Abman and Groothius 1994). Factors disturbing the input and/or output of ROS commonly occur in preterm babies, resulting in excessive amounts of ROS and leading to oxygen induced organ damage.

*Increased Input.* At birth, plasma transferrin is lower and much more highly loaded with iron than in later life (Scott et al. 1975). In fact, non-protein-bound iron has been measured in the plasma of both preterm and term babies (Lindeman et al. 1992a; Moison et al. 1993). High vitamin C levels in cord blood plasma can reduce ferric iron and thereby antagonize the ferroxidase activity of ceruloplasmin (Gutteridge 1991). Ceruloplasmin is also decreased in cord blood, and the occurrence of ferrous iron in plasma has indeed recently been demonstrated (Berger et al. 1995). Not only the concentrations of the iron binding and ferroxidase proteins are decreased in cord blood plasma but also their in vitro antioxidant activity to protect against iron induced lipid peroxidation (Fig. 2). The in vitro transferrin iron-binding capacity is established as follows (Fig. 2A; Gutteridge 1986).

Plasma is incubated in the presence of ascorbic acid and unilameller liposomes prepared from bovine brain phospholipids. The test measures the ability of plasma to bind trace amounts of intrinsic iron. Unbound iron, reduced by the excess of ascorbate and thereby antagonizing the ferroxidase activity of ceruloplasmin, catalyzes lipid peroxidation of the liposomes, which is measured spectrophotometrically. Plasma with a low concentration of transferrin and/or highly iron saturated transferrin can therefore inhibit liposome lipid peroxidation only in a limited way. A similar test has been designed to establish the ferroxidase activity of ceruloplasmin (Fig. 2B; Gutteridge 1986). Again, plasma is incubated in the pre-

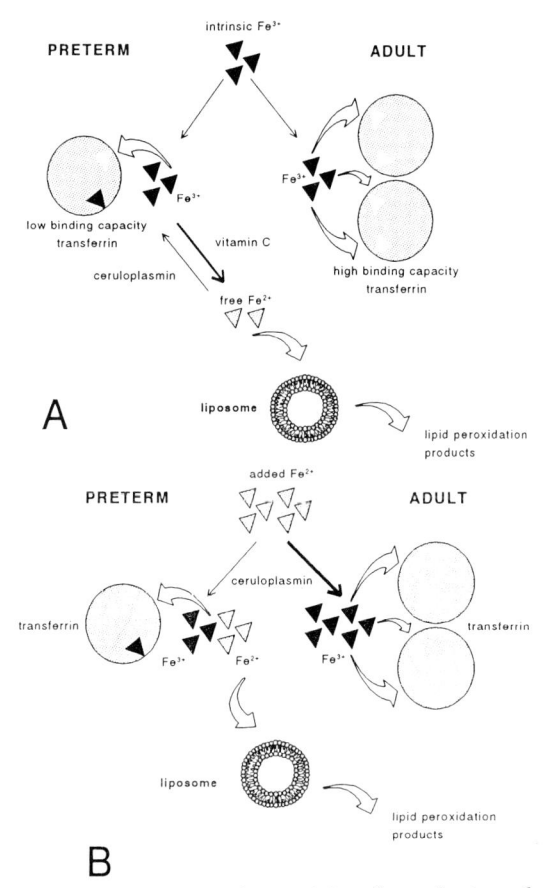

**Fig. 2 a, b.** In vitro models testing the antioxidant activity of transferrin and ceruloplasmin to protect against iron-induced lipid peroxidation. **a** Transferrin binding capacity. Plasma is incubated in the presence of liposomes and vitamin C, and transferrin binds trace amounts of intrinsic iron. Unbound iron, reduced by the excess of vitamin C, catalyzes lipid peroxidation of the liposomes. Plasma with low concentrations of transferrin and/or highly iron-saturated transferrin (i.e., plasma from preterm babies) can only partly inhibit lipid peroxidation. **b** Ferroxidase activity of ceruloplasmin. Plasma is incubated in the presence of liposomes and ferrous iron, and the latter is oxidized by ceruloplasmin. Ferrous iron remaining reduced catalyzes lipid peroxidation of the liposomes. Plasma with a low ceruloplasmin level (i.e., plasma from preterm babies) can only partly inhibit lipid peroxidation.

sence of liposomes and ferrous iron. This test measures the ability of plasma to oxidize ferrous iron, added in excessive amounts. Ferrous iron that remains reduced, again catalyzes lipid peroxidation. Transferrin initially binds the oxidized iron, but the large excess of ferrous iron reduces the plasma antioxidant capacity to the ability of ceruloplasmin to oxidize the iron. Plasma with a low concentration of ceruloplasmin can therefore only partly inhibit lipid peroxidation.

In babies the transferrin antioxidant capacity has been demonstrated to correlate positively with its latent iron-binding capacity and negatively with the plasma non-protein-bound iron concentration (Lindeman et al. 1992a). Leakage of plasma containing highly iron-loaded transferrin into the alveolar space may provide a source of iron that can initiate lipid peroxidation of pulmonary surfactant. Besides biophysical and immunological reactions between plasma proteins and surfactant (Holm et al. 1988; Robertson 1992), this lipid peroxidation may enhance inactivation of surfactant, which can increase the severity of RDS. Indeed, plasma from preterm babies has been demonstrated to induce iron-catalyzed lipid peroxidation of pulmonary surfactant in an in vitro model (Moison et al. 1993). The inability of these babies' plasma to inhibit surfactant peroxidation was related to the presence of non-protein-bound iron and was abolished by addition of apotransferrin to the plasma. Iron overload in adults, due to excess absorption (hemochromatosis) or hemolysis (thalassemia) induces peroxidation damage, and we postulated that a similar process may contribute to the cholestasis and hydrops in rhesus hemolytic disease (RHD) (Berger et al. 1990). Compared with healthy infants, babies with RHD had higher ferritin levels and a lower latent iron binding capacity due to a lower transferrin concentration. Moreover, these babies had increased levels of lipid peroxidation products and a decreased level of vitamin C. Recently we have shown that in asphyxiated term babies non-protein-bound iron may also contribute to brain damage (Dorrepaal et al. 1995).

The total ROS load that preterm infants must deal with not only depends on their endogenous production, but preformed lipid peroxides in feeds may provide an exogenous source. In both human milk and infant formula lipid hydroperoxides have been detected, the former having the highest concentration (Van Zoeren-Grobben et al. 1993). In addition, increased lipid peroxidation was observed in human milk after storage at 4 °C and in infant formula after exposure to light during tube feeding. Moreover lipid hydroperoxides have been detected in intravenous lipid emulsions (Helbock et al. 1993). Therefore the influence of preparation, storage, and feeding method on the concentration of the potentially toxic peroxidized lipids in human milk and infant formula may not be receiving adequate attention (Van Zoeren-Grobben et al. 1987, 1993).

*Decreased Output.* Premature infants have immature antioxidant defense systems in many organs, such as the lung; superoxide dismutase, catalase, glutathione peroxidase, vitamin E, vitamin C, and sulfhydryl groups are decreased (Phelps 1982; Frank 1992; Frank et al. 1987). In addition, animal studies have shown that premature animals, in contrast to full term animals, failed to respond to hyperoxia with increased antioxidant enzyme activity levels. This might help explain that the very prematurely born infant is excessively prone to the development of oxygen induced lung injury (Frank and Sosenko 1991). In contrast to tissues such as lung and intestine, the antioxidant capacity of the blood of preterm babies is adequate (Lindeman et al. 1989; Clahsen et al. 1992). This may be of particular interest in the preterm baby since the antioxidant capacity of both plasma and red blood cells may at least partly compensate for antioxidant deficiencies in tissue such as the lung. Studies on individual antioxidants have been performed, but several antioxidants act synergistically (analogous to buffer in acidosis). Therefore a test has been developed in which the combined action of plasma antioxidants can be assessed (Wayner et al. 1987). This synergistic action of the chain-breaking plasma antioxidants uric acid, vitamins C and E, and protein sulfhydryl groups, in preventing lipid peroxidation (i.e., total peroxyl radical trapping capacity of plasma, or TRAP value) is adequate in term and even increased in preterm babies compared to adults (Lindeman et al. 1989). In the TRAP assay (Fig. 3) plasma is mixed with linoleic acid (target of lipid peroxidation) and a water-soluble thermolabile free radical initiator, which pro-

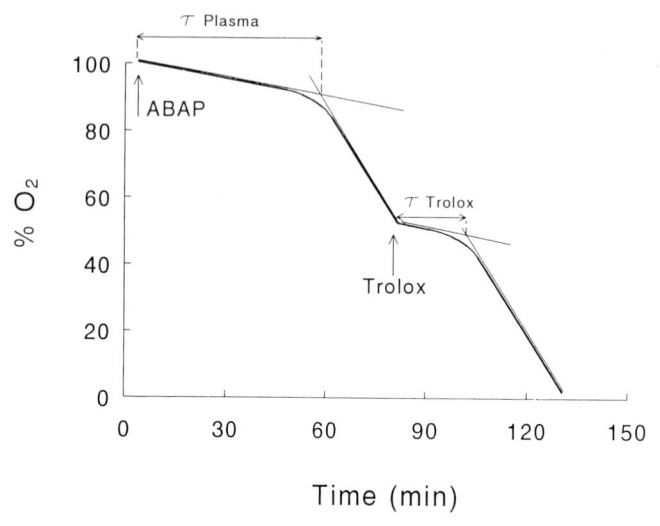

**Fig. 3.** TRAP assay, measuring the synergistic action of the chain-breaking antioxidants uric acid, vitamins C and E, bilirubin, and protein sulfhydryl groups in plasma to prevent lipid peroxidation. Plasma is mixed with linoleic acid and at zero time the water soluble thermolabile free radical initiator 2,2'-azo-bis(2-amidinopropane)-HCl *(ABAP)* is added and oxygen consumption is monitored. The duration of the induction phase *(τ Plasma)*, i.e., the time during which the plasma antioxidants scavenge the ABAP radicals, is derived using the intersection point of the linear slopes of the induction phase and the propagation phase (when oxygen consumption is maximal). Addition of a known amount of the water soluble vitamin E analogue 6-hydroxy-2,5,7,8-tetramethylchroman-2-carboxyclic acid *(Trolox)* produces a second induction phase *(τ Trolox)*, which is used to quantify τ plasma

duces ROS at a constant rate. During the test oxygen consumption is monitored. Inactivation of the ROS by the antioxidants in plasma produces an induction phase, followed by a propagation phase in which oxygen consumption is maximal as a result of maximal linoleic acid peroxidation. Addition of a known amount of a water soluble vitamin E analogue produces a second induction phase, which is used to quantify the first induction phase, i.e., to estimate the value of TRAP. During the first 6 postnatal weeks, vitamin C, uric acid, and protein sulfhydryl groups decrease in healthy preterm infants, whereas vitamin E rises and bilirubin follows its typical biphasic postnatal course. Concomitantly TRAP decreases and appears to be related to the fall in uric acid levels (Van Zoeren-Grobben et al. 1994).

Red blood cells (RBC) have been reported to protect both cultured pulmonary endothelial cells (Toth et al. 1986) and the whole lung (Toth et al. 1984; Van Asbeck et al. 1985) due to their abundant concentrations of antioxidant systems. Although RBC catalase and glutathione peroxidase activity are decreased in preterm and term babies compared with adults, their glutathione reductase activity is increased. The apparent enzyme deficiencies are, however, not functionally significant since RBC from newborn babies are more

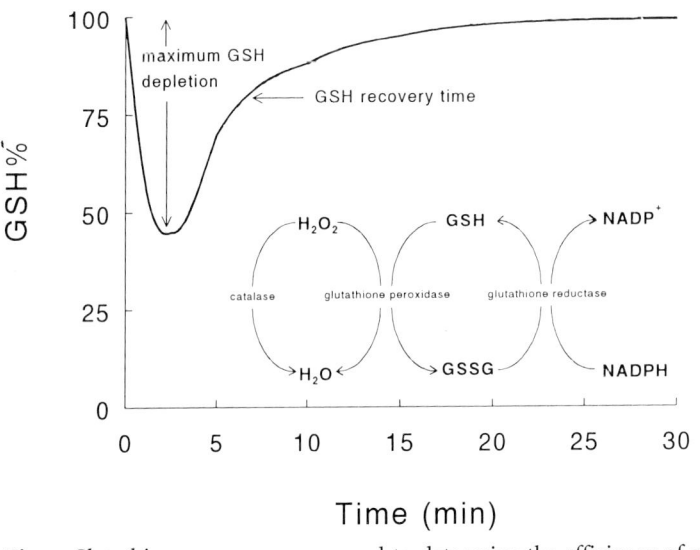

**Fig. 4.** Glutathione recovery assay used to determine the efficiency of red blood cells to handle a $H_2O_2$ load, measured by the changes in intracellular GSH%. At zero time $H_2O_2$ is added to red blood cells. Both catalase and glutathione peroxidase catabolize $H_2O_2$, the latter oxidizing GSH to GSSG, i.e., GSH depletion. The subsequent reduction of GSSG to GSH, i.e., GSH revovery, is mediated by glutathione reductase. Maximum GSH depletion and GSH recovery time, i.e., the time at which GSH recovered to 80% of its initial value, are used to characterize the curve

efficient in catabolizing a hydrogen peroxide load than RBC from adults. This was established by performing an in vitro glutathione recovery assay in RBC (Fig. 4). In this test RBC are exposed to a bolus of $H_2O_2$, and intracellular concentrations of GSH and GSSG are used to determine the efficiency of the cells to handle this load. Glutathione peroxidase catabolizes $H_2O_2$ during which GSH is oxidized to GSSG, i.e., GSH depletion. The subsequent reduction of GSSG to GSH, i.e., GSH recovery, is mediated by glutathione reductase. Both maximum GSH depletion and the time needed to recover GSH to 80% of its initial value are indices that reflect the efficiency of RBC to handle a $H_2O_2$ load. The efficient glutathione recycling in newborn babies may be due to the increased glutathione reductase activity, but also to the elevated intracellular GSH levels (Clahsen et al. 1992). The efficient glutatione recycling at birth can be influenced postnatally by quantitative, i.e., anemia, and qualitative changes in RBC, i.e., deficiencies in enzyme cofactors (selenium in glutathione peroxidase and riboflavin in glutathione reductase).

***Susceptibility to ROS-Induced Damage.*** Feeding cannot influence only the input and output to ROS but also the susceptibility of tissue to ROS-induced damage; lipids in the diet can influence the susceptibility of membranes to lipid peroxidation. Very long chain polyunsaturated fatty acids (LC-PUFA) are important for improving growth and development of the premature infant (Sosenko and Frank 1991) but are also particularly prone to lipid peroxidation. Supplementation of preterm formula with these LC-PUFA could therefore increase lipid peroxidation. On the other hand, oleic acid has been described to decrease susceptibility of lipid peroxidation (Berry et al. 1991). Recently it has been demonstrated that the susceptibility of RBC to peroxidative stress decreased in preterm infants fed LC-PUFA and oleic acid supplemented formula, possibly due to enhanced glutathione recycling or increased membrane oleic acid concentrations (Jacobs et al. 1993).

Nutrition has been demonstrated to influence ROS metabolism on the level of input, output, and tissue susceptibility. Clinical interventions can also influence the postnatal course of the antioxidant capacity, for example, phototherapy results in a decrease in RBC riboflavin level (Gromisch et al. 1977) and may therefore influence glutathione recycling. TRAP has been demonstrated to decrease in vitro on infusion with resuscitation fluids, except for fresh frozen plasma (Moison et al. 1995). Furthermore, transfusion of preterm babies with adult RBC could be expected to decrease the total RBC glutathione recycling in spite of improving oxygenation. Exchange transfusions with whole blood have been shown to markedly influence antioxidant concentrations in babies (Lindeman et al. 1992b).

## Markers for Free Radical Damage in Detecting BPD

As noted above, several markers of free radical damage are available to detect the early onset of BPD. The choice of the marker is determined by the site of production of ROS, on the one hand, and their target, on the other. If lung damage is to be established, pro- and antioxidants or degradation products of lipids, proteins, and DNA could be measured in epithelial lining fluid or lung tissue. Furthermore, volatile hydrocarbons can be measured in expired breath. Due to the fact that blood plasma is in equilibrium with extracellular fluid and epithelial lining fluid, detection of ROS-induced damage in chronic lung disease may be performed in blood or even urine. In preterm babies, however, other aspects such as invasiveness and limited sample amounts play an important role in choosing the sample material. Tracheal aspirates as a derivative of epithelial lining fluid can ethically only be obtained when infants are intubated. Endotracheal suctioning with or without fluid instillation could however induce changes in blood gases and blood pressure (Grigg et al. 1992). The noninvasive nature of measuring hydrocarbons in breath may be useful in ventilated babies, but the technical approach in performing this test may not be simple. Blood may be an ethical choice as frequent blood sampling is often necessary in intensive care units, but the availability of ultramicro-techniques is particularly important in this material. Finally, collection of urine is possible only after the first 2 postnatal days and very difficult to obtain from female infants.

The following section discusses several indices of free radical damage along with their advantages and disadvantages.

## Degradation Products of Macromolecules

*Lipids.* The presence of oxidative damage to lipids can be assessed by measuring loss of PUFA, but useful interpretation of this method is only possible for in vitro studies since PUFA deficiency in vivo usually indicates decreased intake of PUFA and/or energy or impaired absorption (Kneepkens et al. 1994). Moreover, a small decrease in PUFA concentration may hardly be detectable due to its high concentration, but may nevertheless correspond with a significant amount of lipid peroxidation.

Lipid peroxidation is a complex cascade of reactions, yielding a plethora of degradation products, which may all be considered as markers. Primary oxidation products are conjugated dienes, and determination in body fluids of these components (Corongiu et al. 1989) remains difficult, while their formation is not necessarily a result of oxygen radical damage (Halliwell and Chirico 1993). In the presence of oxygen, conjugated dienes are converted to lipid hydroperoxides, which are major and relatively stable initial peroxidation products. Sensitive and specific methods are available to measure these compounds (Miyazawa 1989; Van Kuijk et al. 1985), which nevertheless decompose in the presence of metals.

Secondary end products of lipid peroxidation are aldehydes such as malondialdehyde (MDA) and 4-OH-nonenal (Goldring et al. 1993). MDA is the most extensively used index of lipid peroxidation because the available techniques are easy to perform. However, careful interpretation is needed in measuring MDA in body fluids (Bonnes-Taourel et al. 1992) because interferences by many compounds could easily account for an overestimation of MDA concentration (Halliwell and Chirico 1993; Kneepkens et al. 1994). However, reliable techniques have been developed to determine specifically and sensitively MDA (Dennis and Shibamoto 1989; Halliwell and Chirico 1993).

Ethane and pentane are volatile end products of PUFA peroxidation and are regarded as the best volatile markers for lipid peroxidation in vitro and in vivo. However, sample collection and storage are complex and contamination with hydrocarbons from ambient air can produce difficulties since its concentration of ethane and pentane can be as high or higher than in breath (Kneepkens et al. 1994). Isoprostanes, prostaglandinlike compounds produced by a noncyclooxygenase, are also end products of lipid peroxidation. These compounds have been detected in human urine and plasma, and their formation has been suggested to be a result of oxidative stress (Morrow et al. 1990).

Due to the fact that many different processes and pathophysiological conditions can influence lipid peroxidation and thus the amount and kind of lipid peroxidation products, it is difficult to select a marker. Therefore, a single test should not be regarded in isolation but should be compared with other markers of lipid peroxidation.

*Proteins.* Oxidation of structural proteins or of enzymes results in dysfunction, loss of catalytic activity, increased sensitivity to denaturation, and increased susceptibility to proteolysis. Accumulation of oxidized protein may be an early indication of oxygen radical mediated tissue damage (Stadtman and Oliver 1991). Oxidation of proteins can be determined by measuring increased ROS-induced fluorescence and concomitant decreased native fluorescence, a technique which is fairly easy to perform (Wickens et al. 1983; Jones and Lunec 1987). Another index of protein oxidation is disappearance of sulfhydryl groups as a result of oxidation. Finally, oxidative modification of proteins can be assessed by measuring carbonyl groups, which are introduced into the side chains of the proteins (Gladstone and Levine 1994) or by measuring 2-oxo-histidine (Uchida and Kawakishi 1993).

*DNA.* Oxidative DNA damage usually arises by ·OH generated in the presence of DNA bound metal ions (Gutteridge and Halliwell 1989) and leads to the formation of oxidized nucleosides, such as 8-hydroxy-deoxyguanosine, which can be detected in tissue, blood plasma and urine (Cao and Wang 1993; Frenkel et al. 1991, 1993).

## Decreased Ratio of Reduced/Oxidized Antioxidants

Reaction of ROS with antioxidants causes a decrease in the reduced (active) form of the antioxidant and, if detectable, an increase in the oxidized form. Therefore, a decreased ratio of the reduced and oxidized form of the antioxidant may be a proper index of oxidative damage. Moreover, the use of ratios eliminates problems arising due to dilution of the sample, such as in tracheal aspirates.

Vitamin C oxidizes to dehydroascorbic acid, which however, is very unstable and rapidly breaks down in a complex way, eventually producing oxalic and L-threonic acids. Therefore, the sample should be stabilized and stored properly if dehydroascorbic acid is used as an index of oxidative damage. Vitamin E is a very stable antioxidant, but under oxidative stress it can decompose to various products including quinones. Due to absence of the enzyme uricase in the human body, uric acid only nonenzymatically oxidizes to several products including allantoin, allantoic acid, and parabanic acid. Therefore, the uric acid/allantoin ratio may be a particularly interesting index of oxidative stress. Preliminary results in our neonatal unit suggest that this may be a useful marker of oxidative stress in babies who subsequently develop BPD (Moison et al. 1994). Glutathione is present in large concentrations in virtually all cells, including RBC. Plasma concentrations, however, are very low. The ratio of reduced/oxidized glutathione may be used as an index of oxidative damage, but the regenerating capacity of glutathione reductase rapidly restores this ratio in cells.

## Studies Performed To Detect BPD in an Early Stage

In the past two decades an increase in the incidence of BPD has been observed, which can be attributed largely to improved survival of very low birth weight infants (Parker et al. 1992). Early (biochemical) detection of BPD would therefore enable clinicians to start (antioxidative) therapy before clinical manifestation of the disease. Several studies have been performed to detect BPD in an early stage and several types of sample and indices of oxidative stress have been used.

*Aspirates.* Microscopic studies revealed that desquamated sheets of dysplastic epithelium in fresh aspirate may provide an early indication of developing BPD (Jacobson et al. 1992). Moreover, neonates whose inspired oxygen was greater than 40% showed a significantly increased protein oxidation compared to lower inspired oxygen levels and elevated protein oxidation correlated with the need for ventilation in the first postnatal week (Gladstone and Levine 1994). Furthermore, it was suggested that relative glutathione deficiency in lung epithelial lining fluid might predispose neonates to lung injury since glutathione was decreased in bronchoalveolar lavage fluid on the first days of life in infants subsequently developing chronic lung disease (Grigg et al. 1993).

*Breath.* Ethane and pentane concentrations in expired air of preterm babies have been shown to reach a maximum on days 4 to 6 after birth (Pitkänen et al. 1990; Varsila et al. 1994), subsequently decreasing during the following 2 weeks (Varsila et al. 1994). It was shown that pentane values correlate significantly with fractional inspiratory oxygen (Pitkänen et al. 1990) and that infants with high maximum expired ethane and pentane have a higher risk of dying or having BPD than those with lower hydrocarbon concentrations (Varsila et al. 1994).

*Blood.* Infants with chronic lung disease have been demonstrated to have a significantly higher plasma MDA concentration on day 7 after birth, and this concentration is correlated with the number of days of oxygen treatment (Inder et al. 1994). In RBC of preterm infants with RDS and need for oxygen therapy, GSSG levels were increased and GSH levels decreased compared with control preterm infants. Furthermore, a positive correlation between blood glutathione redox ratio (% GSSG/total glutathione) and the fractional inspired oxygen concentration was found in babies with RDS (Németh and Boda 1994).

*Urine.* The urinary MDA concentration reflects both lipid peroxidation in vivo and the formation of endoperoxides produced enzymatically by the biosynthesis of prostaglandins. A recent (retrospective) study in which urine was collected during the first 30 days of life (Schlenzig et al. 1993), showed that urinary MDA concentration was elevated in extremely low birth weight infants (compared to very low birth weight and low birth weight infants), in oxygen treated neonates (compared to babies without supplementary oxygen), in neonates requiring mechanical ventilation (compared to spontaneously breathing infants), and in neonates with BPD (compared to infants without BPD). Urinary MDA concentrations are correlated with fractional inspiratory oxygen values of the individual patients.

In conclusion, many studies have demonstrated a relationship between increased oxidative stress and the development of RDS and BPD, as measured by mostly increased lipid peroxidation in tracheal aspirates, breath, blood and urine. However, it remains difficult to predict the risk of developing BPD immediately after birth and further study needs to be performed. The most obvious approach would be to find indices of ROS damage in material proximate to the damaged organ, such as tracheal aspirate and expired breath.

## Literatur

Abman SH, Groothius JR (1994) Pathophysiology and treatment of bronchopulmonary dysplasia. Pediatr Clin North Am 41:277–315

Beckman JS, Chen J, Ischiropoulos H, Crow JP (1994) Oxidative chemistry of peroxynitrite. Methods Enzymol 233:229–240

Berger HM, Lindeman JHN, van Zoeren-Grobben D et al. (1990) Iron overload, free radical damage, and rhesus haemolytic disease. Lancet 335:933–936

Berger HM, Moison RMW, van Zoeren-Grobben D (1994) The ins and outs of respiratory distress syndrome in babies and adults. JR Coll Physicians Lond 28:24–33

Berger HM, Mumby S, Gutteridge JMC (1995) Ferrous ions detected in iron-overloaded cord blood plasma from preterm and term babies: implications for oxidative stress. Free Rad Res Comms (in press)

Berry EM, Eisenberg S, Haratz D et al. (1991) Effects of diets rich in monounsaturated fatty acids on plasma lipoproteins – the Jerusalem Nutrition Study: high MUFAs vs high PUFAs. Am J Clin Nutr 53:899–907

Bonnes-Taourel D, Guérin MC, Toreilles J (1992) Is malonaldehyde a valuable indicator of lipid peroxidation? Biochem Pharmacol 44:985–988

Cao EH, Wang JJ (1993) Oxidative damage to DNA: levels of thymine glycol and thymidine glycol in neoplastic human urines. Carcinogenesis 14:1359–1362

Clahsen PC, Moison RMW, Holtzer CAJ, Berger HM (1992) Recycling of glutathione during oxidative stress in erythrocytes of the newborn. Pediatr Res 32:399–402

Corongiu FP, Banni S, Dessi MA (1989) Conjugated dienes detected in tissue lipid extracts by second derivative spectrophotometry. Free Rad Biol Med 7:183–186

Dennis KJ, Shibamoto T (1989) Gas chromatographic determination of malonaldehyde formed by lipid peroxidation. Free Rad Biol Med 7:187–192

Doelman CJA, Bast A (1990) Oxygen radicals in lung pathology. Free Rad Biol Med 9:381–400

Dorrepaal CA, Berger HM, Benders MJNL et al. (1995) Non-protein-bound iron in postasphyxial reperfusion injury of the newborn. J Pediatr (submitted)

Frank L (1992) Antioxidants, nutrition, and bronchopulmonary dysplasia. Clin Perinatol 19:541–562

Frank L, Sosenko IRS (1987) Development of lung antioxidant enzyme system in late gestation: possible implications for the prematurely born infant. J Pediatr 110:9–14

Frank L, Sosenko IRS (1991) Failure of premature rabbits to increase antioxidant enzymes during hyperoxic exposure: increased susceptibility to pulmonary oxygen toxicity compared with term rabbits. Pediatr Res 29:292–296

Frenkel K, Zhong Z, Wei H et al. (1991) Quantitative high-performance liquid chromatography analysis of DNA oxidized in vitro and in vivo. Anal Biochem 196:126–136

Frenkel K, Karkoszka J, Kim E, Taioli E (1993) Recognition of oxidized DNA bases by sera of patients with inflammatory diseases. Free Rad Biol Med 14:483–494

Gladstone IM, Levine RL (1994) Oxidation of proteins in neonatal lungs. Pediatrics 93:764–768

Goldring C, Cassini AF, Maellaro E et al. (1993) Determination of 4-hydroxynonenal by high-performance liquid chromatography with electrochemical detection. Lipids 28:141–145

Grigg J, Arnon S, Silverman M (1992) Fractional processing of sequential bronchoalveolar lavage fluid from intubated babies. Eur Respir J 5:727–732

Grigg J, Barber A, Silverman M (1993) Bronchoalveolar lavage fluid glutathione in intubated premature infants. Arch Dis Child 69:49–51

Gromisch DS, Lopez R, Cole HS, Cooperman JM (1977) Light (phototherapy)-induced riboflavin deficiency in the neonate. J Pediatr 90:118–122

Gutteridge JMC (1986) Antioxidant properties of the proteins caeruloplasmin, albumin and transferrin. A study of their activity in serum and synovial fluid from patients with rheumatoid arthritis. Biochem Biophys Acta 869:119–127

Gutteridge JMC, Halliwell B (1989) In: Free radicals in biology and medicine. Clarendon Press, Oxford

Gutteridge JMC (1991) Plasma ascorbate levels and inhibition of the antioxidant activity of caeruloplasmin. Clin Sci 81:413–417

Gutteridge JMC, Quinlan GJ (1993) Antioxidant protection against organic and inorganic oxygen radicals by normal human plasma: the important primary role for iron-binding and iron-oxidising proteins. Biochim Biophys Acta 1156:144–150

Halliwell B, Chirico S (1993) Lipid peroxidation: its mechanism, measurement, and significance. Am J Clin Nutr 57:715S–725S

Halliwell B, Gutteridge JMC (1990) Antioxidants of human extracellular fluids. Arch Biochem Biophys 280:1–8

Helbock HJ, Motchnik PA, Ames BN (1993) Toxic hydroperoxides in intravenous lipid emulsions used in preterm infants. Pediatrics 91:83–87

Holm BA, Enhorning G, Notter NH (1988) A biophysical method by which plasma proteins inhibit lung surfactant activity. Chem Phys Lipids 49:49–55

Inder TE, Graham P, Sanderson K, Taylor BJ (1994) Lipid peroxidation as a measure of oxygen free radical damage in the very low birthweight infant. Arch Dis Child 70:F107–F111

Jacobs NJM, Drejer GF, Van Zoeren-Grobben D, Bindels JG, Berger HM (1993) Long chain polyunsaturated fatty acids (LCP) in formula feeds and lipid peroxidation of red blood cells in the preterm baby. Abstract for the International Society for Free Radical Research Meeting Siena

Jacobson W, Morley CJ, South M (1992) Microscopic observation on tracheal aspirates from ventilated neonates. II. The onset of bronchopulmonary dysplasia and other changes. Eur J Pediatr 151:204–207

Jobe AH (1991) Pathogenesis of respiratory failure in the preterm infant. Ann Med 23:687–691

Jones AF, Lunec J (1987) Protein fluorescence and its realtionship to free radical activity. BR J Cancer 55:60–65

Kneepkens CMF, Lepage G, Roy CC (1994) The potential role of the hydrocarbon breath test as a measure of lipid peroxidation. Free Rad Biol Med 17:127–160

Lindeman JHN, van Zoeren-Grobben D, Schrijver J et al. (1989) The total free radical trapping ability of cord blood plasma in preterm and term babies. Pediatr Res 26:20–24

Lindeman JHN, Houdkamp E, Lentjes EGWM et al. (1992a) Limited protection against iron-induced lipid peroxidation by cord blood plasma. Free Rad Res Comms 16:285–294

Lindeman JHN, Lentjes EGWM, Houdkamp E et al. (1992b) Effect of an exchange transfusion on plasma antioxidants in the newborn. Pediatrics 90:200–203

Michiels C, Remacle J (1991) Cytotoxicity of linoleic acid peroxide, malondialdehyde and 4-hydroxynonenal towards human fibroblasts. Toxicology 66:225–234

Miyazawa T (1989) Determination of phospholipid hyeroperoxides in human blood plasma by a chemiluminescence-HPLC assay. Free Rad Biol Med 7:209–217

Moison RMW, Palinckx JJS, Roest M et al. (1993) Induction of lipid peroxidation of pulmonary surfactant by plasma of preterm babies. Lancet 341:79–82

Moison RMW, Van Zoeren-Grobben D, Haasnoot AA, Berger HM (1994) Early biochemical detection of bronchopulmonary dysplasia. Abstract for the International Society for Free Radical Research Meeting Sydney 1994

Moison RMW, Van Hoof EJHA, Clahsen PC et al. (1995) Influence of plasma preparations and donor red blood cells on the antioxidant capacity of blood from newborn babies: an in vitro study. Acta Paediatr (submitted)

Morrow JD, Hill KE, Burk RF et al. (1990) A series of prostaglandin F2-like compounds are produced in vivo in humans by a non-cyclooxygenase, free radical-catalyzed mechanism. Proc Natl Acad Sci USA 87:9383–9387

Németh I, Boda D (1994) Blood glutathione redox ratio as a parameter of oxidative stress in premature infants with IRDS. Free Rad Biol Med 16:347–353

Northway WH (1992) An introduction to bronchopulmonary dysplasia. Clin Perinatol 19:489–495

Parker RA, Lindstrom DP, Cotton RB (1992) Improved survival accounts for most, but not all, of the increase in bronchopulmonary dysplasia. Pediatrics 90:663–668

Phelps DL (1982) Neonatal oxygen toxicity – Is it preventable? Pediatr Clin North Am 29:1233–1240

Pitkänen OM, Hallman M, Andersson SM (1990) Correlation of free oxygen radical-induced lipid peroxidation with outcome in very low birth weight infants. J Pediatr 116:760–764

Robertson B (1992) Animal models of neonatal surfactant dysfunction. In: Robertson B, Van Golde LMG, Batenburg JJ (eds) Pulmonary surfactant: from molecular biology to clinical practice. Elsevier Science, Amsterdam, pp 459–484

Schlenzig JS, Bervoets K, Loewenich V von, Böhles H (1993) Urinary malondialdehyde concentration in preterm neonates: is there a relationship to disease entities of neonatal intensive care? Acta Paediatr 82:202–205

Scott PH, Berger HM, Kenward C et al. (1975) Effect of gestational age and intrauterine nutrition on plasma trasnferrin and iron in the newborn. Arch Dis Child 50:796–798

Sosenko IRS, Frank L (1991) Nutritional influences on lung development and protection against chronic lung disease. Semin Perinatol 15:462–468

Stadtman ER, Oliver CN (1991) Metal-catalyzed oxidation of proteins. J Biol Chem 266:2005–2008

Toth KM, Clifford DP, Berger EM et al. (1984) Intact human erythrocytes prevent hydrogen peroxide-mediated damage to isolated perfused rat lungs and cultured bovine pulmonary artery endothelial cells. J Clin Invest 74:292–295

Toth KM, Berger EM, Beehler CJ, Repine JE (1986) Erythrocytes from cigarette smokers contain more glutathione and catalase and protect endothelial cells from hydrogen peroxide better than do erythrocytes from nonsmokers. Am Rev Respir Dis 134:281–284

Uchida K, Kawakishi S (1993) 2-Oxo-histidine as a novel biological marker for oxidatively modified proteins. FEBS Lett 332:208–210

Van Asbeck BS, Hoidal J, Vercelotti GM et al. (1985) Protection against lethal hyperoxia by tracheal insufflation of erythrocytes: role of red cell glutathione. Science 227:756–759

Van Kuijk FJGM, Thomas DW, Stephens RJ, Dratz EA (1985) Gas chromatography – mass spectrometry method for determination of phospholipids. II. Transesterification to form penta-fluorobenzyl esters and detection with picogram sensitivity. Free Rad Biol Med 1:387–393

Van Zoeren-Grobben D, Schrijver J, Van den Berg H, Berger HM (1987) Human milk vitamin content after pasteurisation, storage or tube feeding. Arch Dis Child 62:161–165

Van Zoeren-Grobben D, Moison RMW, Ester WM, Berger HM (1993) Lipid peroxidation in human milk and infant formula: effect of storage, tube feeding and exposure to phototherapy. Acta Paediatr 82:645–649

Van Zoeren-Grobben D, Lindeman JHN, Houdkamp E et al. (1994) Postnatal changes in plasma chain-breaking antioxidants in healthy preterm infants fed formula and/or human milk, Am J Clin Nutr 60:900–906

Varsila E, Pitkänen O, Hallman M, Andesson S (1994) Immaturity-Dependent free radical activity in premature infants. Pediatr Res 36:55–59

Wayner DDM, Burton GW, Ingold KU et al. (1987) The relative contributions of vitamin E, urate ascorbate and proteins to the total radical trapping antioxidant activity of human blood plasma. Biochem Biophys Acta 924:408–419

Wickens DG, Norden AG, Lunec J, Dormandy TL (1983) Fluorescence changes in human gamma-globulin induced by free radical activity. Biochem Biophys Acta 742:607–616

## Diskussion

*Kohlschütter, Hamburg:*

Ist es vor einer Bluttransfusion bei einem jungen Säugling angezeigt, das zu transfundierende Blut auf seinen Gehalt an Oxidanzien und Antioxidanzien zu untersuchen?

*Berger:*

Es konnte gezeigt werden, daß die antioxidative Kapazität gespeicherter Erythrozyten stark abnimmt und die Konzentration von Peroxidationsprodukten ansteigt. Die Veränderungen sind weitgehend von den Lagerungsbedingungen abhängig. Da die Bluttransfusion gleichzeitig mit einem Anstieg an prooxidativem Eisen einhergeht, kann ich mir sehr gut vorstellen, daß derartige Untersuchungen in der Zukunft eine Rolle spielen werden. Bei Austauschtransfusionen wird man hinsichtlich der Wirkung von Radikalen klarstellen müssen, daß eine Absenkung von Eisen als positiver und die Verminderung der Bilirubinkonzentration als negativer Effekt zu werten sind.

*Elstner:*
Die Michaeliskonstante der mitochondrialen Zytochromoxidase zu Sauerstoff liegt im µmol-Bereich. Wenn Eisen im Plasma in zweiwertiger Form vorhanden ist, bildet Sauerstoff z.B. mit Zitrat einen Komplex und führt dadurch zu einem Elektronentransfer. Der kritische Moment ist nicht der Elektronenübergang auf Sauerstoff unter Bildung des Superoxids, sondern der Elektronenübergang von Eisen auf Sauerstoff. Der Oxidation von Fe-II zu Fe-III kommt daher große Bedeutung zu.

*Genzel-Boroviczeny, München:*
Eine Frage zu Bilirubin, einem in Ihrem Vortrag nicht erwähnten Antioxidans. Bei reifen Neugeborenen sind bereits die Indikationsgrenzwerte für eine Austauschtransfusion gelockert worden. Kann dies auch für Frühgeborene realisiert werden?

*Berger:*
Diese Frage wird derzeit allgemein diskutiert. Es müssen dabei die Vor- und Nachteile von Bilirubin gegeneinander abgewägt werden. In bezug auf die Phototherapie muß beachtet werden, daß Riboflavin, welches an der Regenerierung von Glutathion (Glutathionreduktase) beteiligt ist, innerhalb von 24 h Phototherapie auf 50% der Plasmakonzentration abfällt. Der antioxidative Status wird somit unter mehrfachen Gesichtspunkten verändert.

*Wutzke, Rostock:*
Werden Radikale auch durch die Mikroflora des Colons produziert?

*Berger:*
Darüber ist wenig bekannt, obwohl vor allem im Zusammenhang mit der nekrotisierenden Enterokolitis derartige Überlegungen angestellt wurden. Es ist jedoch bekannt, daß einzelne Bakterien, wie z. B. E. coli, antioxidative Enzymaktivitäten wie Superoxiddismutase enthalten.

# Antioxidanzienstatus in Kapillarblutproben: ein Instrument zum Studium radikal-gefährdeter Frühgeborener*

A. Kohlschütter, J. Agbenu, V. Boda, J. Commentz, B. Finckh und A. Kontush

## Einleitung

Bei typischen Frühgeborenenkrankheiten ist in den letzten Jahren die pathophysiologische Rolle freier oxidativer Radikale erörtert worden. Mit „Oxygen Radical Diseases of the Premature" (Sullivan 1988) wurden Krankheiten bezeichnet, bei denen eine wesentliche Mitwirkung von Radikalen angenommen wird: Enzephalopathien, bei denen der Mechanismus Ischämie/Reperfusion beteiligt ist (Vanucci 1990; Hill 1991), die nekrotisierende Enterokolitis (MacKendrick u. Caplan 1993), die lange als sauerstoffabhängig bekannte Retinopathia praematurorum (Chemtob et al. 1993) und die bronchopulmonale Dysplasie (Price et al. 1993). Herauszufinden, für *welche* Neugeborenen ein Risiko durch oxidativen Streß besteht, gehört heute zu den wichtigen Fragen der Neonatologie. Ein solches Risiko kann dadurch entstehen, daß ein verminderter Schutz gegen freie Radikale besteht, oder dadurch, daß der Angriff von Radikalen verstärkt ist.

Die Methoden zum Studium der Rolle von Radikalen bei Kindern sind nicht einfach. Radikale selbst sind aggressiv gegenüber empfindlichen biologischen Strukturen. Sie sind deshalb kurzlebig und im Organismus schwer meßbar. In der Klinik kommen die drei folgenden indirekten Ansätze in Frage.

---

* Die Arbeit enthält wesentliche Ergebnisse der Dissertation von V. Boda.

Erstens kann man die *Abwehrlage des Organismus* gegenüber dem Angriff von Radikalen studieren. Zahlreiche Abwehrmechanismen sind im Blut lokalisiert. Erythrozyten enthalten Radikalfängerenzyme wie Superoxiddismutase und Glutathionperoxidase. Im Plasma finden sich hoch- und niedermolekulare Stoffe mit unterschiedlichen Wirkungsmechanismen. Es gibt Proteine wie Coeruloplasmin und Transferrin, die prooxidativ wirkende Metalle binden. Protektiv wirken ferner die freien SH-Gruppen der Plasmaproteine. Zu den niedermolekularen Antioxidanzien gehören die wasserlöslichen wie Askorbinsäure, Harnsäure, Glutathion und Bilirubin (eine im neonatologischen Bereich vielleicht besonders wichtige protektive Substanz, deren Beseitigung durch die häufig geübte radikalgenerierende Phototherapie problematisch ist (Hegyi et al. 1994)), zu den lipidlöslichen die Tokopherole, Koenzym $Q_{10}$, Lykopen und Karotin.

Man kann auch Materialien aus dem Blut isolieren, etwa Plasma (Dürken et al. 1995), LDL (Kontush et al. 1994) oder Erythrozyten (s. unten) und sie *in vitro* einer oxidativen Belastung aussetzen. Dabei erfährt man etwas über die biologische Abwehrkraft dieser Materialien.

Zweitens kann man die *Schäden* zu studieren versuchen, die von Radikalen verursacht wurden. Hinweise auf solche sind das Auftreten von Lipidperoxidationsprodukten (Malonyldialdehyd bzw. „thiobarbituric acid-reactive substances" in Blut und Urin (Inder et al. 1994), Lipidhydroperoxide im Blut (Supnet et al. 1994), Ethan und Pentan in der Ausatmungsluft (Varsila et al. 1994) oder Verlust von empfindlichen Substanzen wie mehrfach ungesättigten Fettsäuren im Plasma.

Drittens kann die Konzentrationen von *Prooxidanzien* untersucht werden, etwa von Eisen (Berger et al. 1990; Evans et al. 1992).

Wie können wir all dies bei Frühgeborenen studieren? Die Entwicklung und Anwendung neuer Methoden im Blut von Kindern stößt auf immer größere Schwierigkeiten, nicht nur wegen der geforderten Mikrobedingungen, sondern wegen schwer lösbarer ethischer Probleme. Ein Kind kann nicht sein Einverständnis zu einer Studie geben, und nach neueren Vorstellungen können auch Eltern dies nicht für ihr Kind tun. Wir versuchen, diese Klippe zu umschiffen, indem wir nur noch mit Abfall arbeiten, d. h. mit Blut, das für klinisch indizierte Untersuchungen bereits benutzt wurde. Dieses Prinzip suchen wir konsequent auszubeuten, um Aufschluß über die Radikalgefährdung von Frühgeborenen zu erhalten.

## Methodik

*Blutproben.* Für sämtliche Untersuchungen benutzten wir Heparinblut aus einer einzigen Kapillare, die bei Neugeborenen zur routinemäßigen Bestimmung von Bilirubin und Hämatokritwert schon benutzt worden war (Kohlschütter 1978). Sie enthielt jeweils ca. 55 µL Blut. Die Kapillare wurde an der Grenzfläche von Plasma und Erythrozytensediment durchtrennt. Die Erythrozytenfraktion benutzen wir zur Messung der Resistenz von Erythrozyten gegen Radikale (AAPH-Hämolyse-Test), die Plasmafraktion zur Messung von lipidlöslichen Antioxidanzien und radikalempfindlichen Fettsäuren. Die Messung der Antioxidanzien wurde innerhalb von 12 h durchgeführt, diejenige der Radikalresistenz innerhalb von 24 h. Lagerung der Kapillaren bei 4–6 °C führte innerhalb dieses Zeitraums nicht zu Veränderungen der hier beschriebenen Meßwerte.

*AAPH-Hämolyse-Mikro-Test.* Eine von 5 mL Blut ausgehende Methode (Regnault et al. 1993) wurde miniaturisiert. Als Radikalgenerator wurde die wasserlösliche Diazo-Verbindung AAPH (2,2′-Azobis(2-amidinopropan)dihydrochlorid) verwendet, die bei 37 °C eine konstante Menge freier Radikale generiert. Nach Herstellung und Aufteilung einer 0,5%igen Erythrozytensuspension in 3 Ansätzen (A, B, C) wurden die Ansätze A und B mit 74 mM AAPH-Lösung und Ansatz C mit phosphatgepufferter Kochsalzlösung versetzt und inkubiert (37 °C, 180 min). Aliquotentnahmen erfolgten alle 30 min aus Ansatz A und B, nach 30 und 120 min aus Ansatz C. Im Ansatz B wurde durch Zugabe von Triton X (0,1%) eine komplette Hämolyse induziert (totale Hämolyse, 100%-Wert). Ansatz A diente zur Ermittlung der radikalbedingten Hämolyse, der Ansatz C als Negativkontrolle (0%-Wert). Der Hämolysegrad wurde im Aliquotüberstand photometrisch ($\lambda$ = 540 nm) bestimmt und gegen die Inkubationszeit aufgetragen. Es ergibt sich eine sigmoide Kurve, aus der rechnerisch durch Anlegen einer nichtlinearen Regression die Inkubationszeit ermittelt wird, bei der 50% der Erythrozyten hämolysiert sind ($H_{50}$-Wert).

*Lipophile Antioxidanzien.* In 5–10 µL Plasma wurden die Konzentrationen von α- und γ-Tokopherol sowie des gesamten Koenzym Q10 (reduzierte + oxidierte Form) bestimmt. Die Komponenten wurden durch Hochdruckflüssigkeitschromatographie getrennt und coulometrisch elektrochemisch detektiert, in Anlehnung an Lang et al. (1986), Okamoto et al. (1988) und Grossi et al. (1992). Als lipophile Bezugsgröße wurde in weiteren 5 µL Plasma die Konzentration von Cholesterin bestimmt (hier nicht dargestellt).

*Das Fettsäurenspektrum* in 5 µL Plasma wurde kapillargaschromatographisch bestimmt (Huebner et al. 1988). Die Ergebnisse sind in Gewichtsprozent aller Fettsäuren angegeben.

*Untersuchte Personen.* Es wurden gesunde reife Neugeborene im Alter von 1 bis 7 Tagen untersucht (n = 9–14 von Tag 1 bis Tag 5, n = 6 an Tag 6, n = 4 an Tag 7), bei denen nach klinisch indizierter Bestimmung von Bilirubin und Hämatokrit gebrauchte Kapillarblutproben zur Verfügung standen. Mit derselben Technik wurden Blutproben von 18 gesunden Erwachsenen untersucht. Bei einem einzelnen Frühgeborenen (29. Schwangerschaftswoche, Geburtsgewicht 1200 g) wurden zahlreiche Blutproben im Alter von 1–49 Tagen untersucht.

## Ergebnisse

Abbildung 1 zeigt die Konzentrationen der lipophilen Antioxidanzien, die Radikalresistenz der Erythrozyten und den Gehalt ausgewählter mehrfach ungesättigter Fettsäuren bei Gesunden im Alter von 1–7 Tagen und im Erwachsenenalter. Abbildung 2 zeigt bei einem einzelnen, über einen Zeitraum von 7 Wochen verfolgten Frühgeborenen den Verlauf der lipophilen Antioxidanzien und der Radikalresistenz der Erythrozyten, dazu eine Darstellung der intravenösen Gabe von Fettemulsion (Intralipid) während der Beobachtungsperiode.

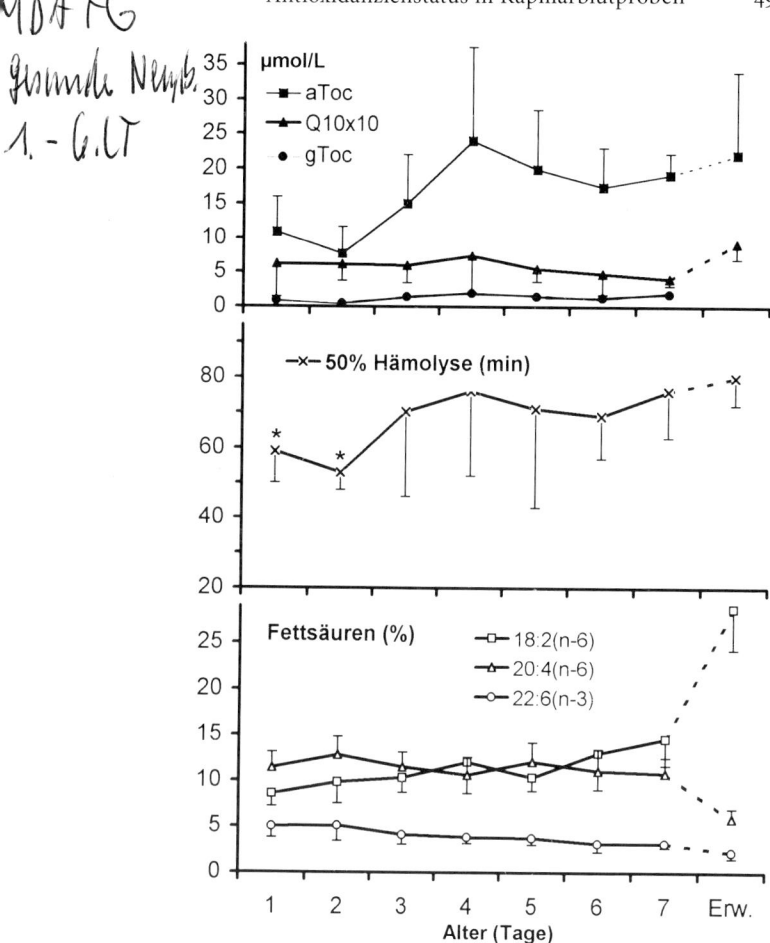

**Abb. 1.** Antioxidativer Status in Kapillarblutproben bei gesunden reifen Neugeborenen im Alter von 1–7 Tagen und bei gesunden Erwachsenen (Erw.) *Oben:* Konzentrationen der lipophilen Antioxidanzien im Plasma (aToc = α-Tokopherol, gToc = γ-Tokopherol, Q10 x 10 = Gesamtkoenzym Q10 x Faktor 10). *Mitte:* Radikalresistenz der Erythrozyten ($H_{50}$-Werte, Zeitraum bei dem 50 % der Erythrozyten lysiert sind). Sie ist an den ersten beiden Lebenstagen (*) signifikant niedriger als bei Erwachsenen ($p < 0,001$). *Unten:* Gehalt ausgewählter mehrfach ungesättigter Fettsäuren im Plasma (Gewichtsprozent)

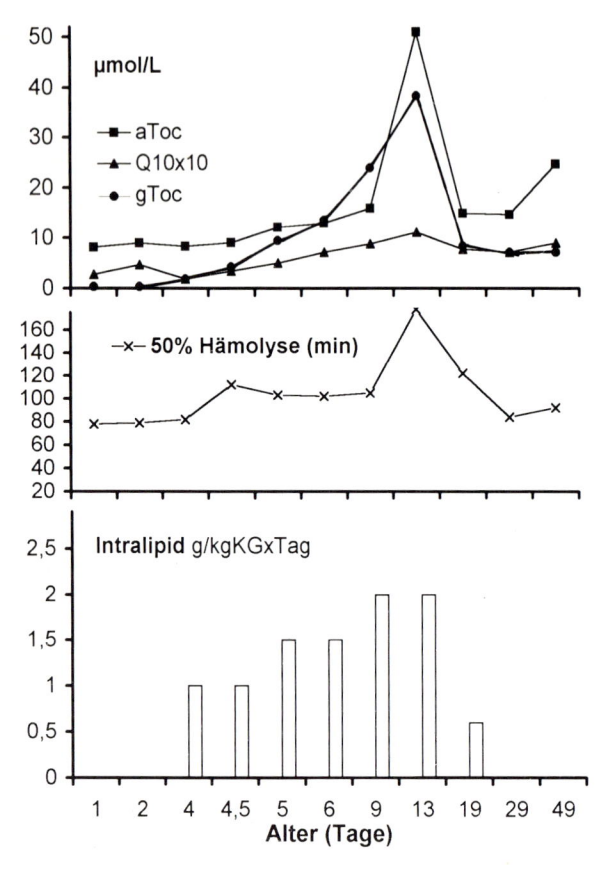

**Abb. 2.** Verlauf der Konzentrationen der lipophilen Antioxidanzien *(oben)* und der Radikalresistenz der Erythrozyten *(Mitte)* bei einem über 49 Tage verfolgten Frühgeborenen, vgl. Abb. 1. Alle Parameter erreichen ein Maximum zum Zeitpunkt der höchsten intravenösen Zufuhr von Intralipid *(unten)*

## Diskussion

Wir haben eine komplexe Mikromethode entwickelt, mit der sich fortlaufend ein mehrdimensionales Bild der antioxidativen Abwehrlage von Frühgeborenen erhalten läßt. Alle Meßparameter werden aus einer einzigen, bereits anderweitig verwendeten und nicht mehr benötigen Kapillarblutprobe bestimmt, so daß die Methodik in der Praxis der neonatalen Intensivtherapie als noninvasiv anzusehen ist. Man erhält mit ihr Daten über den Status der wichtigsten lipophilen Antioxidanzien im Plasma ($\alpha$- und $\gamma$-Tokopherol und Gesamtkoenzym Q10), über die Radikalresistenz der Erythrozyten und den Status radikalempfindlicher Fettsäuren im Plasma. Die Ergebnisse bei einem Kollektiv gesunder reifer Neugeborener im Verlauf der ersten Lebenstage zeigt Abb. 1.

*Antioxidanzien.* Die entwickelte Mikromethode zur gleichzeitigen Bestimmung der Tokopherole und Koenzym Q10-Formen erwies sich als für die Neonatologie geeignetes Instrument. Die damit erhaltenen Meßwerte für $\alpha$-Tokopherol stimmen mit publizierten Werten überein (Sinha u. Chiswick 1993). Die Literatur über $\alpha$-Tokopherol bei Neugeborenen ist ausgedehnt, die therapeutische Anwendung der Substanz im Neugeborenenalter umstritten (Mino 1992).

Die Ergebnisse der Bestimmung von Koenzym Q10 bei Neugeborenen konnten wir nicht mit publizierten Daten vergleichen. Über die Bedeutung des Koenzyms Q10 im Neugeborenenalter ist wenig bekannt. Eine medizinisch bedeutsame Schutzwirkung des Koenzym Q10 gegen den Angriff freier Radikale wurde bei zahlreichen Krankheitsprozessen behauptet (Hill 1991, Crane et al. 1993). Nachgewiesen ist die Bedeutung von Koenzym Q10 für die Verhinderung der oxidativen Modifikation von Lipoproteinen, besonders der LDL, die bei der Entstehung der Atherosklerose eine Rolle spielen (Kontush et al. 1994). Die oxidative Empfindlichkeit der LDL ist im Neugeborenenalter besonders groß, und oxidativ veränderte LDL sind zytotoxisch (Ogihara et al. 1991).

*Radikalresistenz der Erythrozyten.* Die für Neugeborene entwickelte Mikromethode ergab Meßwerte, die denen einer publizierten Makromethode (Regnault et al. 1993) vergleichbar sind. Die

Ergebnisse spiegeln den Tokopherolstatus auf Membranebene wider und sind vielleicht bedeutsamer als die im Plasma gemessenen Tokopherolkonzentrationen (Miyake et al. 1991). Einen grenzwertigen Tokopherolmangel im Plasma zu erkennen ist schwierig, da die Verteilung der Substanz im Lipidkompartiment von Bedeutung ist. Bei den reifen Neugeborenen war die Radikalresistenz an den ersten beiden Lebenstagen signifikant niedriger als bei Erwachsenen ($p < 0{,}001$; Student's t-Test).

*Fettsäurenstatus im Plasma.* Obwohl die verwendete Mikromethode die Bestimmung des Gehalts einer großen Zahl von Fettsäuren zuläßt, wurden hier nur drei mehrfach ungesättigte Fettsäuren dargestellt. Die Ergebnisse mit der Mikromethode bestätigen die bekannte Tatsache, daß der Gehalt an Linolsäure (18:2n-6) bei Neugeborenen im Vergleich zu Erwachsenen niedrig ist, aber schon in den ersten Tagen deutlich ansteigt. Die Messung der Linolsäure könnte bei kranken Frühgeborenen von Bedeutung sein, da unter dem Einfluß oxidativer Radikale die Linolsäurekonzentration im Plasma abnimmt (Dürken et al. 1995). Interessant könnte auch die Verfolgung der Arachidonsäure (320:4n-6) sein, da sie bei ischämischem Streß freigesetzt wird (Yavin et al. 1992). Die Dokosahexaensäure (22:6n-3) ist von Interesse wegen ihrer Essentialität bei Frühgeborenen (Uauy et al. 1990) und ihrer Neigung zur Oxidation.

*Effekt von Intralipid.* Die parenterale Gabe von Intralipid bei einem Frühgeborenen führte nicht nur zu einem starken Anstieg des α-Tokopherols, sondern auch des γ-Tokopherols und des Koenzym Q10. Gleichzeitig war die Radikalresistenz der Erythrozyten erheblich gesteigert (Abb. 2). Das Beispiel unterstreicht die Nützlichkeit der Methode zur Beurteilung problematischer nutritiver Komponenten oder Medikamente. Intralipid enthält zwar größere Anteile von Antioxidanzien (Tokopherole und Koenzym Q10, eigene Messungen), doch birgt es auch prooxidative Risiken durch seinen hohen Gehalt an hochgesättigten Fettsäuren, die zur Bildung von Lipidperoxiden neigen (Pitkänen et al. 1990; Tomsits et al. 1994).

Die bei gesunden Neugeborenen praktisch erprobte Methode dürfte sich eignen, oxidative Risiken bei kranken Frühgeborenen fortlaufend zu studieren und einige Fragen zur Bedeutung der Radikale bei solchen Patienten zu klären.

# Literatur

Berger HM, Lindeman JH, van Zoeren-Grobben D et al. (1990) Iron overload, free radical damage, and rhesus haemolytic disease. Lancet 335:933–936

Chemtob S, Roy M-S, Abran D et al. (1993) Prevention of postasphyxial increase in lipid peroxides and retinal function deterioration in the newborn pig by inhibition of cyclooxigenase activity and free radical generation. Pediatr Res 33:336–340

Crane FL, Sun IL, Sun EE (1993) The essential functions of coenzyme Q. Clin Investig 71:S55–S59

Dürken M, Hübner C, Agbenu J et al. (in press) Lipid peroxidation in bone marrow recipients. Bone Marrow Transplantation

Evans PJ, Evans R, Kovar IZ et al. (1992) Bleomycin-detectable iron in the plasma of premature and full-term neonates. FEBS Letters 303:210–212

Grossi G, Bargossi AM, Fiorella PL et al. (1992) Improved high-performance liquid chromatographic method for the determination of coenzyme Q10 in plasma. J Chromatograph 593:217–226

Hegyi T, Goldie E, Hiatt M (1994) The protective role of bilirubin in oxygenradical disease of the preterm infant. J Perinatology 14:296–300

Hill A (1991) Current concepts of hypoxic-ischemic cerebral injury in the term newborn. Pediatr Neurol 7:317–325

Huebner C, Lindner SG, Stern M et al. (1988) Membrane fluidity and lipid composition of rat small intestinal brushborder membranes during postnatal maturation. Biochem Biophys Acta 939:145–150

Inder TE, Graham P, Sanerson K, Taylor BJ (1994) Lipid peroxidation as a measure of oxygen free radical damage in the very low birth weight infant. Arch Dis Child 70:F107–111

Kohlschütter A (1978) Simultaneous determination of alpha-fetoprotein and immunoglobulins from a microhematocrit capillary tube. Pediatrics 61:301–303

Kontush A, Hubner C, Finckh B et al. (1994) Low density lipoprotein oxidizability by copper correlates to its initial ubiquinol-10 and polyunsaturated fatty acid content. Febs Lett 341:69–73

Lang J, Gohil K, Packer L (1986) Simultaneous determination of Tokopherols, ubiquinols, and ubiquinones in blood plasma, tissue homogenates, and subcellular fractions. Analyt Biochem 157:106–116

MacKendrick W, Caplan M (1993) Neccotizing enterocolitis. Pediatr Clin North Am 40:1047–1059

Mino M (1992) Clinical uses and abuses of vitamin E in children. Proc Soc Exp Biol Med 200 (2):266–270

Miyake M, Miki M, Yasuda H et al. (1991) Vitamin E and the peroxidizability of erythrocyte membranes in neonates. Free Rad Res Comms 15:41–50

Ogihara T, Kitagawa M, Miki M et al. (1991) Susceptibility of neonatal lipoproteins to oxidative stress. Pediatr Res 29:39–45

Okamoto T, Fukunaga Y, Ida Y, Kishi T (1988) Determination of reduced and total ubiquinones in biological materials by liquid chromatography with electrochemical detection. J Chromatography 433:11–19

Pitkänen O, Hallman M, Anderson S (1990) Generation of free radicals in lipid emulsion used in parenteral nutrition. Pediatr Res 29:56–59

Price LT, Chen Y, Frank L (1993) Epidermal growth factor increases antioxidant enzyme and surfactant system development during hyperoxia and protects fetal rat lungs in vitro from hyperoxic toxicity. Pediatr Res 34:577–585

Regnault C, Postaire ER, Rousset GJ et al. (1993) Influence of beta carotene, vitamin E, and vitamin C on endogenaous antioxidant defenses in erythrocytes. Ann Pharmacotherapy 27:1349–1350

Sinha S, Chiswick M (1993) Vitamin E in the newborn. In: Vitamin E in health and disease. Hrsg. L. Packer & I. Fuchs. Marcel Dekker, New York, pp 861–870

Sullivan JL (1988) Iron, plasma antioxidants, and the „oxygen radical disease of prematurity". Am J Dis Child 142:1341–1344

Supnet MC, David-Cu R, Walther FJ (1994) Plasma xanthine oxidase activity and lipid hydroperoxide levels in preterm infants. Pediat Res 36:283–287

Tomsits E, Rischak K, Szollar L (1994) Long-term effects of unsaturated fatty acid dominance on the release of free radicals in the rat. Pediatr Res 36:278–282

Uauy R, Birch DG, Birch EE et al. (1990) Effect of dietary omega-3 fatty acids on retinal function of very-low-birth-weight neonates. Pediatr Res 28:485–492

Vanucci RC (1990) Experimental biology of cerebral hypoxia-ischemia: relation to perinatal brain damage. Pediatr Res 27:317–326

Varsila E, Pitkänen O, Hallman M, Anderson S (1994) Immaturity-dependent free radical activity in premature infants. Pediatr Res 36:55–59

Yavin E, Kuniewski B, Bazan NG, Harel S (1992) Regulation of arachidonic acid metabolism in the perinatal brain during development and under ischemic stress. In: Bazan NG et al. (eds) Neurobiology of essential fatty acids. Plenum Press, New York

## Diskussion

*Leichsenring, Heidelberg:*
Werden Ihre Kapillarproben gegen Autooxidation geschützt?

*Kohlschütter:*
Diese Kapillarproben werden nicht gesondert geschützt. Der zeitliche Ablauf der Probenverarbeitung ist so, daß die Blutentnahme morgens erfolgt, dann einige Stunden liegen bleibt, um dann im Laufe des Tages verarbeitet zu werden. Wir haben die Stabilität der Proben geprüft und festgestellt, daß die von uns gemessenen Parameter innerhalb von 12 h keine wesentlichen Veränderungen ergeben. Lediglich Ubichinol ist nicht stabil.

*Koletzko, München:*
Sie haben gezeigt, daß unter parenteraler Fettzufuhr (Intralipid) die Serum α-Tokopherolkonzentration ansteigt. Auf den ersten Blick erscheint dies als Verbesserung des Vitamin-E-Status. Um jedoch zu beurteilen, ob es nicht zu einer objektiven Verschlechterung gekommen ist, müßte der α-Tokopherol/Cholesterinkoeffizient erfaßt werden, die gleiche Problematik besteht für die Interpretation von Fettsäuremustern. Wir wissen, daß in der Neonatalperiode eine starke Veränderung des Anteiles einzelner Lipidfraktionen eintritt, so z. B. ein Linolsäureanstieg auf eine Veränderung des Lipidklassenmusters zurückzuführen ist, ohne daß tatsächlich eine Veränderung der Linolsäureversorgung eingetreten wäre.

*Kohlschütter:*
Ihr Einwand ist berechtigt. Sie haben sicher bemerkt, daß ich hinsichtlich der Dateninterpretation sehr zurückhaltend war. Der Wert derartiger Untersuchungen besteht u. a. darin, daß neue Verständnisebenen eröffnet werden. Über den Wert eines Vitamin-E-Anstieges nach Intralipidgabe kann bisher keine Aussage gemacht werden.

# Vitaminversorgung bei unreifen Frühgeborenen

O. Genzel-Boroviczény und N. Hrboticky

## Einleitung

Postnatal findet ein abrupter Übergang von einer relativ hypoxischen Umgebung in utero in eine vergleichsweise sauerstoffreiche Umwelt statt, ganz besonders bei beatmeten Frühgeborenen (FG), die zusätzlichen Sauerstoff benötigen. Antioxidanzien haben bei diesem Wechsel wahrscheinlich eine wichtige Funktion als Schutzfaktoren gegenüber diesem oxidativen Streß. Vitamin E wirkt aufgrund seiner Oxidierbarkeit als Antioxidans, d. h. es verhindert die spontane Oxidation stark ungesättigter Stoffe, vor allem die Peroxidbildung langkettiger Fettsäuren in den Membranlipiden.
Der Gesamtkörpergehalt an Vitamin E steigt während der 2. Hälfte der Schwangerschaft um das Zwanzigfache – parallel zu der Zunahme des Fettgehaltes. Vitamin-E-Spiegel im Nabelschnurblut liegen zwar um 50% unter den Werten von Erwachsenen, das Verhältnis von Vitamin E zu Lipiden (bzw. LDL-Cholesterin) entspricht aber in etwa dem des Erwachsenen (Karp u. Robertson 1986), so daß vermutlich kein Mangel vorliegt. Andererseits kommen Frühgeborene mit wenig Reserven, vor allem an Fettgewebe, auf die Welt. Sie sind daher auf eine ausreichende Zufuhr angewiesen, wie dies auch bei anderen Nährsubstraten der Fall ist.

## Parenterale Vitamin-E-Zufuhr

Bis vor kurzer Zeit gab es in der Bundesrepublik kein für Früh- und Neugeborene zugelassenes i.v.-Vitaminpräparat mit Vitamin E. Für

**Tabelle 1.** Vitaminsubstitution

| | Oral | | Intravenös | | | Empfehlung (Green et al. 1988; Gross 1993) | | |
|---|---|---|---|---|---|---|---|---|
| | Multibionta | | Soluvit N | Vitalipid infant | MVI | FG/kg | NG absolut | Einheiten |
| | 1 ml<br>35 Tr | 0,7 ml<br>24 Tr | 1 ml/kg | 1 ml/kg | 2 ml/kg | | | |
| Vit. A | 2750 | 1930 | | 70 | 280 | 210–480 | 700 | µg |
|  | 5000 | 3500 | | 233 | 932 | 700–1600 | 2330 | IE |
| D | 25 | 17,5 | | 0,6 | 4 | 1–4 | 6 | µg |
|  | 1000 | 750 | | 40 | 160 | 40–160 | 400 | IE |
| E | 4 | 2,8 | | 0,7 | 2,8 | 2,8–3,5 | 7 | mg |
| K |  |  | | 20 | 80 | 10–100 | 30–200 | µg |
| B1 | 2 | 1,4 | 250 | | 480 | 200–350 | 1200 | µg |
| B2 | 800 | 560 | 360 | | 560 | 150–200 | 1400 | µg |
| B6 | 4 | 2,8 | 400 | | 400 | 150–200 | 1000 | µg |
| B12 |  |  | 0,5 | | 0,4 | 0,3 | 1 | µg |
| C | 100 | 80 | 10 | | 32 | 15–28 | 80 | mg |
| Niacin | 30 | 21 | 4 | | 6,8 | 4–6,8 | 17 | mg |
| Pantoth. | 10 | 7 | 1,5 | | 2 | 1–2 | 5 | mg |
| Folsäure |  |  | 40 | | 56 | 56 | 140 | µg |
| Biotin |  |  | 6 | | 8 | 5–8 | 20 | µg |

1 Ampulle entsprechen bei MVI = 5 ml, bei Vitalipid = 10 ml

die parenterale Gabe von Vitaminen standen 2 Präparate zur Verfügung, das Soluvit – wasserlösliche Vitamine – und das Vitintra – fettlösliche Vitamine aber ohne Vitamin E. In den USA ist ein Multivitaminpräparat (MVI) mit fett- und wasserlöslichen Vitaminen zugelassen (Tabelle 1), die Zulassung in Deutschland ist beantragt. Sowohl die optimale Dosierung als auch die Applikationsform ist umstritten. Der Hersteller empfiehlt pro Gewichtsklasse 30%, 65% bzw. 100% der 5-ml-Ampulle in die Aminosäurenglukoseinfusion zu geben, die Gabe in der Fettinfusion wird ausdrücklich abgelehnt. Bei Applikation im Aminosäurenglukosegemisch kommt es aber zur Adhärenz an die Perfusorleitung, so daß beim Vitamin A etwa nur noch 20–40%, bei dem Vitamin E 64% der applizierten Dosis dem Patienten wirklich infundiert wird.

Die Tabellen 2 und 3 zeigen eine Zusammenfassung der Studien, welche bei unterschiedlichen Dosierungen und Applikationswegen Retinol- und α-Tokopherolspiegel im Plasma von Frühgeborenen bestimmt haben. Sinnvollerweise sollten α-Tokopherolspiegel im Verhältnis zu dem LDL-Cholesterin angegeben werden, die meisten Untersuchungen beschränken sich aber auf α-Tokopherolspiegel, um das Probenvolumen zu reduzieren.

Bei Greene et al. (1986) lagen die Retinolspiegel im unteren Grenzbereich, Baeckert et al. (1988) erreichten eine ausreichende Supplementation bei Zugabe des MVI in die i.v.-Fettinfusion. Drott et al. (1993) konnten zwar gute Retinolspiegel bei Gabe von Vitalipid Infant via der i.-v.-Fettlösung nachweisen, es handelte sich bei ihrer Studie aber um reife Neugeborene, die bessere Retinoldepots in der Leber aufweisen als Frühgeborene (Shenai et al. 1985).

Bei Infusion von 2 ml MVI pro kg und Tag (2,8 mg Vit. E) in der i.-v.-Fettlösung erreichte Baeckert et al. (1988) die besten α-Tokopherolspiegel (Tabelle 3). Bei allen anderen Studien lag entweder relativ häufig eine Unterdosierung bei niedriger Zufuhr bzw. eine Überdosierung bei höherer Zufuhr vor.

Seit etwa einem Jahr ist in Deutschland als Nachfolgepräparat für das Vitintra (Kabi Pharmacia) das Vitalipid Infant erhältlich, welches nun auch Vitamin E enthält. Bei der empfohlenen Dosierung von 1 ml/kg (0,7 mg/kg) fand Drott et al. (1993) bei reifen Säuglingen sehr niedrige α-Tokopherolspiegel, so daß auch bei Gabe via

**Tabelle 2.** Vitamin-A-Spiegel verschiedener Studien

| Autor / Jahr | Greene et al. 1986 | Greene et al. 1987 | Baeckert et al. 1988 | Genzel 1994 | Drott et al. 1993 | |
|---|---|---|---|---|---|---|
| | | | | | Vitalipid | Vitalipid N |
| Präparat | MVI | MVI | MVI | MVI | Vitalipid | Vitalipid N |
| Dosis | 65% | 65% | 2 ml/kg | 2 ml/kg | 1,1 ml/kg | 1,1 ml/kg |
| Gelöst in | Gluk-AS | Gluk-AS | iv Fett | Gluk-AS | iv Fett | iv Fett |
| Vit.-A-Zufuhr µg | 455 | 455 | 280 | 280 | 110 | 76 |
| n | 14 | 24 | 7 | 16 | 10 | 10 |
| Gewicht | VLBW | VLBW | VLBW | VLBW | reife NG der Chirurgie | reife NG der Chirurgie |
| Retinol (µg/l) | 104 | 92 | 141 | 202 | 280 | 200 |

VLBW „very low birth weight"

**Tabelle 3.** Vitamin-E-Spiegel verschiedener Studien

| Autor | MacDonald et al 1987 | Philips et al. 1987 | Amorde-Spalding et al. 1992 | Vito 1986 | Genzel 1994 | Baeckert et al. 1988 | Drott 1992 | |
|---|---|---|---|---|---|---|---|---|
| Jahr | | | | | | | Vitalipid | Vitalipid N |
| Präparat | MVI | MVI | MVI | MVI | MVI | MVI | Vitalipid | Vitalipid N |
| Dosis ml | 3,2 | 3,2 | 2,5 | 3,2 | 2 ml/kg/d | 2 ml/kg/d | 1,1 | 1,1 |
| Gelöst in | Gluk-AS | Gluk-AS | Gluk-AS | Gluk-AS | Gluk-AS | IVF | IVF | IVF |
| Vit.-E-Zufuhr (mg) | 4,6 | 4,6 | 3,5 | 4,5 | 2,8 mg/kg/d | 2,8 mg/kg/d | 0,06 mg/kg/d | 0,77 mg/kg/d |
| n | 21 | 16 | 110 | 15 | 16 | 7 | 10 | 10 |
| Gewicht | VLBW | VLBW | VLBW | VLBW | VLBW | VLBW | reife NG der Chirurgie | reife NG der Chirurgie |
| α-Tokopherol (mg/l) | 29,7 | 23,8 | 15 | 30 | 11,5 | 16 | 3,2 | 3,7 |
| Zu niedrig | ? | 6% | 20% | ? | 25% | | 100% | 100% |
| Zu hoch | | 31% | | | | | | |

VLBW „very low birth weight"

des i.v.-Fettes wahrscheinlich eine Dosierung von mindestens 2 ml/kg nötig sein dürfte. Studien zur Dosierung bei Frühgeborenen stehen noch aus.

## Eigene Untersuchungen

### Hintergrund

Die bisherigen Untersuchungen über Vitaminspiegel bei Gabe von MVI stammen alle aus den USA. Da einerseits nicht bei allen Studien mit der Vitaminlösung am 1. Lebenstag begonnen wurde, andererseits auch bei Vitamin A und E physikalische Eigenschaften, wie Infusionsleitungsart und -länge etc. einen großen Einfluß auf die tatsächliche Vitaminzufuhr haben, führten wir eigene Untersuchungen durch, um die Vitaminversorgung sehr kleiner Frühgeborener zu untersuchen.

### Methoden

Bei 16 Frühgeborenen mit einem Geburtsgewicht ≤1500 g (Mittelwert und Standardabweichung: 973 ± 170 g) wurden im Alter von 1, 3 und 6 Wochen α-Tokopherol und Retinol im Plasma gemessen. Alle Frühgeborenen erhielten bis zum enteralen Nahrungsaufbau MVI, danach eine orale Multivitaminsubstitution (Multibionta Tropfen 24 Tropfen/Tag entsprechen 2,8 mg Vitamin E und 2 mg Vitamin A). Die parenterale Ernährung wurde sofort nach Aufnahme auf die Intensivstation am 1. Lebenstag im Alter von 2–3 h mit Glukose, Aminosäuren, Elektrolyten und 2 ml/kg/Tag MVI begonnen, während das intravenöse Fett am 2. Lebenstag zugesetzt wurde. Die Infusion wurde nicht in einen Infusionsbeutel, sondern direkt in Perfusorspritzen aufgezogen, und das MVI der Glukose-Aminosäurenlösung zugesetzt. Der enterale Nahrungsaufbau erfolgte entweder mit Muttermilch, falls vorhanden, oder mit einer hydrolysierten Nahrung (Alfaré, Nestlé). Bei Routineblutabnahmen wurde 1 ml Blut in ein EDTA Röhrchen abgenommen und lichtgeschützt auf Eis in das Labor transportiert, wo das EDTA-Plasma abzentrifugiert und bei –70 C bis zur Analyse aufbewahrt wurde. Die Vitaminspiegel wurden mit Hilfe der HPLC gemessen.

## Ergebnisse

Die Retinol- und α-Tokopherolplasmaspiegel sind in Tabellen 4 und 5 angegeben. Unter parenteraler Substitution hatten 4 FG zu niedrige Retinolspiegel, bei enteraler Substitution 8 FG. Die α-Tokopherolplasmaspiegel lagen bei i.-v.-Gabe bei 4 Frühgeborenen unter dem erwünschten Normwert (200–300 µg/l), während dies unter oraler Substitution bei 8 Frühgeborenen der Fall war. Toxische Werte wurden für keine der beiden Vitamine gefunden. In bezug auf Art der enteralen Ernährung ergaben sich folgende Ergebnisse. Für 9 der 16 Frühgeborenen war ausreichend Muttermilch vorhanden, während 7 Frühgeborene Formelnahrung erhielten. In bezug auf klinische Daten bestand kein Unterschied zwischen den beiden Gruppen. Retinolspiegel unterschieden sich nicht signifikant für Muttermilch oder Formula ernährte Frühgeborene,

Tabelle 4. Tokopherol- und Retinolplasmaspiegel bei 16 FG

| Alter | 1 Woche | 3 Wochen | 6 Wochen |
| --- | --- | --- | --- |
| Retinol (µg/l) | 202 ± 20 | 245 ± 46 | 258 ± 35 |
| Tokopherol (mg/l) | 11,5 ± 4,2 | 7,8 ± 4,4 | 8,4 ± 5,5 |

Tabelle 5. α-Tokopherol- und Retinolplasmaspiegel

| Alter | 6 Wochen Muttermilch | Formula |
| --- | --- | --- |
| Retinol (µg/l) | 275 ± 52 | 231 ± 48 |
| α-Tokopherol (mg/l) | 11,4 ± 1,6 | 3,9 ± 1,1 |

während sich unter voller enteraler Ernährung und Vitaminsubstitution im Alter von 6 Wochen die α-Tokopherolspiegel signifikant unterschieden. Alle Formula ernährten FG zeigten zu niedrige α-Tokopherolspiegel (<10 mg/l), während dies nur bei 2 mit Muttermilch ernährten FG der Fall war.

## Diskussion

Bei unseren Untersuchungen fanden wir unter der parenteralen Vitaminsubstitution im Mittel bessere Retinolplasmaspiegel als Greene et al. (1987, 1988) bei der gleichen Dosis. Dies könnte dadurch begründet sein, daß in der Studie von Greene et al. die parenterale Vitaminsubstitution zwischen dem 1. und 3. Lebenstag begonnen wurde, während bei unserer Studie immer spätestens 3 h nach Geburt. Trotzdem lagen bei 4 FG sowohl die Retinolplasmaspiegel als auch die α-Tokopherolspiegel zu niedrig.
Da das orale Multivitaminpräparat Multibionta bei der Dosierung von 28 Tropfen pro Tag zwar ausreichend Retinol enthält, dafür aber im Vergleich zu wenig α-Tokopherol (Tabelle 1), sollte bei Formulaernährung Vitamin E in Form von z. B. Emulsin 1–2 Tropfen pro Tag (1,6–3,2 mg) zusätzlich gegeben werden; dies trifft insbesondere dann zu, wenn eine Formulanahrung wie Alfaré gefüttert wird, welche wenig Vitamine enthält. Inwieweit Muttermilch ernährte Frühgeborene eine Vitamin-E-Substitution benötigen, wird kontrovers diskutiert (Gross u. Gabriel 1985). Die Vitaminspiegel unserer Studie lagen unter Substitution alle im Normbereich für das Vitamin A und im unteren Normbereich für das Vitamin E, so daß eine zusätzliche Zufuhr von Vitamin E durchaus angebracht zu sein scheint, wie sie z. B. von Gross (1993) empfohlen wird.
Zusammenfassend kann man aus den eigenen Daten und aus der Literatur schließen, daß eine optimale parenterale Versorgung Frühgeborener mit Vitamin E und A nur bei Beigabe der fettlöslichen Vitamine in die parenterale Fettemulsion erfolgen kann. Mit welchem Präparat und mit welcher Dosierung dies geschehen soll, müssen noch weitere Untersuchungen ergeben. In bezug auf die enterale Zufuhr von Vitamin E reicht bei Muttermilch ernährten

Frühgeborenen eine niedrigere Substitution aus, bei Formula ernährten Frühgeborenen sollte aber auf eine höhere Zufuhr geachtet werden, besonders bei Nahrungen, welche selbst nur geringe Mengen an Vitamin E enthalten.

## Pharmakologische Vitamin-E-Gaben

Vitamin-E-Supplementierung in höheren, pharmakologisch wirksamen Dosierungen sind als Prophylaxe bei Erkrankungen untersucht worden, welche mit einer Sauerstofftoxizität und/oder einer Membraninstabilität einhergehen, wie z. B. die Frühgeborenenrethinopathie (ROP), die bronchopulmonale Dysplasie (BPD) und intrazerebrale Blutungen (ICH).

## Bronchopulmonale Dysplasie (BPD)

Vorläufige Untersuchungen, die eine Reduktion der BPD bei Vitamin-E-Supplementation berichteten (Ehrenkranz et al. 1978), konnten in randomisierten Studien nicht bestätigt werden (Bell 1986).

## Intrakranielle Blutungen (ICH)

McClung et al. (1980) fanden bei einer BPD-Prophylaxisstudie, daß keines der 14 mit Vitamin E substituierten Frühgeborenen eine ICH erlitt, während dies bei 5 (36%) der 14 Kontrollfälle der Fall war. Das Ausmaß der Blutung wurde nicht angegeben. Weitere Studien konnten eine Reduktion der ICH aller Schweregrade (I–IV) (Chiswick et al. 1991; Sina et al. 1987; Speer et al. 1984), aber nicht bei Blutungen schwereren Grades (III und IV) nachweisen, welche mit einem erhöhten Risiko von Mortalität und Morbidität einhergehen. Phleps et al. (1987) fanden sogar bei einer randomisierten Studie mit dl-α-Tokopherol, welches relativ schnell i.v. infundiert wurde, eine erhöhte Inzidenz an schweren Blutungen Grad III und IV bei

sehr kleinen Frühgeborenen mit einem Geburtsgewicht ≤1000 g in der behandelten Gruppe. In einer neueren Untersuchung konnten Fish et al. (1990) wiederum bei pharmakologischen Vitamin-E-Gaben eine reduzierte Inzidenz aller ICH, aber auch der schwereren Blutungen, insbesondere bei extrem kleinen Frühgeborenen mit einem Geburtsgewicht von 500–750 g, nachweisen.
Bei diesen Studien wurden allerdings sehr hohe Vitamin-E-Dosen im Bereich von 20–100 mg teils i.m. teils oral und i.v. appliziert. Die gemessenen Spiegel waren dementsprechend auch erhöht.

## Frühgeborenenretinopathie

Die Ergebnisse mehrerer Studien über den protektiven Einfluß des Vitamin E in bezug auf die ROP sind ebenfalls nicht eindeutig. Während drei von vier randomisierten, doppelblinden Studien (Finer et al. 1982; Hittner et al. 1981; Johnson et al. 1989; Phelps et al. 1987) eine reduzierte Inzidenz an ROP bei Vitamin-E-Zufuhr nachweisen konnten, wurde bei der letzten eher eine höhere Inzidenz gefunden. Letztere Studie ging aber auch mit einer erhöhten ICH-Inzidenz einher, welche die ROP-Rate per se beeinflussen kann (Phelps et al. 1987).

## Komplikationen einer pharmakologischen Vitamin-E-Gabe

Eine Vitamin-E-Substitution im pharmakologischen Bereich bringt das Risiko erhöhter Infekte mit sich. Johnson et al. (1985) berichteten bei einer kontrollierten, randomisierten ROP-Studie, bei der 5–30 mg/kg/Tag an Vitamin E gegeben wurde, über eine signifikant erhöhte Inzidenz an Sepsis und nekrotisierender Enterokolitis (NEC) in der behandelten Gruppe. Dies wäre durch eine Reduktion des intrazellulären „respiratory burst" der Phagozyten und der daraus folgenden verminderten Fähigkeit Bakterien und Pilze zu töten, erklärbar. Ähnliche Ergebnisse fand auch Finer (Finer et al. 1984). Beschriebene Nebenwirkungen einer Vitamin-E-Gabe reichen von lokaler Rötung, Schwellung und Weichteilkalzifikation an der Stelle der i.-m.-Injektion (Barak et al. 1986) bis zum Nieren- und Leberversagen mit Thrombopenie und pulmonaler Verschlechterung mit meist tödlichem Ausgang bei Anwendung von parenteralem d,1-α-Tokopherolacetat mit Polysorbat (E-Ferol) (Arrowsmith et al. 1989; Lorch et al. 1985; Solomon et al. 1986). Nachdem 38 Todesfälle berichtet worden waren, wurde das Präparat nach nur 6 Monaten zurückgezogen. Eine retrospektive Analyse und toxikologische Untersuchung ließen einen Zusammenhang mit sehr niedrigem Geburtsgewicht mit ansteigenden kumulativen Dosen des E-Ferols und eine toxische Wirkung des Emulgators Polysorbat 80 und 20 vermuten (Arrowsmith et al. 1989).

Diese Daten zeigen, daß große Vorsicht geboten ist, bevor Frühgeborene mit pharmakologisch wirksamen Dosen an Vitamin E behandelt werden, deren Effektivität noch nicht sicher nachgewiesen ist.

## Literatur

Amorde-Spalding K, D'Harlingue AE, Phillips BL et al. (1992) Tocopherol levels in infants <1000 grams receiving M.V.I. Pediatric. Pediatrics 90:992–994

Arrowsmith JB, Faich GA, Tomita DK et al. (1989) Morbidity and mortality among low birth weight infants exposed to an intravenous vitamin E product, E-Ferol. Pediatrics 83:244–249

Baeckert PA, Greene HL, Fritz I et al. (1988) Vitamin concentrations in very low birth weight infants given vitamins intravenously in a lipid emulsion: Measurement of vitamins A, D and E and riboflavin. J Pediatr 113:1057–1066

Barak M, Herschkowitz S, Montag J (1986) Soft tissue calcification: A complication of vitamin E injection. Pediatrics 77:382–385

Bell EF (1986) Prevention of bronchopulmonary dysplasia: vitamin E and other antioxydants. In: Farrel PM, Taussig LM (eds) BPD and related disorders. Ninth Ross Conference on Pediatric Research, 1986 Washington

Chiswick M, Gladman G, Sinha S et al. (1991) Vitamin E supplementation and periventricular hemorrhage in the newborn. Am J Clin Nutr 53:370S–372S

DeVito V, Reynolds JE, Benda GI, Carlson C (1986) Serum Vitamin E levels in very low birth weight infants receiving Vitamin E in parenteral nutrition solutions. JPEN 10:63–65

Dju MY, Mason KE, Filer LI (1952) Vitamin E (tocopherol) in human fetuses and placentae. Etudes Neonatales 1:49–62

Drott P, Ewald U, Meurling S (1993) Plasma levels of fat-soluble vitamins A and E in neonates, after administration of two different vitamin solutions. Clin Nutr 12:96–102

Ehrenkranz RA, Bonta BW, Anlow RC, Warshaw JB (1978) Amoliration of bronchopulmonary dysplasia after vitamin E administration: a preliminary report. N Engl J Med 229:564–569

Finer NN, Grant G, Schindler RF et al. (1982) Effect of intramuscular vitamin E on frequency and severity of retrolental fibroplasia: a controlled trial. Lancet I:1078–1091

Finer NN, Peters KL, Hayek Z, Merkel CL (1984) Vitamin E and necrotizing enterocolitis. Pediatrics 73:387–393

Fish WH, Cohen M, Franzek et al. (1990) Effect of intramuscular Vitamin E on mortality and intracranial hemorrhage in neonates of 1000 grams or less. Pediatrics 85:578–583

Gillis J, Jones G, Pencharz P (1983) Delivery of vitamins A, D, and E in total parenteral nutrition solutions. JPEN 7:11–14

Greene HL, Courtney ME, Phillips BL et al. (1986) Evaluation of a pediatric multiple vitamin preparation for total parenteral nutrition II. Blood levels of vitamins A, D, and E. Pediatrics 77:539–547

Greene HL, Phillips BL, Franck L et al. (1987) Persistently low blood retinol levels during and after parenteral feeding of very low birth weight infant: Examination of losses into intravenous administration sets and a method of prevention by addition to a lipid emulsion. Pediatrics 79:894–900

Greene HL, Hambidge KM, Schanler R, Tsang RC (1988) Guidelines for the use of vitamins, trace elements, calcium, magnesium, and phosphorus in infants and children receiving total parenteral nutrition. Am J Clin Nutr 48:1324–1342

Gross SJ (1993) Vitamin E. In: Tsang RC, Lucas A, Uauy R, Zlotkin S (eds) Nutritional needs of the preterm infant. Williams & Wilkins, Baltimore London, pp 101–109

Gross SJ, Gabriel E (1985) Vitamin E status in preterm infants fed human milk or infant formula. J Pediatr 101:635–639

Gutcher GR, Lax AA, Farrell PM (1984) Vitamin A losses to plastic intravenous infusion devices and an improved method of delivery. Am J Clin Nutr 40:8–13

Hittner H, Godio LB, Rudolph AJ et al. (1981) Retrolental fibroplasia: Efficacy of vitamin E in a double-blind clinical study of preterm infants. N Engl J Med 305:1365–1375

Johnson L, Bowen FW, Abbasi S et al. (1985) Relationship of prolonged pharmacologic serum levels of Vitamin E to incidence of sepsis and necrotizing enterocolitis in infants with birth weight 1500 grams or less. Pediatrics 75:619–638

Johnson L, Quinn GE, Abbasi S et al. (1989) Effect of sustained pharmacological vitamin E levels on incidence and severity of retinopathy of prematurity: a controlled clinical trial. J Pediatr 114:827–838

Karp WB, Robertson AF (1986) Vitamin E in neonatology. Adv Pediatr 33:127–147

Kretzer FL, Hittner HM (1988) Retinopathy of prematurity: clinical implications of retinal development. Arch Dis Child 63:1151–1167

Lorch V, Murphy DM, Hoersten L et al. (1985) Unusual syndrome among premature infants: association with a new intravenous vitamin E product. Pediatrics 75:598–602

MacDonald MG, Fletcher AB, Johnson EL et al. (1987) The potential toxicity to neonates of multivitamin preparations used in parenteral nutrition. JPEN 11:169–171

McClung HJ, Backes C, Lavin A, Kerzner B (1980) Prospective evaluation of vitamin E therapy in premature infants with hyaline membrane disease. Pediatr Res 14:604. Abstract

Phelps DL, Rosenbaum AL, Isenberg SJ et al. (1987) Tocopherol efficacy and safety for preventing retinopathy of prematurity: a randomized controlled double masked trial. Pediatrics 79:489–500

Phillips B, Franck LS, Greene HL (1987) Vitamin E levels in premature infants during and after intravenous multivitamin supplementation. Pediatrics 80:680–683

Shenai JP, Chytil F, Stahlmann MT (1985) Liver vitamin A reserves of very low birth weight neonates. Pediatr Res 119:892–893

Sinha S, Toner N, Davies et al. (1987) Vitamin E supplementation reduces frequency of periventricular haemorrhage in very preterm babies. Lancet 466–470

Solomon LA, Brown RE, Paquet A (1986) Polysorbate 80 and E-Ferol toxicity. Pediatrics 77:593–596

Speer ME, Blifeld C, Rudolph A et al. (1984) Intraventricular hemorrhage and vitamin E in low-birth-weight-infant: evidence of efficacy of early intramuscular vitamin E administration. Pediatrics 74:1107–1112

## Diskussion

*Sies, Düsseldorf:*
Es gibt ein tokopherolbindendes Protein, welches neben anderen Organen vor allem im Gehirn nachgewiesen werden kann.
Hinsichtlich des erwähnten E-Pherols, handelte es sich dabei nicht um ein Problem des Trägermediums und der Dosierung?

*Genzel-Boroviczény:*
Eine überzeugende Toxikologie konnte von E-Pherol nicht vorgelegt werden. Es wurde einerseits das darin enthaltene Polysorbat 80 angeschuldigt, andererseits haben die verstorbenen Kinder sehr hohe Vitamin-E-Mengen erhalten. E-Pherol wurde in einer Einheitsdosierung verabreicht, so daß unreife Frühgeborene davon wesentlich mehr bekommen haben. Inwiefern Vitamin E die Effektivität des granulozytären „respiratory burst" zu beeinträchtigen vermag, kann ich nicht beantworten.

*Elstner:*
Vitamin E wirkt an Lipidmembranen und läßt den sich ausschließlich in der wäßrigen Zellphase abspielenden „respiratory burst" unbeeinflußt.

# Lipidperoxidation bei Mangelernährung

M. Leichsenring

## Einleitung

Ein wesentlicher Teil der antioxidativ wirksamen Schutzsysteme des Menschen ist von Substanzen abhängig, die mit der Nahrung aufgenommen werden (Wills 1985). Dazu gehören z. B. Vitamine und Provitamine wie Tokopherol, Askorbat oder die Karotinoide. Es ist also begründet anzunehmen, daß schwere Mangelernährung (Protein-Energie-Malnutrition; PEM) mit verminderter antioxidativer Kapazität, erhöhtem oxidativem Streß (OS) und vermehrter Lipidperoxidation (LPO) einhergeht.

In vielen Regionen der Welt trägt PEM entscheidend bei zur hohen Mortalität in der Altersgruppe von Kindern unter 5 Jahren (Schroeder u. Brown 1994). Dennoch ist bis heute nicht hinreichend geklärt, warum es bei PEM zur Entstehung sehr verschiedener klinischer Krankheitsbilder mit sehr unterschiedlicher Prognose kommt. Differenzierte diätetische Therapieschemata, die die klinische Symptomatik berücksichtigen und in kontrollierten Studien überprüft worden sind, existieren nicht.

Die im folgenden dargestellten Untersuchungen unserer Arbeitsgruppe beschäftigen sich mit der pathophysiologischen Bedeutung der LPO bei PEM. Aus einer besseren Kenntnis dieser Pathophysiologie könnten sich weitreichende therapeutische Konsequenzen in der Behandlung der schweren akuten PEM ergeben. Darüber hinaus ist es aber auch das Ziel dieser Studien zum allgemeinen Verständnis über den Zusammenhang von Ernährung und LPO im Kindesalter beizutragen.

## Die klinischen Formen der Protein-Energie-Malnutrition (PEM)

In klinischen Studien wird in den letzten 25 Jahren fast ausschließlich die sog. Wellcome-Klassifikation zur Charakterisierung und Definition der verschiedenen Formen der PEM verwendet (Wellcome Trust Working Party 1970). Danach wird unterschieden zwischen der nichtödematösen Malnutrition mit ausgeprägter Untergewichtigkeit (Marasmus), der ödematösen Malnutrition mit ausgeprägter Untergewichtigkeit (marasmischer Kwashiorkor) und dem Kwashiorkor-Syndrom, das durch ein relativ geringes Gewichtsdefizit und Ödeme definiert wird. Diese Definition des Syndroms stellt jedoch nur eine grobe Vereinfachung eines komplexen Krankheitsbildes dar, das in den Erstbeschreibungen von Cecily Williams (Williams 1933, 1935) durch Ödeme, Hautläsionen, Haarveränderungen, neurologische Symptome und eine Leberverfettung charakterisiert wurde. Diese Symptomatik entwickelt sich, im Gegensatz zum Marasmus, oft rasch, meist im Zusammenhang mit Infektionskrankheiten, und zeigt auch bei intensiver Therapie eine deutlich höhere Letalität als andere Formen der PEM (McLaren et al. 1969; Bhattacharyya 1986).

Die Pathogenese des Kwashiorkor-Syndroms ist bis heute ungeklärt. Zunächst wurde es als eine Folge eines reinen Proteinmangels betrachtet (Williams 1935). In diätetischen Studien konnte jedoch gezeigt werden, daß Kinder, die Kwashiorkor entwickelten, keine proteinärmere Kost zu sich genommen hatten als Kinder mit Marasmus (Gopalan 1968). Auch andere Hypothesen zur Pathogenese, die z. B. Aflatoxine als kausales Agens sahen (Hendrickse et al. 1982) hielten eingehenderen Untersuchungen an größeren Kollektiven nicht stand (Househam u. Hundt 1991). Ob LPO eine Rolle in der Pathophysiologie des Kwashiorkor-Syndroms eine Rolle spielt oder sogar für die Pathogenese von Bedeutung ist, wie von Golden bereits vor 10 Jahren spekuliert wurde (Golden 1985), ist eines der zentralen Themen der Untersuchungen unserer Arbeitsgruppe.

## Das antioxidative System bei PEM

### Tokopherole (Vitamin E) und Karotinoide

Vitamin E gilt als eine der wichtigsten antioxidativ wirksamen Substanzen (Ingold et al. 1987). In einer Studie in der Volksrepublik Kongo zeigten sich im Plasma von normal ernährten Kindern deutlich erniedrigte Absolutwerte für die Tokopherole. Wurden diese Werte jedoch auf die Plasmalipide bezogen, so lag auch die niedrigste gemessene Ratio noch über 0,7 mg Gesamttokopherol/g Gesamtlipiden, was einen ausreichenden Tokopherolstatus anzeigt (Laryea et al. 1990) und noch oberhalb des niedrigsten Wertes liegt, der bei gesunden amerikanischen Kindern gefunden wurde (Farrell et al. 1978). Dies zeigt, daß es notwendig ist, in klinischen Studien zum Tokopherolstatus Plasmatokopherolwerte in Relation zu den Plasmalipiden zu setzen.

Es scheint aber erhebliche geographische Unterschiede in der Tokopherolversorgung von Kindern zu geben. So lagen bei einer Gruppe sudanesischer Kinder mit schwerer PEM sowohl die absoluten Tokopherolwerte, als auch die Tokopherol-Lipidratio im Mittel noch höher als in der genannten Gruppe aus dem Kongo, die nach anthropometrischen Kriterien einen normalen Ernährungsstatus hatte. Nur bei einem einzigen mangelernährten sudanesischen Kind war das Verhältnis Gesamttokopherole/Gesamtlipide erniedrigt (Ahmed et al. 1990).

Im Rahmen einer Pilotstudie, die wir in Nigeria durchführten, zeigte sich jedoch ein anderes Bild als im Sudan. Sechs Patienten mit Kwashiorkor-Syndrom hatten eine Plasma Tokopherol-Lipidratio von weniger als 0,5 mg/g, gleichbedeutend mit Vitamin-E-Mangel. Alle Kinder mit Marasmus und alle Kontrollen zeigten eine Ratio größer als 0,7 mg Tokopherol/g Lipid (Leichsenring et al. 1992b). Diese Ergebnisse wurden bestätigt durch eine weitere Studie an einem größeren Kollektiv. Auch hier fanden wir signifikant verminderte Tokopherolwerte bei Kindern mit dem Vollbild des Kwashiorkor (Becker et al. 1994).

Diese Ergebnisse zeigten aber auch deutlich, daß die exakte klinische Charakterisierung der untersuchten Kollektive von wesentlicher Bedeutung für die Interpretation der Ergebnisse ist. Die biochemischen Veränderungen, die wir bei Kindern mit dem Vollbild des Kwashiorkor finden, sind häufig nicht mehr nachweisbar, wenn die Wellcome-Klassifikation zur Definition des Syndroms herangezogen wird (Leichsenring et al. 1992b; Golden u. Ramdath 1987). Aber auch das klinische Bild des Marasmus zeigt eine große Spannbreite. Aus diesem Grunde unterschieden wir in den neueren Studien unserer Arbeitsgruppe Kinder mit Marasmus nach rein anthropometrischen Kriterien von solchen marasmischen Kindern, die zusätzlich einen schwer reduzierten Allgemeinzustand zeigten. Wie im folgenden noch gezeigt werden wird, so finden sich auch zwischen diesen beiden Gruppen signifikante pathobiochemische Unterschiede, deren Kenntnis von Bedeutung ist.

In bezug auf Karotinoide bei PEM liegen bisher nur wenige Studien vor. In neueren Untersuchungen zeigte sich, daß in fast allen Fällen schwerer Malnutrition keine Karotinoide im Plasma nachweisbar sind (Becker et al. 1994), so daß von einer Einschränkung der antioxidativen Kapazität bei allen Formen der PEM auszugehen ist, die, wegen des gleichzeitig bestehenden Tokopherolmangels, besonders bei Kwashiorkor ausgeprägt ist.

## Selen

Die Bedeutung des Selen (Se) bei PEM ist noch nicht hinreichend geklärt. Es liegen Fallbeschreibungen vor, in denen von einer dramatischen Besserung des Kwashiorkor-Syndroms nach Se-Substitution berichtet wird (Mathias u. Jackson 1982). Wir fanden Plasma-Se und die Glutathionperoxidase (GPX)-Aktivität bei unterernährten sudanesischen Kindern erniedrigt (Ahmed et al. 1989). Dabei bestand eine enge Korrelation zwischen GPX- und Se-Werten, die bei adäquatem Selen-Status normalerweise nicht nachweisbar ist. Patienten mit den ödematösen Formen der PEM (marasmischer Kwashiorkor und Kwashiorkor) zeigten signifikant niedrigere Se-Spiegel als Patienten mit Marasmus (Median 42 g/l vs. 57 g/l; $p < 0,01$), jedoch waren keine Unterschiede zwischen Kwashiorkor und marasmischem Kwashiorkor nachweisbar.

## Glutathion

Golden und Ramdath berichteten, daß zwischen marasmischen Kindern und normal ernährten keine Unterschiede in den erythrozytären Glutathionwerten bestehen, jedoch bei Kwashiorkor die Werte signifikant niedriger seien (Golden u. Ramdath 1987). In den Untersuchungen unserer Arbeitsgruppe jedoch zeigte sich, daß auch bei marasmischen Kindern mit schwer reduziertem Allgemeinzustand deutlich erniedrigte Werte (1,29 ± 0,55 mmol/l; Mittelwert und Standardabweichung) zu finden sind. Wie in den Studien von Golden und Mitarbeitern zeigten sich jedoch auch hier die niedrigsten Werte (0,78 ± 0,33 mmol/l) bei Kindern mit Kwashiorkor (Becker et al. 1995).

In keiner der untersuchten Gruppen war ein Anstieg des Verhältnisses von oxidiertem Glutathion (GSSG) zu reduziertem Glutathion (GSH) zu beobachten. Dies ist nicht unerwartet, da bei vermehrter intraerythrozytärer Bildung von GSSG ein Efflux aus der Zelle erfolgt, so daß ein stabiles Verhältnis von GSSG zu GSH im Erythrozyten resultiert (Mukherjee et al. 1994).

Verschiedene Ursachen (mangelnde Zufuhr an schwefelhaltigen Aminosäuren, Synthesestörung, Verbrauch durch OS) könnten für einen Glutathionmangel bei PEM und insbesondere bei Kwashiorkor verantwortlich sein. Obwohl hier noch eine Klärung aussteht, scheint nach den vorliegenden Studien in jedem Falle gesichert, daß der Glutathionmangel eine zentrale Rolle in der Pathophysiologie der PEM spielt.

## Albumin

Albumin ist eines der wichtigsten Antioxidanzien im Plasma (Halliwell 1988). Wie zahlreiche andere Untersucher zuvor, fanden auch wir bei Kindern mit Kwashiorkor im Durchschnitt deutlich niedrigere Albuminwerte als bei Kindern mit Marasmus (Becker et al. 1995). Diese Hypoalbuminämie wird oft als Ursache für das Auftreten von generalisierten Ödemen bei Kwashiorkor gesehen. Bei genauer Betrachtung der Verteilung der Albuminwerte zeigte sich in unseren Untersuchungen jedoch, daß Kinder mit schwerem Marasmus (definitionsgemäß Kinder ohne Ödeme) Werte haben, die im gleichen Bereich liegen wie bei Kwashiorkor (5–18 g/l). Darüber hinaus ist bekannt, daß es bei Kwashiorkor unter Therapie zu einer vollständigen Rückbildung der Ödeme kommt, ohne daß sich die Albuminwerte zuvor normalisiert hätten. Diese Befunde legen nahe, daß möglicherweise weitere Faktoren an dem Entstehen der ausgeprägten Ödeme beteiligt sind.

## Leukotriene

Zysteinylleukotriene sind Produkte der enzymatischen Oxidation der Arachidonsäure. Sie können schon in geringsten Konzentrationen zu ausgeprägten Veränderungen der Kapillarpermeabilität und zur Ödembildung führen (Samuelsson et al. 1987). Aus diesem Grunde untersuchten wir die Bildung von Leukotrien $C_4$ ($LTC_4$) und Leukotrien $E_4$ ($LTE_4$) in stimuliertem Vollblut und die Ausscheidung von $LTE_4$ im Urin als Maß der endogenen Zysteinylleukotriensynthese (Mayatepek et al. 1993). Dabei zeigten sich eindrucksvolle Unterschiede zwischen den verschiedenen Formen von PEM. Kinder mit schwerer nicht-ödematöser Malnutrition hatten Werte von $LTC_4$ und $LTE_4$ im exakt gleichen Bereich wie normal ernährte Kontrollkinder (<50 ng $LTE_4$/ml A23187-stimuliertem Vollblut). Bei allen Kindern mit Kwashiorkor jedoch waren die $LTE_4$-Werte deutlich erhöht (>80 ng/ml). In keinem einzigen Fall gab es zwischen Kindern mit oder ohne Ödeme eine Überschneidung der Werte. Diese Ergebnisse sind um so bemerkenswerter, wenn man bedenkt, daß zur Synthese von Zysteinylleukotrienen Glutathion benötigt wird, das gerade bei Kwashiorkor drastisch vermindert ist.

## Ubichinon-10

Ubichinon-10 hat eine direkt antioxidative Wirkung (Beyer 1990). Im Gegensatz zu den meisten anderen antioxidativ wirksamen Substanzen jedoch wird es *in vivo* über den Isoprenmetabolismus, gebildet. Neuere Studien legen nahe, daß LPO mit einer vermehrten Isoprensynthese einhergeht (Kohlmüller u. Kochen 1993; Kohlmüller et al. 1993). Vor diesem Hintergrund ist es deshalb interessant, daß Kinder mit Kwashiorkor, bei denen ansonsten eine Verminderung aller antioxidativen Substanzen festzustellen ist, erhöhte Werte für Ubichinon-10 zeigen (Becker et al. 1994).

## Mehrfach ungesättigte Fettsäuren

Die Zusammensetzung der mehrfach ungesättigten Fettsäuren „polyunsaturated fatty acids"; PUFA) in Plasmalipiden von Kindern mit PEM ist in mehreren Studien untersucht worden (Holman et al. 1981; Wolff et al. 1984; Koletzko et al. 1986; Marin et al. 1991; Leichsenring et al. 1992a; Vajreswari et al. 1992). Dabei wurden jedoch nicht immer ausreichend die verschiedenen Formen der PEM differenziert (Holman et al. 1981; Koletzko et al. 1986), es wurden nur wenige Patienten untersucht (Vajreswari et al. 1992), oder die Studien konzentrierten sich lediglich auf einen möglichen Mangel an essentiellen Fettsäuren (Marin et al. 1991). Nur in einer Studie wurde die Fettsäurenkomposition von Membranlipiden (Gesamtlipide der Erythrozyten) analysiert (Wolff et al. 1984). Die verschiedenen Plasma- und Membranlipidfraktionen unterscheiden sich jedoch in ihrer Fettsäurenkomposition und ihrem Fettsäurenmetabolismus erheblich, so daß eine differenzierte Analyse einzelner Lipidfraktionen zwingend notwendig ist (Leichsenring et al. 1992c). Wir untersuchten deshalb parallel die Fettsäurenzusammensetzung der Plasma-Phospholipide und -Cholesterinester und in Erythrozyten die Phosphatidylcholin- und Phosphatidyläthanolamin (PE)-Phospholipide (Leichsenring et al. 1995).

In den beiden Plasmafraktionen zeigte sich gegenüber normal ernährten Kontrollen eine deutliche Verminderung der hochungesättigten Fettsäuren mit 4 oder mehr Doppelbindungen bei den Kindern mit PEM. Das gleiche galt auch für die Phosphatidylcholin-Phospholipide. Es zeigten sich aber keinerlei Unterschiede in der Fettsäurenkomposition der PE-Fraktion. Schon in früheren Studien konnte gezeigt werden, daß die Fettsäurenkomposition der PE-Fraktion einer ganz besonderen Regulation unterliegt, die darauf ausgerichtet zu sein scheint, den hohen Anteil an PUFA in dieser Fraktion unabhängig von der alimentären Zufuhr so weit wie möglich konstant zu halten (Leichsenring et al. 1992c).

Als Erklärung für die in allen anderen untersuchten Fraktionen gleichartig bestehende Verminderung der hochungesättigten Fettsäuren bieten sich zwei Möglichkeiten an. Zum einen könnte eine Verminderung der Synthese von hochungesättigten Fettsäuren bestehen, zum anderen könnten diese PUFA durch vermehrte LPO in andere Oxidationsprodukte umgewandelt worden sein. Die Bestimmung von derartigen LPO-Produkten könnte hier weiteren Aufschluß geben.

## Produkte der Lipidperoxidation

In klinischen Studien zur LPO wird meist die Bestimmung von Malondialdehyd (MDA) oder anderen Thiobarbitursäure-reaktiven Substanzen (TBARS) im Plasma benutzt, um LPO *in vivo* nachzuweisen. Tatsächlich konnte nachgewiesen werden, daß bei Kindern mit Kwashiorkor höhere Plasmakonzentrationen von TBARS zu finden sind als bei marasmischen oder ausreichend ernährten Kindern (Sive et al. 1993). Die zur Bestimmung der TBARS in dieser und auch anderen Studien verwendeten Methoden haben jedoch erhebliche Mängel, die an anderer Stelle ausführlich diskutiert wurden (Janero 1990; Esterbauer et al. 1991; Lepage et al. 1991). Eine spezifische Bestimmung einzelner Aldehyde mittels HPLC ist deshalb der summarischen Bestimmung von TBARS vorzuziehen.

MDA ist dabei nur eines von zahlreichen Aldehyden, die durch die Oxidation von PUFA gebildet werden (Kosugi u. Kikugawa 1989). So entstehen zum Beispiel Hexanal und 4-Hydroxy-nonenal aus omega-6-PUFAs, hauptsächlich Linolsäure und Arachidonsäure (Esterbauer et al. 1991). Es konnte gezeigt werden, daß Hexanal bei LPO in Mengen gebildet wird, die vergleichbar oder sogar höher sind als die von MDA (Kosugi et al. 1989). Im Rahmen unserer Untersuchungen modifizieren wir eine kürzlich publizierte

Methode zur direkten Bestimmung von Hexanal im Plasma (Holley et al. 1993). Die bislang noch nicht publizierten Ergebnisse zeigen eine Erhöhung des Plasmahexanals bei PEM. Diese Erhöhung steht in direkter Relation zum Glutathion- und Tokopherolstatus. Dabei zeigt sich aber auch, daß auch in schweren Fällen von Marasmus erhöhte Hexanalwerte zu finden sind.

## Zusammenfassung

Die vorgestellten Untersuchungen belegen, daß schwere Mangelernährung mit einer erheblichen Beeinträchtigung der antioxidativen Kapazität und mit erhöhter LPO einhergeht. Dies scheint besonders für das Kwashiorkor-Syndrom zuzutreffen. Ob erhöhte LPO eine kausale Rolle in der Entstehung des Kwashiorkor-Syndroms spielt, ist dabei noch nicht geklärt. Longitudinale klinische und begleitende tierexperimentelle Studien werden gegenwärtig durchgeführt, um diese Frage zu beantworten. Sollte sich die Hypothese jedoch als richtig erweisen, so hätte dies direkte Konsequenzen für die Prävention und Therapie des Kwashiorkor.
Die Gabe von Ölen mit einem hohen Anteil von PUFA zur Vermeidung eines Mangels an essentiellen Fettsäuren, wie sie zur Zeit von vielen Zentren empfohlen wird, wäre zu überdenken. Wahrscheinlich müßte erst nach Überwindung der akuten Krankheitsphase, mit Beginn der Rehabilitation, eine gezielte Substitution mit mehrfach ungesättigten Fettsäuren einsetzen, um die Möglichkeit zu einer raschen Wiederherstellung der normalen Fettsäurenkomposition der Zellmembranen zu bieten. Dagegen müßte aber eine frühzeitige Substitution von Vitamin E und anderen Antioxidanzien erfolgen. Auch könnte eine möglichst rasche und gezielte Verbesserung des Glutathionstatus sich positiv auswirken. Die heute noch in vielen Ländern gebräuchliche diätetische Therapie mit einem hohen Eiweißanteil, die unter der Vorstellung des Eiweißmangels als Ursache des Kwashiorkor gegeben wird, obwohl negative Auswirkungen auf den Verlauf bekannt sind, müßte endgültig aufgegeben werden.

Bei einer derartig veränderten Therapie sollte es zu einer geringeren Rate an Komplikationen im Verlauf der Therapie kommen als bisher. Das Wissen um Faktoren in der Entstehung des Kwashiorkor könnte aber auch Grundlage für Ernährungsempfehlungen oder Supplementierungsprogramme in Regionen hoher Inzidenz von Kwashiorkor sein.

Die Erhöhung der endogenen Ubichinon-10-Synthese bei einem Mangel an nutritiven Antioxidanzien, die vermehrte Bildung von Zysteinylleukotrienen trotz Glutathionmangels und die direkte Beziehung von antioxidativem Status zur Bildung von Hexanal und auch anderen Aldehyden, sind neue und überraschende Befunde, die möglicherweise in einem direkten Zusammenhang zu vermehrtem oxidativem Streß *in vivo* stehen. Die Untersuchungen bei PEM könnten ein Modell sein für weitere Studien an Risikokollektiven, wie z. B. extremen Frühgeborenen.

## Danksagung

Klinische Studien in Afrika unter einfachsten Bedingungen durchzuführen und zu verbinden mit differenzierter biochemischer Analytik ist nur möglich durch die engagierte Zusammenarbeit vieler Personen. Herrn A. Anninos, Frau K. Bäumann, Frau Dr. K. Becker, Frau Dr. D. Bötticher, Prof. Dr. H. J. Bremer, Frau Dr. M. Dohse, Dr. L. Gana, Prof. Dr. Hassan Mohamed Ahmed, Dr. M. Laryea, Dr. H. Lenhartz, Dr. E. Mayatepek, Prof. Dr. H. Schirmer und den zahlreichen Doktoranden sei für ihre Mitarbeit und Unterstützung gedankt. Die Studien zur Rolle der Lipidperoxidation bei Mangelernährung werden gefördert durch das Bundesministerium für Forschung und Technologie (BMFT; Förderkennzeichen 07ERG07/0, M. Leichsenring).

# Literatur

Ahmded HM, Lombeck I, el Karib AO et al. (1989) Selenium status in Sudanese children with protein-calorie malnutrition. J Trace Elem Electrolytes Health Dis 3:171–174

Ahmed HM, Laryea MD, el Karib AO et al. (1990) Vitamin E status in Sudanese children with protein-energy malnutrition. Z Ernahrungswiss 29:47–53

Becker K, Bötticher D, Leichsenring M (1994) Antioxidant vitamins in malnourished Nigerian children. Internat J Vit Nutr Res 64:306–310

Becker K, Leichsenring M, Gana I et al. (in press) Glutathione and associated antioxidant systems in protein energy malnutrition: Results of a study in Nigeria. Free Rad Biol Med

Beyer RE (1990) The participation of coenzyme q in free radical production and anti-oxidation. Free Rad Biol Med 8:545–565

Bhattacharyya AK (1986) Protein-energy malnutrition (Kwashiorkor-Marasmus syndrome): terminology, classification and evolution. World Rev Nutr Diet 47:80–133

Esterbauer H, Schaur RJ, Zollner H (1991) Chemistry and biochemistry of 4-hydrosynonenal, malonaldehyde and related aldehydes. Free Rad Biol Med 11:81–128

Farrell PM, Levine SL, Murphy MD, Adams AJ (1978) Plasma tocopherol levels and tocopherol-lipid relationships in a normal population of children as compared to healthy adults. Am J Clin Nutr 31:1720–1726

Forrester T, Golden M, Brand S, Swales J (1990) Reduction in vitro of red cell glutathione reproduces defects of cellular sodium transport seen in oedematous malnutrition. Eur J Clin Nutr 44:363–369

Golden MHN (1985) The consequences of protein deficiency in man and its relationship to the features of kwashiorkor. In: Blaxter K, Waterlow JC (eds) Nutritional adaptation in man. John Libbey, London, Paris, pp 169–187

Golden MH, Ramdath D (1987) Free radicals in the pathogenesis of kwashiorkor. Proc Nutr Soc 46:53–68

Gopalan C (1968) Kwashiorkor and marasmus: evolution and distinguishing features. In: McCanca RA, Widdowson EM (eds) Calorie deficiencies and protein deficiencies. Boston, pp 49–58

Halliwell B (1988) Albumin – an important extracellular antioxidant? Biochem Pharmacol 37:569–571

Hendrickse RG, Coulter JBS, Lamplugh SM (1982) Aflatoxins and kwashiorkor: a study in Sudanese children. Br Med J 285:843–846

Holley AE, Walker MK, Cheeseman KH, Slater TF (1993) Measurement of n-alkanals and hydroxyalkenals in biological samples. Free Radic Biol Med 15:281–289

Holman RT, Johnson SB, Mercuri O et al. (1981) Essential fatty acid deficiency in malnourished children. Am J Clin Nutr 34:1534–1539

Househam KC, Hundt HKL (1991) Aflatoxin exposure and its relationship to kwashiorkor in African children. J Trop Pediatr 37:300–302

Ingold KU, Webb AC, Witter D et al. (1987) Vitamin E remains the major lipid-soluble, chain-breaking antioxidant in human plasma even in individuals suffering severe vitamin E deficiency. Arch Biochem Biophys 259:224–225

Janero DR (1990) Malondialdehyde and thiobarituric acid-reactivity as diagnostic indices of lipid peroxidation and peroxidative tissue injury. Free Rad Biol Med 9:515–540

Kohlmüller D, Kochen W (1993) Is n-pentane really an index of lipid peroxidation in humans and animals? A methodological reevalution. Anal Biochem 210:268–276

Kohlmüller, D, Less S, Kochen W (1993) Exhalation air analysis in humans: Reevaluation of the significance of n-pentane in lipid peroxidation. Alpe Adria J Med XLVIII:169–183

Koletzko B, Abiodun PO, Laryea MD, Bremer HJ (1986) Fatty acid composition of plasma lipids in Nigerian children with protein-energy malnutrition. Eur J Pediatr 145:109–115

Kosugi H, Kojima T, Kikugawa K (1989) Thiobarbituric acid-reactive substances from peroxidized lipids. Lipids 24:873–881

Kosugi H, Kikugawa K (1989) Potential thiobarbituric acid-reactive substances in peroxidized lipids. Free Radic Biol Med 7:205–207

Laryea MD, Mayatepek E, Brünninger P et al. (1990) Vitamin E status of Congolese children in a rural area. Int J Vit Nutr Res 60:107–111

Leichsenring M, Ahmed HM, Welchering T et al. (1992a) Polyunsaturated and essential fatty acids in malnourished children. Nutr Res 12:595–603

Leichsenring M, Bremer HJ, Ahmed HM et al. (1992b) Clinical studies on polyunsaturated fatty acids and antioxidants in African children. In: Packer L, Ong ASH (eds) Lipid-soluble antioxidants: biochemistry and clinical applications. Birkhäuser, Basel Boston Berlin, pp 507–515

Leichsenring M, Hardenack M, Laryea MD (1992c) Relationship among the fatty acid composition of various lipid fractions in normally nourished German adults. Int J Vit Nutr Res 62:181–185

Leichsenring M, Sütterlin N, Less S et al. (in press) Polyunsaturated fatty acids in erythrocyte and plasma lipids of children with severe protein-energy malnutrition. Acta Paediatr

Lepage G, Munoz G, Champagne J, Roy CC (1991) Preparative steps necessary for the accurate measurement of malondialdehyde by high-performance liquid chromatography. Anal Biochem 197:277–283

Marin MC, De Tomás ME, Mercuri O et al. (1991) Interrelationship between protein-energy malnutrition and essential fatty acid deficiency in nursing infants. Am J Clin Nutr 53:466–468

Mathias PM, Jackson AA (1982) Selenium deficiency in kwashiorkor [letter]. Lancet 1:1312–1313

Mayatepek E, Becker K, Gana L et al. (1993) Leukotrienes in the pathophysiology of kwashiorkor. Lancet 342:958–960

McLaren DS, Shirajian E, Loshkajian H, Shadarevian S (1969) Short-term prognosis in protein-calorie malnutrition. Am J Clin Nutr 22:863–870

Mukherjee B, Mukherjee JR, Chatterjee M (1994) Lipid peroxidation, glutathione levels and changes in glutathione-related enzyme activities in streptozotocin-induced diabetic rats. Immunol Cell Biol 72:109–114

Oshaug A, Pedersen J, Diarra M et al. (1994) Problems and pitfalls in the use of estimated age in anthropometric measurements of children from 6 to 60 months of age: A case from Mali. J Nutr 124:636–644

Samuelsson B, Dahlen SE, Lindgren JA et al. (1987) Leukotrienes and lipoxins: structures, biosynthesis and biological effects. Science 237: 1171–1176

Schroeder DG, Brown KH (1994) Nutritional status as a predictor of child survival: Summarizing the association and quantifying its global impact. Bull World Health Organ 72:569–579

Sive AA, Subotzky EF, Malan H et al. (1993) Red blood cell antioxidant enzyme concentrations in kwashiorkor and marasmus. Ann Trop Paediatr 13:33–38

Vajreswari A, Narayanareddy K, Rao PS (1992) Fatty acid composition of erythrocyte membrane lipid obtained from children suffering from kwashiorkor and marasmus. Metabolism 39:779–782

Wellcome Trust Working Party (1970) Classification of infantile malnutrition. Lancet II:302–303

Williams CD (1933) Nutritional disease of childhood associated with maize diet. Arch Dis Child 8:423–433

Williams CD (1935) Kwashiorkor. A nutritional disease of children associated with a maize diet. Lancet II:1151–1152

Wills ED (1985) The role of dietary components in oxidative stress in tissues. In: Sies H (ed) Oxidative stress. Academic Press, London, pp 197–218

Wolff JA, Margolis S, Bujdoso-Wolff K et al. (1984) Plasma and red blood cell fatty acid composition in children with protein-calorie malnutrition. Pediatr Res 18:162–167

## Diskussion

*Sawatzki, Friedrichsdorf:*
Ich sehe einen Widerspruch in Ihrer Aussage. Sie weisen einerseits darauf hin, daß Sie keine Veränderung der Linolsäure-, sondern nur der Arachidonsäure- und Docosahexaensäurekonzentration gesehen haben; andererseits weisen Sie Hexanal nach, das entsprechend Ihrer Aussage aus der Linolsäureoxidation stammt.

*Leichsenring:*
Das ist leicht erklärbar. Hexanal entsteht nicht nur aus Linolsäure, sondern aus allen ω-6-PUFAs. Malondialdehyd dagegen entsteht durch Oxidation von Fettsäuren sowohl der ω-6 wie auch der ω-3-Fettsäurereihe.

*Michalk, Köln:*
Welche Unterschiede in der Aufnahme pflanzlichen bzw. tierischen Proteins bestanden vor Untersuchungsbeginn zwischen Patienten mit Kwashiorkor und Marasmus. Ich denke vor allem an den Gehalt schwefelhaltiger Aminosäuren und die mögliche Auswirkung auf das Glutathionsystem.

*Leichsenring:*
Diese interessante Frage ist aus unserer rein klinischen Zugriffsmöglichkeit heraus nicht zu beantworten. Da ein möglicher Einfluß der Zufuhr schwefelhaltiger Aminosäuren auf Glutathion nicht geklärt ist, wäre ein tierexperimenteller Ansatz sinnvoll.

*Michalk, Köln:*
Die beschriebenen Patienten leiden häufig unter einer fettigen Leberdegeneration. Ist deren Ursache evtl. auch im Zusammenhang mit der Wirkung von Radikalen zu sehen?

*Leichsenring:*
Wir sind dieser Frage bisher noch nicht nachgegangen, obwohl ein derartiger Zusammenhang in das Gesamtbild passen würde.

*Kohlschütter, Hamburg:*
Wir haben sehr häufig TRAP bestimmt und gesehen, daß es sehr stark mit dem Protein bzw. dem Albumingehalt schwankt. Wir können es uns daher sehr gut vorstellen, daß die antioxidative Kapazität mit der Qualität des Protein-SH-Gruppengehaltes in Zusammenhang steht.

*Elstner, München:*
Pentan und Hexanal müßten sich somit immer gleichsinnig verändern, was sich auch im TBAR-Test, also z. B. der Malondialdehydkonzentration, niederschlagen müßte. Wie mir jedoch von Herrn Kollegen Clemens in Tübingen bekannt ist, zeigt sich eine derartige Korrelation nicht eindeutig.

*Leichsenring:*
Entsprechend einer südafrikanischen Untersuchung sind bei Kindern mit Kwashiorkor die TBAR-Substanzen erhöht. Dies ist somit im Gleichklang mit unseren Hexanalergebnissen. An der Relation zu Pentan muß in weiteren Untersuchungen noch gearbeitet werden.

*Hübner, Berlin:*
Wenn ich richtig sehe, bestand hinsichtlich der antioxidativen Moleküle, mit der Ausnahme von Glutathion, zwischen schwerem Marasmus und Kwashiorkor kein Unterschied.

*Leichsenring:*
Das ist nicht richtig; bei Glutathion und $\alpha$-Tokopherol hatten wir einen signifikanten Unterschied.

# Einfluß der LCP-Anreicherung einer Reifgeborenennahrung auf die kindlichen Harnsäure- und α-Tokopherolspiegel

T. Decsi und B. Koletzko

## Einführung

Neue Entwicklungen in der Praxis der Säuglingsernährung haben die Frage aufgeworfen, ob mit langkettigen mehrfach ungesättigten Fettsäuren angereicherte Formelnahrungen die kindliche Versorgung mit Antioxidanzien beeinflussen. Für eine optimale Nährstoffversorgung erscheint eine Anreicherung von Formelnahrungen mit langkettigen Polyenfettsäuren sowohl bei frühgeborenen als auch bei reifgeborenen Säuglingen vorteilhaft (Decsi u. Koletzko 1994a; Makrides et al. 1993). Diese hoch ungesättigten Fettsäuren sind jedoch oxidationsempfindlich, wodurch möglicherweise Peroxide mit unerwünschten biologischen Wirkungen gebildet werden können.

Langkettige, mehrfach ungesättigte Fettsäuren („long-chain polyunsaturated fatty acids", LCP) sind aliphatische Monocarboxylsäuren mit einer Kettenlänge von 20 und 22 Kohlenstoffatomen und 2–6 Doppelbindungen, deren wichtigste Vertreter Arachidonsäure (C20:4n-6) und Docosahexaensäure (C22:6n-3) sind. Diese LCP-Fettsäuren werden im Stoffwechsel aus den essentiellen Fettsäuren Linolsäure (C18:2n-6) und α-Linolensäure (C18:3n-3) durch Einbau weiterer Doppelbindungen und durch Kettenverlängerungen gebildet. LCP-Fettsäuren wurden über lange Zeit als nicht essentielle Nährstoffe angesehen. In jüngerer Zeit gewonnene Ergebnisse weisen aber darauf hin, daß LCP-Fettsäuren auch für reifgeborene Säuglinge konditionell essentielle Nährstoffe sein können.

Muttermilchlipide enthalten relevante Mengen der wichtigsten LCP-Fettsäuren Arachindonsäure und Docosahexaensäure (Koletzko et al. 1992). Im Gegensatz zur menschlichen Milch enthielten handelsübliche Formelnahrungen bislang praktisch keine LCP-Fettsäuren, obwohl die Gehalte an den Präkursoren der LCP-Biosynthese (Linolsäure und α-Linolensäure) den Muttermilchgehalten angenähert sind (Koletzko u. Bremer 1989). In mehreren Untersuchungen zeigten gestillte termingeborene Säuglinge höhere Werte an LCP-Fettsäuren sowohl im Blutplasma (Olegard u. Svennerholm 1971; Gil et al. 1985; Ponder et al. 1992; Decsi et al. 1995) als auch in Erythrozytenmembranen (Putnam et al. 1982; DeLucci et al. 1987). Auch Untersuchungen mit stabilen Isotopen der Linolsäure weisen darauf hin, daß reifgeborene formelernährte Säuglinge nach der Geburt nur begrenzte Mengen an LCP-Fettsäuren aus den Präkusoren synthetisieren können (Demmelmair et al. 1995).

Die relative LCP-Verarmung formelernährter Säuglinge scheint entwicklungsphysiologische Bedeutung zu haben. Bei reifgeborenen Säuglingen wurde im Lebensalter von 5 Monaten bei der Messung visuell evozierter Potentiale eine signifikante Korrelation zwischen Sehschärfe und Docosahexaensäure-Werten in den Plasmaphospholipiden gefunden (Makrides et al. 1993). Auch in Untersuchungen anderer Autoren wurden signifikant bessere visuelle Funktionen bei termingeborenen, mit Muttermilch ernährten Kindern als bei formelernährten Kindern berichtet (Birch et al. 1993; Jogensen et al. 1994). Hinsichtlich der Versorgung mit Arachidonsäure sind bisher keine Zusammenhänge mit der Entwicklung reifgeborener Säuglinge beobachtet worden, aber es finden sich Korrelationen zwischen Arachidonsäure und dem Geburtsgewicht Frühgeborener (Koletzko u. Braun 1991; Leaf et al. 1992) sowie der postnatalen Gewichtszunahme frühgeborener Säuglinge (Carlson et al. 1993). Während die Ernährungskommission der Europäischen Gesellschaft für Pädiatrische Gastroenterologie und Ernährung (European Society for Paediatric Gastroenterology and Nutrition, ESPGAN) eine Anreicherung mit langkettigen Metaboliten der Linolsäure und α-Linolensäure bisher nur für Frühgeborenennahrung empfiehlt (ESPGAN Committee on Nutrition 1991), hat vor kurzem eine Kommission der British Nutrition Foundation auch

eine Anreicherung von Reifgeborenennahrungen für wünschenswert erachtet (The British Nutrition Foundation 1992).
Arachidonsäure (C20:4n-6) und Docosahexaensäure (C22:6n-3) enthalten die doppelte Anzahl an Doppelbindungen als ihre Vorläufer Linolsäure (C18:2n-6) und aaa-Linolensäure (C18:3n-3), so daß ihre Oxidationsempfindlichkeit im Vergleich zu den Vorläuferfettsäuren erhöht sein kann (Witting u. Horwitt 1964). In der menschlichen Milch ist ein physiologischer antioxidativer Schutz der LCP-Fettsäuren vor allem durch das in Muttermilch in hohen Konzentrationen enthaltene fettlösliche Antioxidans ($\alpha$-Tokopherol (Vitamin E) gewährleistet (Harzer u. Haug 1985).
Es ist unklar, ob eine der Muttermilchkonzentration angenäherte Zufuhr von $\alpha$-Tokopherol zu Formelnahrungen einen vergleichbaren antioxidativen Schutz der LCP-Fettsäuren bewirkt. Vor diesem Hintergrund untersuchten wir die Frage, ob eine Anreicherung der Formelnahrung mit langkettigen polyungesättigten Fettsäuren bei gesunden, reifgeborenen Säuglingen zu veränderten Plasmaspiegeln der wichtigen Antioxidanzien Vitamin E und Harnsäure führen könnte.

## Probanden und Methoden

Die untersuchten Probanden waren gesunde, nicht gestillte Säuglinge, die zwischen der 37. und 42. postkonzeptionellen Woche geboren wurden. Die Aufnahme in die Studie erfolgte am 5. Lebenstag nach ausführlicher Aufklärung und schriftlicher Einverständniserklärung der Eltern. Die Zustimmung der örtlichen Ethikkommission lag vor. Die Säuglinge wurden für die Dauer der ersten 4 Lebensmonate entweder mit einer konventionellen, praktisch LCP-freien Formelnahrung (Formel, Pre-Aptamil, Milupa AG) oder mit einer mit langkettigen Polyenfettsäuren angereicherten Formelnahrung (LCP-Formel, Pre-Aptamil mit Milupan) ernährt. Die Fettsäurezusammensetzung und die Gehalte an $\alpha$-Tokopherol der beiden Formelnahrungen zeigt Tabelle 1. Die konventionelle Formelnahrung enthielt weder Arachidonsäure noch Docosahexaensäure in meßbaren Konzentrationen. Der Gehalt an $\alpha$-Linolensäure

**Tabelle 1.** Fettsäurezusammensetzung (Gew.-%, Median von jeweils 4 Bestimmungen, nach Koletzko u. Bremer 1989) und Gehalt an α-Tokopherol (mg/l, laut Herstellerangabe) einer konventionellen und einer mit langkettigen mehrfach ungesättigten Fettsäuren angereicherten Formelnahrung. *NM* = nicht meßbar

|  | Konventionelle Formelnahrung | Mit LCP angereicherte Formelnahrung |
|---|---|---|
| Linolsäure (C18:2n-6) | 13,2 | 13,1 |
| Arachidonsäure (C20:4n-6) | NM | 0,4 |
| α-Linolensäure (C18:3n-3) | 1,0 | 0,6 |
| Docosahexaensäure (C22:6n-3) | NM | 0,2 |
| α-Tokopherol | 6,0 | 6,0 |

war in der mit LCP-Fettsäuren angereicherten Formelnahrung niedriger. Die Gehalte an Linolsäure und α-Tokopherol waren in den beiden Nahrungen gleich (Tabelle 1).

Im Alter von 5 Tagen sowie 1, 2, 3 und 4 Monaten wurde bei allen Kindern eine Anthropometrie und eine venöse Blutentnahme durchgeführt, die soweit möglich vor der Mahlzeit vorgenommen wurde. Aus jeweils 250 µl Plasma wurden die Fettsäuren bestimmt. Hierzu wurden die Lipide des Plasmas mit Chloroform und Methanol extrahiert (Folch et al. 1957) und die Lipidklassen durch eindimensionale Dünnschichtchromatographie getrennt (Koletzko et al. 1989). Die in den Phospholipiden enthaltenen Fettsäuren wurden mit wasserfreier methanolischer Salzsäure zu Methylestern derivatisiert (Stoffel et al. 1959) und durch hochauflösende Kapillargaschromatographie mit On-column-Injektion und digitaler Datenauswertung bestimmt (Decsi u. Koletzko 1994b). Plasma-α-Tokopherolspiegel wurden mit Hochdruckflüssigkeitschromatographie nach der modifizierten Methode von Cartignani u. Bieri (1983) bestimmt. Die Harnsäurespiegel im Plasma wurden mit einem kommerziellen enzymatischen Test (Boehringer Mannheim, Mannheim) gemessen.

Die statistische Auswertung der Daten erfolgte mit dem Programm Minitab 9.2™ (Ryan et al. 1985). Zum Gruppenvergleich wurde ein zweiseitiger ungepaarter T-test für die Harnsäure und α-Tokopherolkonzentrationen und ein Mann-Whitney-Test für die Prozentwerte der Fettsäuren verwandt.

## Ergebnisse

### Verträglichkeit und körperliche Entwicklung

Die Säuglinge in den beiden Ernährungsgruppen wiesen ähnliche Gestationsalter (39,4 ± 1,3 vs. 38,9 ± 1,1 Wochen, Formel, n = 10 vs. LCP-Formel, n = 12, Mittelwert ± Standardabweichung, nicht signifikant) und Geburtsgewichte (3395 ± 412 vs. 3456 ± 522 g, nicht signifikant) auf. Beide Formelnahrungen wurden gut toleriert. Alle Säuglinge blieben bei der Ernährungsform, die im Lebensalter von 5 Tagen randomisiert zugeordnet wurde. Während der Nachuntersuchungen berichteten die Eltern nur über einige, in diesem Lebensalter typische dermatologische Probleme (Windeldermatitis, seborrhoische Dermatitis). Es ergaben sich keine nennenswerten Unterschiede zwischen den beiden Gruppen hinsichtlich der körperlichen Entwicklung der Säuglinge (Gewichtszunahme, Zunahme der Körperlänge und des Kopfumfanges).

### Versorgung mit langkettigen, mehrfach ungesättigten Fettsäuren

Die Gehalte der Plasmaphospholipide an den wichtigsten n-6 und n-3 LCP-Fettsäuren, Arachidonsäure und Docosahexaensäure, zeigt Tabelle 2. Weder für Arachidonsäure noch für Docosahexaensäure unterschieden sich die Werte im Lebensalter von 5 Tagen zwischen den beiden Gruppen. Dagegen zeigten mit 1, 2, 3 und 4 Monaten die mit der LCP-angereicherten Formelnahrung ernährten Säuglinge signifikant höhere Werte der beiden wichtigsten LCP-Fettsäuren als die mit der konventionellen Formelnahrung ernährten Kinder. Ganz ähnliche Befunde ergeben sich für die Summen der n-6 und n-3 LCP-Fettsäuren, die wiederum bei den mit konventioneller Formelnahrung ernährten Kindern deutlich vermindert sind.

**Tabelle 2.** Phospholipidgehalte im Plasma an Arachidonsäure (C20:4n-6) und Docosahexaensäure (C22:6n-3) [Gew.%, Median (Interquartilen Bereich)] bei gesunden, reifgeborenen Säuglingen unter der Ernährung mit einer konventionellen Formelnahrung (Formel, n = 10) oder einer mit langkettigen Fettsäuren angereicherten Formelnahrung (LCP-Formel, n = 12)

| Lebensalter | Arachidonsäure | | Docosahexaensäure | |
|---|---|---|---|---|
| | Formel | LCP-Formel | Formel | LCP-Formel |
| Tag 5   | 14,2 (1,8) | 15,0 (2,5)    | 3,0 (0,4) | 3,3 (0,8) |
| Tag 30  | 7,0 (1,3)  | 9,7 (0,8)[b]  | 1,6 (0,3) | 2,9 (0,5)[b] |
| Tag 60  | 7,1 (1,0)  | 9,6 (1,0)[b]  | 1,3 (0,3) | 3,2 (0,4)[b] |
| Tag 90  | 7,0 (0,5)  | 9,1 (0,6)[a]  | 1,2 (0,3) | 2,9 (0,4)[a] |
| Tag 120 | 6,6 (1,0)  | 8,7 (0,5)[a]  | 0,9 (0,3) | 2,9 (0,4)[a] |

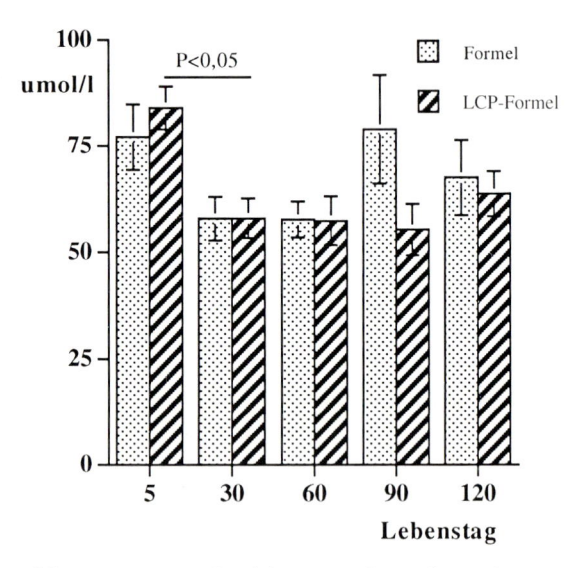

[a] $P < 0{,}01$, [b] $P < 0{,}001$

**Abb. 1.** Harnsäurespiegel (M ± SEM) im Plasma bei gesunden, reifgeborenen Säuglingen unter der Ernährung mit einer konventionellen Formelnahrung (F, n = 10) oder einer mit langkettigen, mehrfach ungesättigten Fettsäuren angereicherten Formelnahrung (LCP, n = 12)

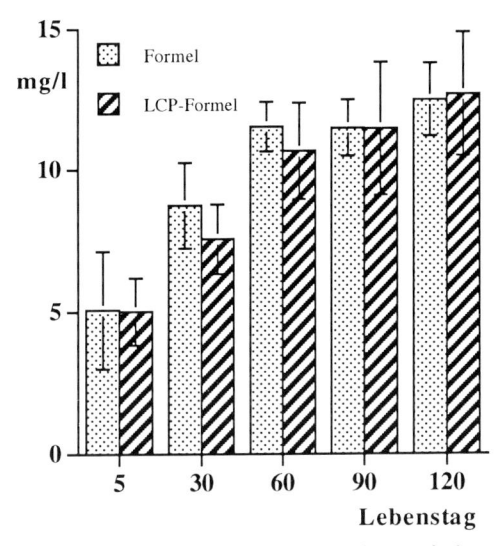

**Abb. 2.** α-Tokopherolspiegel (M ± SEM) im Plasma bei gesunden, reifgeborenen Säuglingen unter der Ernährung mit einer konventionellen Formelnahrung (F, n = 10) oder einer mit langkettigen, mehrfach ungesättigten Fettsäuren angereicherten Formelnahrung (LCP, n = 12)

## Plasma Harnsäure- und α-Tokopherolspiegel

Es ergaben sich keine signifikanten Unterschiede zwischen den beiden Ernährungsgruppen hinsichtlich der Harnsäurespiegel im Plasma (Abb. 1). Zwischen Tag 5 und Tag 30 wurde eine signifikante Erniedrigung der Harnsäurespiegel bei den mit der LCP-Formelnahrung ernährten Säuglingen gesehen. Bei den mit der konventionellen Formelnahrung ernährten Säuglingen ergab sich eine Tendenz für niedrigere Harnsäurewerte am Tag 30 als am Tag 5, die Unterschiede zwischen den Werten am Tag 5 und Tag 30 waren aber statistisch nicht signifikant. Die Ergebnisse der α-Tokopherolbestimmungen sind in Abb. 2 dargestellt. Die mit LCP-angereicherter Formelnahrung ernährten Säuglinge zeigten während der gesamten Studienperiode vergleichbare Werte für α-Tokopherol wie die mit der konventionellen Formelnahrung ernährten Säuglinge. Dabei unterschieden sich die absoluten Plasmakonzentrationen der Summe der Phospholipidfettsäuren zwischen den Gruppen nicht, so daß auch der Quotient zwischen α-Tokopherol und den bestimmten Lipidkonzentrationen keine Unterschiede zwischen den Gruppen aufwies (Decsi u. Koletzko 1994c). Der postnatale Anstieg der plasmatischen α-Tokopherolkonzentrationen war in beiden Gruppen ähnlich.

## Diskussion

Die in dieser Studie gewonnen Daten weisen darauf hin, daß eine Anreicherung der Formelnahrung für reifgeborene Säuglinge mit langkettigen, mehrfach ungesättigten Fettsäuren in der Muttermilch ähnlichen Konzentrationen und Verhältnissen zu einer deutlichen Verbesserung der Versorgung an LCP-Fettsäuren führen kann. Im Lebensalter von 1 und 2 Monaten lagen die Gehalte der Arachidonsäure in Plasmaphospholipiden mit den mit der LCP-angereicherten Formelnahrung ernährten Säuglingen sehr nah an den in einer früheren Untersuchung bei gestillten reifgeborenen Kindern beobachteten Werten (Decsi et al. 1995), während die Plasmaphospholipidgehalte an Docosahexaensäure etwas höher waren. Die mit LCP-Fettsäuren angereicherte Formelnahrung wurde gut toleriert, und die Anreicherung mit LCP führte zu keiner Störung der körperlichen Entwicklung, wie sie zuvor bei Frühgeborenen beobachtet wurde, die eine mit großen Mengen an Fischöl angereicherte Formelnahrung erhielten (Carlson et al. 1993).

Obwohl eine gute Versorgung mit langkettigen Polyenfettsäuren bei formelernährten Säuglingen entwicklungsphysiologisch wünschenswert erscheint (Decsi u. Koletzko 1994a), müssen denkbare Nebenwirkungen einer solchen Anreicherung der Säuglingsmilchnahrungen mit LCP-Fettsäuren auf das oxidative-antioxidative Gleichgewicht des Säuglings ausgeschlossen werden. Eine diätetische LCP-Zugabe könnte mindestens durch zwei unterschiedliche Mechanismen zu einer veränderten Versorgung mit dem wichtigsten fettlöslichen Antioxidans α-Tokopherol führen. Ungesättigte Fettsäuren können die intestinale Absorption von α-Tokopherol hemmen, wie es in Tierexperimenten demonstriert wurde (Meydani et al. 1987). Vielleicht ist von noch größerer Bedeutung, daß hohe Zufuhren an LCP-Fettsäuren zu einem gesteigerten Umsatz an α-Tokopherol führen könnten. Witting und Horwitt berichteten schon in den 60er Jahren über eine Zunahme des α-Tokopherolbedarfes mit der Anzahl der Doppelbindungen in gesättigten Fettsäuren (Witting u. Horwitt 1964). Dabei wurde der relative α-Tokopherolbedarf pro Mol Monoen-/Dien-/Trien-/Tetraen-/Pentaen- und Hexaenfettsäuren auf 0,3/2/3/4/5/6 geschätzt (Witting u. Horwitt 1964). Tatsächlich führte bei Erwachsenen eine sehr hohe diätetische Zufuhr an langkettigen, mehrfach ungesättigten n3-Fettsäuren in Form von Fischöl zu einer signifikanten Erniedrigung der Konzentration von α-Tokopherol in Blutplasma sowie Thrombo- und Erythrozyten (Meydani et al. 1991; Nair et al. 1993). In der hier dargestellten Studie fanden wir keine nennenswerten Unterschiede in der α-Tokopherolversorgung der mit konventioneller oder LCP-angereicherter Formelnahrung ernährten Säuglinge. Bei gestillten reifgeborenen Säuglingen steigen die α-Tokopherolwerte im Plasma während der ersten Lebenswoche, und die für Erwachsene charakteristischen Normalbereiche werden am 4.–6. Lebenstag erreicht (Ostrea et al. 1986). Bei formelernährten Reifgeborenen findet die postnatale Erhöhung der α-Tokopherol-Plasmakonzentrationen etwas später statt (Ostrea et al. 1986). In der jetzigen Untersuchung stiegen die α-Tokopherolwerte in den beiden Ernährungsgruppen parallel an.

Obwohl α-Tokopherol das wichtigste lipidlösliche Antioxidans ist, wurde dessen quantitativer Beitrag zum sog. gesamten radikal-fangenden antioxidativen Parameter („total radical-trapping antioxidant parameter") in 51 menschlichen Plasmaproben nur mit $7 \pm 2\%$ angegeben (Waynet et al. 1987). Harnsäure dagegen trägt mit $58 \pm 18\%$ zu diesem antioxidativen Parameter bei, wobei Harnsäure allerdings in der wäßrigen Phase des Plasmas wirksam wird. In unserer Studie haben wir zwischen dem 5. und 30. Lebenstag eine signifikante Erniedrigung der Harnsäurekonzentrationen im Plasma der mit der LCP-angereicherten Formelnahrung ernährten Säuglingen gefunden, aber nicht bei den mit konventioneller Formelnahrung ernährten Säuglingen, obwohl auch in dieser Gruppe eine Tendenz zur Erniedrigung der Harnsäurewerte erkennbar ist. In weiteren Studien sollte überprüft werden, ob dieser Befund als Hinweis einer erhöhten oxidativen Belastung der LCP-Anreicherung der Nahrung angesehen werden könnte.

Die endgültige Beurteilung der Antioxidanzienversorgung von Säuglingen unter der Ernährung mit einer Säuglingsmilchnahrung mit langkettigen, mehrfach ungesättigten Fettsäuren ist aufgrund der Komplexität des antioxidativen Schutzsystems nicht einfach. Die in dieser Studie untersuchten wichtigen Parameter des antioxidativen Schutzsystems in den hydrophilen und hydrophoben Phasen des Plasmas, die Harnsäure- und α-Tokopherolkonzentrationen, zeigten unter Zufuhr der hier untersuchten LCP-angereicherten Säuglingsmilchnahrung keine signifikante Abweichung von den bei Ernährung mit konventioneller Formelnahrung beobachteten Verhältnissen. Es lassen sich also keine nachteiligen Wirkungen der hier untersuchten Form der LCP-Anreicherung der Säuglingsnahrung erkennen.

## Dank

Die hier vorgestellten Untersuchungen wurden mit finanzieller Unterstützung der Deutschen Forschungsgemeinschaft, Bonn (Ko 912/4-2) und des Bundesministeriums für Forschung und Technologie, Bonn (07 ERG 08/1) durchgeführt. T. Decsi war Empfänger eines Forschungsstipendiums der Milupa AG, Salzburg, Österreich.

## Literatur

Birch E, Birch D, Hoffman D et al. (1993) Breast-feeding and optimal visual development. J Pediatr Ophthalmol Strabismus 30:33–38

Carlson SE, Werkman SH, Peeples, JM et al. (1993) Arachidonic acid status correlates with first year growth in preterm infants. Proc Natl Acad Sci USA 90:1073–1077

Cartignani BL, Bieri JG (1983) Simultaneous determination of retinol and alphatocopherol in scrum or plasma by liquid chromatography. Clin Chem 29:708–712

Decsi T, Koletzko B (1994a) Polyunsaturated fatty acids in infant nutrition. Acta Paediatr Suppl 395:31–37

Decsi T, Koletzko B (1994b) Fatty acid composition of plasma lipid classes in healthy subjects from birth to young adulthood. Eur J Pediatr 153:520–525

Decsi T, Koletzko B (1994c) Effects of infant formula enrichment with longchain polyunsaturates on the essential fatty acid status of fullterm infants (abstract). J Pediatr Gastroenterol Nutr 19:337

Decsi T, Thiel I, Koletzko B (im Druck) Essential fatty acids in fullterm infants fed breastmilk or formula. Arch Dis Child

DeLucchi C, Pita ML, Faus MJ et al. (1987) Effects of dietary nucleotides on the fatty acid composition of erythrocyte membrane lipids in term infants. J Pediatr Gastroenterol Nutr 6:568–574

Demmelmair H, Schenck U von, Behrendt E et al. (im Druck) Estimation of arachidonic acid synthesis in fullterm neonates using natural variation of 13C-abundance. J Pediatr Gastro Nutr

ESPGAN Committee on Nutrition: Aggett PJ, Haschke F, Heine W et al. (1991) Comment on the content and composition of lipids in infant formulas. Acta Paediatr Scand 80:887–896

Folch J, Lees M, Sloane Stanley GH (1957) A simple method for the isolation and purification of total lipids from animal tissues. J Biol Chem 226:497–509

Gorbach SL (1991) Effect of long-term fish oil supplementation on vitamin E status and lipid peroxidation in women. J Nutr 121:484–491

Harzer G, Haug M (1985) Correlation of human mild vitamin E with different lipids. In: Schaub J (ed) Composition and physiological properties of human milk. Elsevier, Amsterdam, p 247

Jorgensen MH, Jonsbo F, Holmer G et al. (1994) Breast fed (BF) term infants have a better visual acuity than formula fed (FF) infants at age 2 and 4 mo. FASEB J 8:460 (abstract)

Koletzko B, Braun M (1991) Arachidonic acid and early human growth: is there a relation? Ann Nutr Metab 35:128–131

Koletzko B, Bremer HJ (1989) Fat content and fatty acid composition of infant formulae. Acta Paediatr Scand 78:513–521

Koletzko B, Schmidt E, Bremer HJ et al. (1989) Effects of dietary long-chain polyunsaturated fatty acids on the essential fatty acid status of premature infants. Eur J Pediatr 148:669–675

Koletzko B, Thiel I, Abiodun PO (1992) The fatty acid composition of human mild in Europe and Africa. J Pediatr 120:S62–S70

Leaf AA, Leighfield MJ, Costeloe KL, Crawford MA (1992) Long chain polyunsaturated fatty acids and fetal growth. Early Hum Dev 30:183–191

Makrides M, Simmer K, Goggin M, Gibson RA (1993) Erythrocyte docosahexaenoic acid correlates with the visual response of healthy, term infants. Pediatr Res 34:425–427

Makrides M, Neumann M, Simmer K et al. (zur Publikation eingereicht) Long chain polyunsaturated fatty acids: essential nutrients in infancy

Meydani SN, Shapiro AC, Meydani M et al. (1987) Effect of age and dietary fat (fish, corn and coconut oils) on tocopherol status of C57BL/6Nia mice. Lipids 22:345–350

Meydani M, Natiello F, Goldin B et al. (1993) Dietary fish oil-induced changes in the distribution of alpha-tocopherol, retinol and betacarotene in plasma, red blood cells, and plateletes: modulation by vitamin E. Am J Clin Nutr 58:98–102

Olegard R, Svennerholm L (1971) Effects of diet on fatty acid composition of plasma and red cell phosphoglycerides in three-month-old infants. Acta Paediatr Scand 505–511

Ostrea EM, Balun JE, Winkler R, Porter T (1986) Influence of breast-feeding on the restoration of the low serum concentration of vitamin E and β-carotene in the newborn infant. Am J Obstet Gynecol 154:1014–1017

Ponder DL, Innis SM, Benson JD, Siegman JS (1992) Docosahexaenoic acid status of term infants fed breast milk or infant formula containing soy oil or corn oil. Pediatr Res 32:683–688

Putnam JC, Carlson SE, DeVoe PW, Barness LA (1982) The effect of variations in dietary fatty acids on the fatty acid composition of erythrocyte phosphatidylcholine and phosphatidylethanolamine in human infants. Am J Clin Nutr 36:106–114

Ryan BF, Joiner BL, Ryan TA (1985) Minitab handbook, 2nd edn. PWS-Kent, Boston

Stoffel W, Chu F, Ahrens EH (1959) Analysis of long-chain fatty acids by gas-liquid chromatography. Anal Chem 31:307–308

The British Nutrition Foundation (1991) Unsaturated fatty acids. Nutritional and physiological significance. The Report of the British Foundation's Task Force. Chapman & Hall, London, pp 157–158

Wayner DDM, Burton GW, Ingold KU et al. (1987) The relativ contributions of vitamin E, urate, ascorbate and proteins to the total peroxyl radical trapping antioxidant activity of human blood plasma. Biochim Biophys Acta 924:408–419

Witting LA, Horwitt MK (1964) Effect of degree of fatty acid unsaturation in tocopherol deficiency-induced creatinuria. J Nutr 82:19–33

## Diskussion

*Leichsenring, Heidelberg:*
Ich finde die Daten hochinteressant. Jedoch habe ich Schwierigkeiten mit Ihrer Schlußfolgerung. Wenn Sie doppelt so hohe Docosahexaensäurespiegel haben, aber in beiden Gruppen gleich hohe Vitamin-E-Konzentrationen, dann müßte doch der antioxidative Schutz in der LCP-Gruppe relativ schlechter sein. Was dies bedeu-

tet, könnte durch eine Untersuchung der Oxidationsprodukte festgestellt werden, was bisher noch nicht passiert ist.

*Decsi:*
Obwohl durch ungesättigte Fettsäuren die oxidative Belastung ansteigt, bin ich mir nicht sicher, ob eine zweifache Menge Docosahexaensäure im Blut von 2% gegenüber 1% bei einer Gesamtmenge von ca. 900 mg Fettsäuren/l eine wesentliche oxidative Belastung in vivo darstellen.

*Biesalski, Stuttgart:*
Es ist zwischenzeitlich internationaler Standard, daß Vitamin-E-Plasmakonzentrationen lipidkorrigiert angegeben werden müssen. Ihre Aussage zum antioxidativen Potential der Harnsäure ist sicherlich richtig, bezieht sich jedoch nicht auf phospholipidhaltige Membranen, sondern nur auf das wasserlösliche Kompartiment. Für die phospholipidhaltigen Membranen stellt Vitamin E den wichtigsten Radikalfänger dar.

*Decsi:*
Bei Angabe der Daten als Quotient Vitamin E/Lipidkonzentration bleiben die Ergebnisse unverändert, da sich die Plasmalipidwerte in den beiden Gruppen nicht unterscheiden.

*Hübner, Berlin:*
Kennen Sie Untersuchungen, die bei unterschiedlicher Zufuhr von Docosahexaensäure (C22 : 6n-3) Unterschiede im Elektroretinogramm aufzeigen?

*Decsi:*
Ja, es gibt zwei amerikanische Studien bei Frühgeborenen, die Unterschiede zwischen LCP-freier und LCP-angereicherter Formulaernährung hinsichtlich der Elektroretinogrammbefunde und der Ergebnisse visuell evozierter Potentiale der Kinder aufzeigen konnte.

*Elstner, München:*
Ich möchte etwas vor der Verallgemeinerung warnen, daß die Zufuhr ungesättigter Fettsäuren notwendigerweise mit einer Gefährdung durch oxidative Reaktionen gleichgesetzt wird. Ungesättigte Fettsäuren sind stabil. Sie sind nur dann autooxidabel, wenn einerseits eine Radikale generierende Substanz hinzukommt oder andererseits Übergangsmetalle verfügbar sind. Dazu ein Fütterungsversuch: Wenn Hamster mit Margarine oder Öl gefüttert werden, haben diese einen erhöhten Linol- und Linolensäuregehalt in den LDL. Werden sie dagegen mit Butter gefüttert, ist der LDL-Linol- und Linolensäuregehalt niedrig. Wenn man nun versucht, LDL zu oxidieren, so reagieren die linol- bzw. linolensäurereichen Moleküle in Gegenwart von 5–10 µM Kupfer kaum. Bei den mit Butter gefütterten Tieren dagegen wird LDL sofort oxidiert, obwohl der Linol- bzw. Linolensäuregehalt niedrig ist. Häufig werden die Oxidationsvorgänge falsch dargestellt, denn der Oxidationsprozeß beginnt häufig nicht an der Fettsäure, sondern am Proteinstickstoff. Man sollte daher differenzierter argumentieren und die Zufuhr ungesättigter Fettsäuren nicht mit einem Oxidationsrisiko gleichsetzen.

# Stand der klinischen Forschung bei den NMDA-Rezeptorantagonisten im Neugeborenen- und Kindesalter*

C. Hübner

## Die neurotoxische Wirkung exzitatorischer Aminosäuren

### Exzitatorische Aminosäuren

Glutamat, Aspartat und weitere Aminosäuren sind die Agonisten exzitatorischer Synapsen des zentralen Nervensystems und werden an ca. 40% aller Synapsen präsynaptisch freigesetzt (Mattson et al. 1993; McDonald u. Johnston 1990; Mikkelsen et al. 1993; Lipton u. Rosenberg 1994). Während extrazelluläre Glutamatkonzentrationen von 0,3–0,6 µM physiologisch sind, liegt die neurotoxische Konzentration mit 2–5 µM nur wenig darüber. Die parenchymatöse, intrazelluläre Glutamatkonzentration ist mit 3–10 mM 10 000fach höher als die extrazelluläre (Coyle u. Puttfarcken 1993; Lipton u. Rosenberg 1994). Für die Erhaltung dieses Glutamatgradienten sind hochaffine, energieabhängige Transportsysteme zuständig.

Jede Glutamatausschüttung einer Nervenzelle in den Extrazellularraum kann andere Nervenzellen zu weiterer Glutamatausschüttung stimulieren. Dieser positive Feedbackmechanismus spielt einerseits eine Rolle bei Lernvorgängen, andererseits aber auch bei sich selbst verstärkenden Nervenzelluntergängen nach akuten Ereignissen wie einer zerebralen Embolie. Ein solches Konzept einer nach einem akuten Ereignis sich selbst unterhaltenden und ausbreitenden

---

* Prof. Dr. Franz-Josef Schulte, Hamburg, zu seinem 65. Geburtstag.

Hirnschädigung führt zu der Idee einer Schadensbegrenzung durch NMDA-Rezeptorantagonisten (Coyle u. Puttfarcken 1993; Lipton u. Rosenberg 1994).

### Rezeptoren der exzitatorischen Aminosäuren

Ihre Funktionen als Neurotransmitter erreichen Glutamat und die anderen exzitatorischen Aminosäuren über prä- und postsynaptische Rezeptoren (Olney 1993; Hollmann et al. 1994; Stern-Bach et al. 1994). Zu den letzteren gehören die ionotropen NMDA-Rezeptoren ($N$-Methyl-$D$-Aspartat-Rezeptoren; Subtypen: NR1, NR2A-D) (Coyle u. Puttfarcken 1993; Lipton u. Rosenberg 1994). Diese haben ein Bindungsprotein für Glutamat, die 71-kDa-Untereinheit NMDARP-71, deren Expression durch Wachstumsfaktoren (s. S. 111) und Wechselwirkung mit Astrozyten gesteuert wird (Mattson et al. 1993). Weitere Bindungsstellen für Glyzin und Polyamine wirken koagonistisch. Mit dem NMDA-Rezeptor ist ein Ionenkanal assoziiert, durch den bei Rezeptoraktivierung $Na^+$- und vor allem $Ca^{++}$-Ionen in die Zelle fließen. An und in diesem Kanal liegen Bindungsstellen für antagonistisch wirksame $NO^+$- (s. S. 110), $Zn^{++}$- und $Mg^{++}$-Ionen (s. S. 107). Einige „NMDA Open-channel-Blocker" (s. S. 9; 108) binden an die Phencyclidin-(PCP-)Bindungsstelle im Ionenkanal des NMDA-Rezeptors und hemmen letzteren auf diesem Wege nichtkompetitiv (Coyle u. Puttfarcken 1993; Meldrum 1993; Olney 1993; Lipton u. Rosenberg 1994).

Bisher sind vier verschiedene mRNAs für NMDA-Rezeptoruntereinheiten gefunden worden (Mikkelsen et al. 1993). Die mRNA der NMDA-R1-Untereinheit (s. S. 111) wird im Hirn ubiquitär und während jeder bekannten prä- wie postnatalen Entwicklungsstufe exprimiert (Moriyoshi et al. 1991; Monyer et al. 1994). Dieser Subtyp ist essentiell für die Steuerung der $Ca^{++}$-Ströme in die Zelle. Die NMDA-R2(-A–D)-Untereinheiten werden je nach Hirnareal und Hirnentwicklungsstufe unterschiedlich exprimiert. Durch sie werden die Funktionen des NMDA-Rezeptors modifiziert (Monyer et al. 1992; Mikkelsen et al. 1993; Monyer et al. 1994; Sheng et al. 1994; Sakimura et al. 1995). So reagieren kombiniert exprimierte NMDA-

R1/R2C-Untereinheiten empfindlicher als andere Kombinationen von Untereinheiten auf den Koagonisten Glyzin, weniger empfindlich auf den nichtkompetitiven Antagonisten Dizocilpin (s. S. 108) und sind resistent gegen eine $Mg^{++}$-Blockade (Kutsuwada et al. 1992; Monyer et al. 1992; Mikkelsen et al. 1993; Wafford et al. 1993).

## Glutamat-NMDA-Rezeptorneurotoxizität (Exzitotoxizität)

Eine Hypoxie führt nicht unmittelbar zum Untergang von Nervenzellen. Diese können eine Energiemangelsituation eine gewisse Zeit lang überstehen. Der neurotoxische Effekt der Hypoxie wird durch Stoffwechselvorgänge vermittelt, die auch durch eine Überstimulation der NMDA-Rezeptoren ausgelöst werden (McDonald u. Johnston 1990; Coyle u. Puttfarcken 1993; Olney 1993; Lipton u. Rosenberg 1994).

In Energiemangelsituationen wie Hypoxie oder Hypoglykämie strömen Glutamat und andere exzitatorische Aminosäuren aus der Nervenzelle in den Extrazellularraum des Gehirns und werden unzureichend von den Nervenzellen und Astrozyten reabsorbiert. Die extrazelluläre Konzentration des Glutamats steigt auf neurotoxische Werte, und die NMDA-Rezeptoren werden überstimuliert (Exzitotoxizität) (Coyle u. Puttfarcken 1993; Lipton u. Rosenberg 1994). Die NMDA-Rezeptor-assoziierten Ionenkanäle öffnen sich und Natrium strömt in die Nervenzelle, was zum Zellödem führt. Neben diesem akuten, reversiblen Natriumeinstrom, kommt es zu einem verzögerten Kalziumeinstrom, der einen irreversiblen Nervenzelluntergang verursacht. Die neurodegenerativen Wirkungen des Kalziumeinstroms setzen schon nach einem kurzzeitigen hohen Anstieg der extrazellulären Glutamatkonzentration ein und sind nicht beeinflußbar durch eine Therapie des Zellödems (McDonald u. Johnston 1990; Coyle u. Puttfarcken 1993; Ginsberg 1993).

Durch den bei Überstimulation der NMDA-Rezeptoren erhöhten Kalziumeinstrom in die Nervenzelle wird eine Reihe von Stoffwechselwegen aktiviert, die zum Untergang neuronaler Zytoskeleton- und Plasmamembranbestandteile und schließlich der Nervenzelle führen (McDonald u. Johnston 1990; Coyle u. Puttfarcken 1993; Lipton u. Rosenberg 1994; Zhang et al. 1994).

Kalzium stimuliert die Phospholipase A$_2$ und damit die konsekutive Freisetzung der Arachidonsäure aus den membranständigen Phospholipiden. Es kommt zur Lipidperoxidation der hochungesättigten Fettsäuren der Membranlipide und zur fortgesetzten Generation von Sauerstoffradikalen (Halliwell u. Gutteridge 1989; Lipton u. Rosenberg 1994). Die nach der Ischämie einsetzende Reperfusion erhöht die Konzentration freier Radikale (Hall et al. 1993). Kalzium aktiviert die Stickstoffmonoxid-(NO)-Synthase („nitric oxide synthase"). Das synthetisierte NO verursacht als freies Radikal DNA-Strangbrüche und ist daher neurotoxisch; dagegen vermindert es als Ion die Aktivität des NMDA-Rezeptors (s. S. 110) und ist als solches neuroprotektiv (Lipton et al. 1993). Kalzium aktiviert Proteasen, welche die Konversion der Xanthindehydrogenase zu Xanthinoxidase katalysieren. Der Katabolismus der Purinbasen durch die Xanthinoxidase führt zu einem Anstieg der Sauerstoffradikale, zum Untergang der Membranproteine und -lipide und zum Zelltod (Coyle u. Puttfarcken 1993). Kalzium und freie Radikale aktivieren Endonukleasen. Dies führt zur Apoptose der Zelle (Lipton u. Rosenberg 1994; Ratan et al. 1994).

## NMDA-Rezeptorexpression und Exzitotoxizität im Kindesalter

Im Kindesalter werden NMDA-Rezeptoren vermehrt exprimiert und das Gehirn reagiert während dieser Phase besonders empfindlich auf Streßsituationen wie Hypoxie und Ischämie (Hattori u. Wasterlain 1990; McDonald u. Johnston 1990; Olney 1993). Feten der 19. Gestationswoche exprimieren bereits Glutamatrezeptoren im Hippocampus, in den Stammganglien und anderen Hirnarealen (Barks et al. 1988). Postnatal entwickeln sich die NMDA-Rezeptoren im Kortex, Hippocampus, Neostriatum und Globus pallidus besonders rasch (Greenamyre et al. 1987; Kornhuber et al. 1989; McDonald u. Johnston 1990). Nach einer Herzoperation haben Neugeborene mit zunehmendem Konzeptionsalter ein erhöhtes Risiko epileptischer Krampfanfälle (Newburger et al. 1993); ältere Kinder haben ein erhöhtes Risiko der Choreoathetose (Wong et al. 1992). Entsprechende Perfusionsstörungen sind im Kortex und Stammganglienbereich zu finden (du Plessis et al. 1994; Kupsky et al. 1995), dort, wo Mikroembolien während der Herzoperation auftreten (Moody et al. 1990). Umgekehrt haben Neugeborene seltener zerebellär-neurologische Defizite nach einem hypoxisch-ischämischen Zwischenfall und weniger zerebelläre NMDA-Rezeptoren als Erwachsene (Johnson et al. 1993). Bei neugeborenen Ratten (Ikonomidou et al. 1989) und adulten Hunden (Redmond et al. 1994) folgen hypoxisch-ischämische Hirnschäden dem Verteilungsmuster der NMDA-Rezeptoren.

Nicht alle Zellen des zentralen Nervensystems reagieren gleich empfindlich auf Energiemangelzustände wie bei Hypoxie. Dies hängt mit der Expression der NMDA-Rezeptoruntereinheiten und -bindungsstellen in den verschiedenen Entwicklungsphasen und Arealen des Hirns zusammen (Katsuwada et al. 1992; Monyer et al. 1992; Piggott et al. 1992; Coyle u. Puttfarcken 1993; Mattson et al. 1993; Redmond et al. 1993, 1994). Weiter spielen die Entwicklung der Mikrozirkulation (Volpe 1989; Dirnagl 1993; du Plessis et al. 1994) und der neuroprotektiven Astrozyten (Rosenberg et al. 1992; Mattson et al. 1993; Makar et al. 1994; Volterra et al. 1994) eine Rolle sowie die je nach Alter und Hirnregion unterschiedlichen Konzentrationen freier Radikale und antioxidativer Moleküle (Söderberg et al. 1990; Murphy et al. 1991; Hall et al. 1993; Yue et al. 1993; Zhang et al. 1993).

## NMDA-Rezeptor-unabhängige Zytotoxizität des Glutamats

Oligodendroglia bildet das Myelin im zentralen Nervensystem und ist somit beteiligt an der axonalen Reizleitung der Nervenzellen. Geht die Oligodendroglia unter, so kommt es zur Demyelinisierung, wie sie bei der periventrikulären Leukomalazie nach perinataler Hypoxie auftritt. Diesem neuropathologischen Geschehen entspricht die klinische Symptomatik der Spastik und kognitiver Defizite bei ehemaligen Frühgeborenen (Volpe 1989; Oka et al. 1993).

Über ein Zystin-/Glutamat-Antiportersystem nehmen Nervenzellen, Oligodendroglia und Astrozyten Zystin auf und geben Glutamat ab. Bei unphysiologisch hohen extrazellulären Glutamatkonzentrationen (s. S. 101) kommt es dagegen zu einem Austausch des intrazellulären Zystins gegen das einströmende Glutamat (Murphy et al. 1990; Kato et al. 1992). Der entstehende intrazelluläre Zystinmangel führt zu einem Mangel des intrazellulären Glutathions, einem wichtigen Antioxidans des zentralen Nervensystems, und damit zum Zelltod. In vitro können unreife Nervenzellen und die Oligodendroglia bei Glutamat-induziertem Glutathionmangel durch das Antioxidans α-Tokopherol vor dem toxischen Effekt erhöhter extrazellulärer Glutamatkonzentration geschützt werden. Diese Zellen sind nicht speziell auf Glutathion als Antioxidans, wohl aber auf einen ausreichenden antioxidativen Schutz angewiesen (Miyamato et al. 1989; Murphy et al. 1990; Oka et al. 1993). Astrozyten sind selbst gegen millimolare Glutamatkonzentrationen resistent (Murphy et al. 1990; Oka et al. 1993), was mit deren hohem Gehalt an antioxidativen Substanzen wie α-Tokopherol und Glutathion zusammenhängen könnte (Makar et al. 1994).

## Medikamente zur Prävention eines hypoxischen Hirnschadens

Folgende Möglichkeiten bieten sich für einen präventiven Eingriff an:
1. Medikamente, die auf den NMDA-Rezeptor wirken. Kompetitive NMDA-Rezeptorantagonisten sind umstritten, da sie in ischämisch-hypoxischen Hirnarealen von dem erhöht vorliegenden Glutamat vom Rezeptor verdrängt werden können und in gesunden Hirnarealen die physiologischen Transmitterfunktionen beeinträchtigen. Besser sind nichtkompetitive NMDA-Rezeptorantagonisten (Ginsberg 1993; Lipton u. Rosenberg 1994).
Solche Medikamente sind bei einer globalen, hypoxischen Hirnischämie mit Nervenzelluntergängen im Hippocampus, im Kortex, in den Stammganglien und im Zerebellum weniger wirksam als bei einer (multi)fokalen, embolischen Hirnischämie mit Nerven- und Gliazelluntergängen in den entsprechenden Versorgungsgebieten der betroffenen Arterien (Ginsberg 1993).

Eine Gruppe der nichtkompetitiven NMDA-Rezeptorantagonisten stellen die „NMDA Open-channel-Blocker", die den NMDA-Rezeptor-assoziierten Ionenkanal blockieren. Magnesium gehört zu dieser Gruppe und wirkt, wenn es intracerebral vor Ort des Geschehens appliziert wird, präventiv (Marret et al. 1995). Es hat aber den Nachteil eines raschen Wirkungsverlustes, da es den NMDA-Rezeptor-assoziierten Ionenkanal schnell verläßt (Lipton u. Rosenberg 1994). Bei toxisch erhöhten extrazellulären Glutamatkonzentrationen bleiben die NMDA-Rezeptor-assoziierten Ionenkanäle länger offen (Lipton u. Rosenberg 1994) und steigt die Affinität des PCP-Rezeptors für Agonisten (s. S. 102) im Ionenkanal (Hoffman et al. 1994). „NMDA Open-channel-Blocker" wie Dizocilpin und Dextromethorphan, die am PCP-Rezeptor binden, sind bei toxischen Glutamatkonzentrationen wirksamer als bei physiologischen, was erwünscht ist. Narkosemittel wie Ketamin, die ebenfalls an den PCP-Rezeptor binden (Øye et al. 1992), können möglicherweise mit „NMDA Open-channel-Blocker" wie Dizocilpin und Dextromethorphan interagieren. Dies hat bei Operationen, bei denen eines dieser Medikamente eingesetzt wird, Konsequenzen auf die Wahl der Narkosemittel (Redmond et al. 1994).
Ein weiterer „NMDA Open-channel-Blocker" ist das Nitroglycerin, welches durch die Bildung von Disulfidgruppen am Ionenkanal wirkt (Lipton u. Rosenberg 1994).
2. Medikamente, die die Expression wichtiger Anteile des NMDA-Rezeptors unterdrücken (Mattson et al. 1993; Wahlestedt et al. 1993).
3. Medikamente, die proximal oder distal vom NMDA-Rezeptor wirken. Riluzol verhindert die präsynaptische Glutamatfreisetzung (Bensimon et al. 1994; Lipton u. Rosenberg 1994). „Tirilazad mesylate" (Lipton u. Rosenberg 1994) und LY231617 (Clemens et al. 1993) inhibieren die Lipidperoxidation. Erythromycin, Miokamycin und FK-506 sind in ihrem neuroprotektiven Wirkungsmechanismus weitgehend unbekannt und inhibieren distal vom NMDA-Rezeptor neurotoxische Stoffwechselschritte (Manev et al. 1993; Sharkey u. Butcher 1994).
4. Antagonisten nicht NMDA-Rezeptor-assoziierter, spannungsabhängiger Kalziumkanäle wie Nimodipin (Lipton u. Rosenberg 1994).

## Medikamente, die auf den NMDA-Rezeptor wirken

### Dizocilpin (MK-801)

Nach extrakorporaler Zirkulation, wie sie bei Herzoperationen nötig ist, zeigten ausgewachsene Hunde schwere neurologische Symptome wie Unfähigkeit zu fressen oder zu laufen, Choreoathetose und epileptische Anfälle. Diesen klinischen Symptomen entsprachen histopathologische Veränderungen, die in der CA1-Region des Hippocampus, im Gyrus dentatus, im Neokortex, in den Basalganglien und im Zerebellum dem Verteilungsmuster der NMDA-Rezeptoren folgten. Eine präventive Behandlung mit Dizocilpin verringerte deutlich das Ausmaß der neurologischen und histologischen Schäden (Redmond et al. 1993, 1994). Dizocilpin inhibiert den NMDA-Rezeptor-assoziierten Ionenkanal durch Bindung an die PCP-Bindungsstelle (s. S. 102) (Coyle u. Puttfarcken 1993; Meldrum 1993; Olney 1993; Lipton u. Rosenberg 1994).

Bei Unterdosierung kann durch eine Steigerung der Expression von NMDA-Rezeptoren das Hirn zusätzlich geschädigt werden (McDonald u. Johnston 1990; McDonald et al. 1990; Redmond et al. 1994). Dizocilpin hat den Nachteil, daß es mit einer Halbwertszeit von über einer Stunde im Ionenkanal verbleibt und nach Gabe des Medikamentes noch in seiner Wirkung zunimmt, was zu neuropsychiatrischen Nebenwirkungen führt (Lipton u. Rosenberg 1994). Darüber hinaus verursacht es transiente Nervenzellschäden, die solchen nach Ketamingabe gleichen (Olney et al. 1989).

Ging man bisher davon aus, daß Langzeitnebenwirkungen einer Dizocilpintherapie ausbleiben, scheint dies neuerdings mit einer Tierversuchsstudie in Frage gestellt: 20 Tage junge Ratten, die über eine Woche mit Dizocilpin behandelt wurden, zeigten einen Monat später eine erhöhte Spontanaktivität, Anfallsrate und Mortalität (Holmes et al. 1994).

### Dextromethorphan und Dextrorphan

Ähnlich wie Dizocilpin blocken Dextromethorphan und sein Metabolit Dextrorphan den offenen NMDA-Rezeptor-assoziierten Ionenkanal („NMDA Open-channel-Blocker") und andere Kalzium- und Natriumkanäle (Carpenter et al. 1988; Lipton u. Rosenberg 1994; Trube u. Netzer 1994). Bekannt ist Dextromethorphan als Antitussivum.

Die neuroprotektive Wirkung der Stoffgruppe ist ausgiebig im Tierversuch dokumentiert (Faden et al. 1989; Steinberg et al. 1993; Rokkas et al. 1994). Mit Dextrorphan behandelte Ratten, denen ein Hirntrauma mit heftigem Anstieg der extrazellulären Glutamatkonzentration zugefügt wurde, waren 2 Wochen nach dem Trauma in signifikant besserer neurologischer Verfassung als die unbehandelten Tiere (Faden et al. 1989). Mit Dextromethorphan behandelte Kaninchen, denen eine transiente, fokale Ischämie beigebracht wurde, zeigten dosisabhängig eine Reduktion des ischämisch geschädigten Hirnareals um 64–92% (Steinberg et al. 1993).

An Schweinen wurde unter den Bedingungen einer spinalen Ischämie die Wirkung des Dextrorphans auf die extrazelluläre Glutamatkonzentration im Rückenmark gemessen (Rokkas et al. 1994). Unter Dextrorphan fiel die Glutamatkonzentration auf $1/3$ des Ausgangswertes und blieb während der Ischämie unverändert erniedrigt. Bei den unbehandelten Kontrolltieren stieg die Glutamatkonzentration während der Ischämie auf das Dreifache des Normalwertes an. Der therapeutische Effekt auf das Rückenmark wurde elektrophysiologisch gemessen. Während bei der unbehandelten Tiergruppe während der Ischämie keine evozierten Potentiale meßbar waren, waren diese bei der behandelten Gruppe bis auf einen geringen Abfall der Amplitude normal auslösbar (Rokkas et al. 1994). Möglicherweise wird durch Dextrorphan die Kaskade der Exzitotoxizität unterbrochen.

An der Pathophysiologie zentraler Krampfanfälle sind exzitatorische Aminosäuren wie Glutamat unmittelbar beteiligt (Hamosh et al. 1992; During u. Spencer 1993; Rogers et al. 1994). Oral appliziertes Dextromethorphan wirkt bei Kindern antikonvulsiv (Hamosh et al. 1992; Schmitt et al. 1993, 1994). Neurochirurgische Patienten (n = 194) wurden mit Dextromethorphan behandelt. Initial erhielten die Patienten 60 mg Dextromethorphan per os und alle 6 h immer höhere Einzeldosen bis maximal 330 mg. Ab einer Einzeldosis über 250 mg Dextromethorphan klagten 29% der Patienten über Schwindel, litten 12% unter temporärer Ataxie und 4%

unter einer verwaschenen Sprache. Alle Nebenwirkungen verschwanden innerhalb von 2 h nach der letzten Medikamentengabe, und es traten keine schwereren Nebenwirkungen auf. Die maximalen Konzentrationen waren im Plasma 1514 ng/mL, im Liquor 118 ng/mL und im resezierten Hirn-/Tumorgewebe 92 700 ng/g, d. h. 25- bis 500mal höher als im Plasma (Steinberg u. Bell 1991).

Bei Plasmakonzentrationen des Dextrorphans von 750–1000 ng/mL kommt es transient und reversibel zu Nebenwirkungen wie Nystagmus, Nausea, Erbrechen, Somnolenz, Halluzinationen und Agitiertheit, bei den höchsten Medikamentendosen zur Kreislaufhypotension und zum Stupor (Albers et al. 1994). Zwischen 1959 und 1990 sind weltweit 12 Todesfälle nach Einnahme von extrem hohen Dosen Dextromethorphan bekannt geworden (Bem u. Peck 1992). Das Risiko der Nebenwirkungen kann reduziert werden, wenn bei jedem Patienten die individuell verschiedene Aktivität des Zytochrom-P450-Enzyms CYP2D6, durch welches in der Leber das Dextromethorphan metabolisiert wird, bestimmt wird (Borlak et al. 1994; Brockmöller u. Roots 1994). In der europäischen Population sind ca. 8% autosomal-rezessiv „poor metaboliser" (homozygot CYP2D6-defizient), während dieser Phänotyp in nichteuropäischen Populationen seltener ist (Bem u. Peck 1992; Brockmöller u. Roots 1994). Duplikationen (bei 1–2% der europäischen Bevölkerung) und weitere Multiplikationen (0,1%) eines aktiven CYP2D6-Allels führen zu einer sehr hohen Enzymaktivität und damit zu einem sehr raschen Abbau des Dextromethorphans (Roots et al. 1992; Brockmöller u. Roots 1994).

## Nitroglyzerin

Die Sulfhydrylgruppen (–SH) der Redox-Modulationsstelle des NMDA-Rezeptors bilden in Gegenwart von Nitroglyzerin, ähnlich wie in Gegenwart von $NO^+$, Disulfidbrücken, welche zu einer Inhibition des NMDA-Rezeptor-assoziierten Ionenkanals führen (Coyle u. Puttfarcken 1993; Lipton et al. 1993; Manchester et al. 1993; Stamler 1994). Die blutdrucksenkende Wirkung des Nitroglyzerins (Moncada u. Higgs 1993) kann durch chronische Gabe und damit

Entwicklung einer systemischen Toleranzentwicklung behoben werden. Ob auch die Wirkung auf den NMDA-Rezeptor nachläßt, ist unbekannt. Bei 12 Tage jungen Ratten (entspricht der Hirnreifung eines menschlichen Neugeborenen) wurde durch eine mehrtägige Gabe von Nitroglyzerin eine Hirninfarzierung nach inkompletter globaler Hirnischämie verhindert oder im Ausmaß signifikant reduziert (Manchester et al. 1993).

## Suppression der Expression von NMDA-Rezeptoranteilen

„Basic fibroblast growth factor" supprimiert die Expression des Glutamatbindungsproteins NMDARP-71 (s. S. 102) des NMDA-Rezeptors und senkt so den Kalziumeinstrom in die Nervenzelle bzw. die NMDA-Vulnerabilität der Nervenzelle. NMDARP-71-Antisense-Oligonukleotide haben den gleichen Effekt (Mattson et al. 1993). In einem ersten In-vivo-Versuch konnten mit Antisense-Oligonukleotiden selektiv die Synthese von NMDA-R1-Rezeptoruntereinheiten und folglich die Expression von NMDA-Rezeptoren (s. S. 102) inhibiert werden. Damit konnte eine Reduktion ischämisch geschädigter Hirnareale auf knapp die Hälfte der Hirnschäden unbehandelter Tiere erreicht werden (Wahlestedt et al. 1993).

## Medikamente, die proximal oder distal vom NMDA-Rezeptor wirken

### *Riluzol*

Riluzol inhibiert im zentralen Nervensystem präsynaptisch die Freisetzung von Glutamat und hat möglicherweise postsynaptisch Einfluß auf spannungsabhängige Natriumkanäle und G-Proteine. Eine direkte Wirkung auf den NMDA-Rezeptor ist unbekannt (Bensimon et al. 1994; Lipton u. Rosenberg 1994). Bei Patienten mit einer amyotrophen Lateralsklerose wurde das Medikament mit mäßigem Erfolg und ohne schwerwiegende Nebenwirkungen eingesetzt (Bensimon et al. 1994).

### Antioxidantien

Ein potentes Antioxidans ist das Medikament LY231617 der Firma Eli Lilly and Company, Indianapolis. LY231617-Konzentrationen sind eine Stunde nach intravenöser oder peroraler Gabe im Liquor 28mal höher als im Serum. Nach 30 min inkompletter globaler Hirnischämie traten bei Kontrolltieren massive Nervenzellschäden im Hippocampus und Corpus striatum auf. Durch Behandlung mit LY231617 konnte das Ausmaß der Schäden um mehr als 75% reduziert werden (Clemens et al. 1993). Der genaue biochemische Wirkmechanismus des Medikaments ist nicht bekannt. In vitro werden durch LY231617 möglicherweise die Phospholipase-$A_2$-Kaskade in der Zellmembran und sicher die eisenabhängige Lipidperoxidation inhibiert. Intravenös beigebrachtes LY231617 hat dosisabhängig blutdrucksenkende Nebenwirkung (Clemens et al. 1993).

### Post-NMDA-Rezeptorstoffwechselinhibition

Makrolid-Antibiotika wie Erythromycin, Miokamycin oder FK-506 schützen Nervenzellen spezifisch vor der NMDA-Rezeptor-vermittelten Exzitotoxizität. Dies geschieht intrazellulär durch eine Inhibition der Dephosphorylierung der Stickstoffmonoxidsynthase und/oder der Inhibition der Superoxidsynthese. Möglicherweise ist ein ähnlicher Effekt für die psychotischen Nebenwirkungen einer hochdosierten Erythromycintherapie verantwortlich (Manev et al. 1993; Sharkey u. Butcher 1994). Der genaue Wirkmechanismus ist unbekannt. Nach fokaler zerebraler Ischämie wirkt venös appliziertes FK-506 im Tierversuch genauso effizient zellprotektiv wie Dizocilpin (s. S. 108) (Sharkey u. Butcher 1994).

## Antagonisten nicht NMDA-Rezeptor-assoziierter Kalziumkanäle

Nimodipin inhibiert nicht den NMDA-assoziierten Kalziumkanal, sondern spannungsabhängige Kalziumkanäle. Neuroprotektiv wirkte das Medikament, wenn Emboliepatienten innerhalb von 18 h nach ihrem zerebralen Insult zur Behandlung gelangten und der initiale kraniale Computertomographiebefund unauffällig war. Nimodipin wurde in verschiedenen Dosierungen an mehr als 1000 erwachsenen Patienten über 21 Tage ohne schwerwiegende Nebenwirkungen eingesetzt (The American Nimodipine Study Group 1992). In Tierversuchen ist bei der problematischeren, globalen Hirnischämie eine Kombinationstherapie mit Dizocilpin (s. S. 108) wirksam (Rod u. Auer 1992).

## Literatur

Albers GW, Atkinson R, Kelley R, Rosenbaum DM (1994) Safety, tolerability, and pharmacokinetics of the N-methyl-D-aspartate antagonist dextrorphan in patients with an acute stroke. Neurology 44 (Suppl 2, Abstr):A270

Barks JD, Silverstein FS, Sims K et al. (1988) Glutamate recognition sites in human fetal brain. Neurosci Lett 84: 131–136

Bem JL, Peck R (1992) Dextromethorphan. An overview of safety issues. Drug Saf 7:190–199

Bensimon G, Lacomblez L, Meininger V, ALS/Riluzole Study Group (1994) A controlled trial of riluzole in amyotrophic lateral sclerosis. N Engl J Med 330:585–591

Borlak JT, Harsany V, Schneble H, Haegele KD (1994) pNAT and CYP2D6 gene polymorphism in epileptic patients. Biochem Pharmacol 48:1717–1720

Brockmöller J, Roots I (1994) Assessment of liver metabolic function. Clinical implications. Clin Pharmacokinet 27:216–248

Carpenter CL, Marks SS, Watson DL, Greenberg DA (1988) Dextromethorphan and dextrorphan as calcium channel antagonists. Brain Res 439:372–375

Clemens JA, Saunders RD, Ho PP et al. (1993) The antioxidant LY231617 reduces global ischemic neuronal injury in rats. Stroke 24:716–723

Coyle JT, Puttfarcken P (1993) Oxidative stress, glutamate, and neurodegenerative disorders. Science 262:689–695

Dirnagl U (1993) Cerebral ischemia: The microcirculation as trigger and target. In: Kogure K, Hossmann K-A, Siesjö BK (eds) Progress in brain research, vol 96. Elsevier, North-Holland Amsterdam, pp 49–65

During MJ, Spencer DD (1993) Extracellular hippocampal glutamate and spontaneous seizure in conscious human brain. Lancet 341:1607–1610

Faden AI, Demediuk P, Panter SS, Vink R (1989) The role of excitatory amino acids and NMDA receptors in traumatic brain injury. Science 244:798–800

Ginsberg MD (1993) Emerging strategies for the treatment of ischemic brain injury. In: Waxman SG (ed) Molecular and cellular approaches to the treatment of neurological disease. Raven Press, New York, pp 207–237

Greenamyre T, Penney JB, Young AB et al. (1987) Evidence for transient perinatal glutamatergic innervation of globus pallidus. J Neurosci 7:1022–1030

Hall ED, Andrus PK, Althaus JS, Von Voigtlander PF (1993) Hydroxyl radical production and lipid peroxidation parallels selective post-ischemic vulnerability in gerbil brain. J Neurosci Res 34:107–112

Halliwell B, Gutteridge JMC (1989) Free radicals in biology and medicine, 2nd edn. Clarendon Press, Oxford

Hamosh A, McDonald JW, Valle D et al. (1992) Dextromethorphan and high-dose benzoate therapy for nonketotic hyperglycinemia in an infant. J Pediatr 121:131–135

Hattori H, Wasterlain CG (1990) Excitatory amino acids in the developing brain: Ontogeny, plasticity, and excitotoxicity. Pediatr Neurol 6:219–228

Hoffman DJ, McGowan JE, Marro PJ et al. (1994) Hypoxia-induced modification of the $N$-methyl-D-aspartate receptor in the brain of the newborn piglet. Neurosci Lett 167:156–160

Hollmann M, Maron C, Heinemann S (1994) N-Glycosylation site tagging suggests a three transmembrane domain topology for the glutamate receptor GluR1. Neuron 13:1331–1343

Holmes GL, Werner S, Liu Z et al. (1994) Adverse effects of excitatory amino antagonists on the developing brain. Ann Neurol 36 (Abstr):494

Ikonomidou C, Mosinger JL, Salles KS et al. (1989) Sensitivity of the developing rat brain to hypobaric/ischemic damage parallels sensitivity to $N$-methyl-D-aspartate neurotoxicity. J Neurosci 9:2809–2818

Johnson M, Perry EK, Ince PG et al. (1993) Autoradiographic comparison of the distribution of [$^3$H]MK801 and [$^3$H]CNQX in the human cerebellum during development and aging. Brain Res 615:259–266

Kato S, Negishi K, Mawatari K, Kuo C-H (1992) A mechanism for glutamate toxicity in the C6 glioma cells involving inhibition of cystine uptake leading to glutathione depletion. Neuroscience 48:903–914

Kornhuber J, Mack-Burkhardt F, Konradi C et al. (1989) Effect of antemortem and postmortem factors on [$^3$H]MK-801 binding in the human brain: Transient elevation during early childhood. Life Sci 45:745–749

Kupsky WJ, Drozd MA, Barlow CF (1995) Selective injury of the globus pallidus in children with post-cardiac surgery choreic syndrome. Dev Med Child Neurol 37:135–144

Kutsuwada T, Kashiwabuchi N, Mori H et al. (1992) Molecular diversity of the NMDA receptor channel. Nature 358:36–41

Lipton SA, Rosenberg PA (1994) Excitatory amino acids as a final common pathway for neurologic disorders. N Engl J Med 330:613–622

Lipton SA, Chol Y-B, Pan Z-H et al. (1993) A redox-based mechanism for the neuroprotective and neurodestructive effects of nitric oxide and related nitroso-compounds. Nature 364:626–632

Makar TK, Nedergaard M, Preuss A et al. (1994) Vitamin E, ascorbate, glutathione, glutathione disulfide, and enzymes of glutathione metabolism in cultures of chick astrocytes and neurons: Evidence that astrocytes play an important role in antioxidative processes in the brain. J Neurochem 62:45–53

Manchester KS, Jensen FE, Warach S, Lipton SA (1993) Chronic administration of nitroglycerin decreases cerebral infarct size. Neurology 43 (Abstr):A365

Manev H, Favaron M, Candeo P et al. (1993) Macrolide antibiotics protect neurons in culture against the N-methyl-D-aspartate (NMDA) receptor-mediated toxicity of glutamate. Brain Res 624:331–335

Marret S, Gressens P, Gadisseux J-F, Evrard P (1995) Prevention by magnesium of excitotoxic neuronal death in the developing brain. An animal model for clinical intervention studies. Dev Med Child Neurol – in press

Mattson MP, Kumar KN, Wang H et al. (1993) Basic FGF regulates the expression of a functional 71 kDa NMDA receptor protein that mediates calcium influx and neurotoxicity in hippocampal neurons. J Neurosci 13:4575–4588

McDonald JW, Johnston MV (1990) Physiological and pathophysiological roles of excitatory amino acids during central nervous system development. Brain Res Rev 15:41–70

McDonald JW, Silverstein FS, Johnston MV (1990) MK-801 pretreatment enhances N-methyl-D-aspartate-mediated brain injury and increases brain N-methyl-D-aspartate recognition site binding in rats. Neuroscience 38:103–113

Meldrum B (1993) Amino acids as dietary excitotoxins: A contribution to understanding neurodegenerative disorders. Brain Res Rev 18:293–314

Mikkelsen JD, Larsen PJ, Ebling FJP (1993) Distribution of N-methyl-D-aspartate (NMDA) receptor mRNAs in the rat suprachiasmatic nucleus. Brain Res 632:329–333

Miyamoto M, Murphy TH, Schnaar RL, Coyle JT (1989) Antioxidants protect against glutamate-induced cytotoxicity in a neuronal cell line. J Pharmacol Exp Ther 250:1132–1140

Moncada S, Higgs A (1993) The L-arginine-nitric oxide pathway. N Engl J Med 329:2002–2012

Monyer H, Sprengel R, Schoepfer R et al. (1992) Heteromeric NMDA receptors: Molecular and functional distinction of subtypes. Science 256:1217–1221

Monyer H, Burnashev N, Laurie DJ et al. (1994) Developmental and regional expression in the rat brain and functional properties of four NMDA receptors. Neuron 12:529–540

Moody DM, Bell MA, Challa VR et al. (1990) Brain microemboli during cardiac surgery or aortography. Ann Neurol 28:477–486

Moriyoshi K, Masu M, Ishii T et al. (1991) Molecular cloning and characterization of the rat NMDA receptor. Nature 354:31–37

Murphy TH, Schnaar RL, Coyle JT (1990) Immature cortical neurons are uniquely sensitive to glutamate toxicity by inhibition of cystine uptake. FASEB J 4:1624–1633

Murphy TH, De Long MJ, Coyle JT (1991) Enhanced NAD(P)H:quinone reductase activity prevents glutamate toxicity produced by oxidative stress. J Neurochem 56:990–995

Newburger JW, Jonas RA, Wernovsky G et al. (1993) A comparison of the perioperative neurologic effects of hypothermic circulatory arrest versus low-flow cardiopulmonary bypass in infant surgery. N Engl J Med 329:1057–1064

Oka A, Belliveau MJ, Rosenberg PA, Volpe JJ (1993) Vulnerability of oligodendroglia to glutamate: Pharmacology, mechanisms, and prevention. J Neurosci 13:1441–1453

Olney JW (1993) Role of excitotoxins in developmental neuropathology. APMIS 101 (Suppl 40):103–112

Olney JW, Labruyere J, Price MT (1989) Pathological changes induced in cerebrocortical neurons by phencyclidine and related drugs. Science 244:1360–1362

Øye I, Paulsen O, Maurset A (1992) Effects of ketamine on sensory perception: Evidence for a role of N-emthyl-D-aspartate receptors. J Pharmacol Exp Ther 260:1209–1213

Piggott MA, Perry EK, Perry RH, Court JA (1992) [$^3$H]MK-801 binding to the NMDA receptor complex, and its modulation in human frontal cortex during development and aging. Brain Res 588:277–286

Plessis AJ du, Treves ST, Hickey PR et al. (1994) Regional cerebral perfusion abnormalities after cardiac operations. Single photon emission computed tomography (SPECT) findings in children with postoperative movement disorders. J Thorac Cardiovasc Surg 107:1036–1043

Ratan RR, Murphy TH, Baraban JM (1994) Oxidative stress induces apoptosis in embryonic cortical neurons. J Neurochem 62:376–379

Redmond JM, Gillinov AM, Blue ME et al. (1993) The monosialoganglioside, $GM_1$, reduces neurologic injury associated with hypothermic circulatory arrest. Surgery 114:324–333

Redmond JM, Gillinov AM, Zehr KJ et al. (1994) Glutamate excitotoxicity: A mechanism of neurologic injury associated with hypothermic circulatory arrest. J Thorac Cardiovasc Surg 107:776–787

Rod MR, Auer RN (1992) Combination therapy with nimodipine and dizocilpine in a rat model of transient forebrain ischemia. Stroke 23:725–732

Rogers SW, Andrews PI, Gahring LC et al. (1994) Autoantibodies to glutamate receptor GluR3 in Rasmussen's encephalitis. Science 265:648–651

Rokkas CK, Helfrich LR jr, Lobner DC et al. (1994) Dextrorphan inhibits the release of excitatory amino acids during spinal cord ischemia. Ann Thorac Surg 58:312–320

Roots I, Brockmöller J, Drakoulis N, Loddenkemper S (1992) Mutant genes of cytochrome P-450IID6, glutathione S-transferase class Mu, and arylamine N-acetyltransferase in lung cancer patients. Clin Investig 70:307–319

Rosenberg PA, Amin S, Leitner M (1992) Glutamate uptake disguises neurotoxic potency of glutamate agonists in cerebral cortex in dissociated cell culture. J Neurosci 12:56–61

Sakimura K, Kutsuwada T, Ito I, Manabe T, Takayama C, Kushiya E, Yagi T, Aizawa S, Inoue Y, Sugiyama H, Mishina M (1995) Reduced hippocampal LTP and spatial learning in mice lacking NMDA receptor $\varepsilon^1$ subunit. Nature 373:151–155

Schmitt B, Steinmann B, Gitzelmann R et al. (1993) Nonketotic hyperglycinemia: Clinical and electrophysiologic effects of dextromethorphan, an antagonist of the NMDA receptor. Neurology 43:421–424

Schmitt B, Netzer R, Fanconi S et al. (1994) Drug refractory epilepsy in brain damage: Effect of dextromethorphan on EEG in four patients. J Neurol Neurosurg Psychiatry 57:333–339

Sharkey J, Butcher SP (1994) Immunophilins mediate the neuroprotective effects of FK506 in fokal cerebral ischaemia. Nature 371:336–339

Sheng M, Cummings J, Roldan LA et al. (1994) Changing subunit composition of heteromeric NMDA receptors during development of rat cortex. Nature 368:144–147

Söderberg M, Edlund C, Kristensson K, Dallner G (1990) Lipid compositions of different regions of the human brain during aging. J Neurochem 54:415–423

Stamler JS (1994) Redox signaling: Nitrosylation and related target interactions of nitric oxide. Cell 78:931–936

Steinberg GK, Bell T (1991) Clinical dose-escalation safety study of the NMDA antagonist, dextromethorphan in neurosurgical patients. Stroke 22 (Abstr):141

Steinberg GK, Kunis D, DeLaPaz R, Poljak A (1993) Neuroprotection following focal cerebral ischaemia with the NMDA antagonist dextromethorphan, has a favourable dose response profile. Neurol Res 15:174–180

Stern-Bach Y, Bettler B, Hartley M et al. (1994) Agonist selectivity of glutamate receptors is specified by two domains structurally related to bacterial amino acid-binding proteins. Neuron 13:1345–1357

The American Nimodipine Study Group 1992 (1992) Clinical trial of Nimodipine in acute ischemic stroke. Stroke 23:3–8

Trube G, Netzer R (1994) Dextromethorphan: Cellular effects reducing neuronal hyperactivity. Epilepsia 35 (Suppl 5):S62–S67

Volpe JJ (1989) Current concepts of brain injury in the premature infant. Am J Roentgenol 153:243–251

Volterra A, Trotti D, Tromba C et al. (1994) Glutamate uptake inhibition by oxygen free radicals in rat cortical astrocytes. J Neurosci 14:2924–2932

Wafford KA, Bain CJ, Le Bourdelles B et al. (1993) Preferential co-assembly of recombinant NMDA receptors composed of three different subunits. Neuroreport 4:1347–1349

Wahlestedt C, Golanov E, Yamamoto S et al. (1993) Antisense oligodeoxynucleotides to NMDA-R1 receptor channel protect cortical neurons from excitotoxicity and reduce focal ischaemic infarctions. Nature 363:260–263

Wong PC, Barlow CF, Hickey PR et al. (1992) Factors associated with choreoathetosis after cardiopulmonary bypass in children with congenital heart disease. Circulation 86 (Suppl II):II-188–II-126

Yue T-L, Barone FC, Gu J-L, Feuerstein GZ (1993) Brain α-tokopherol levels are not altered following ischemia/reperfusion-induced cerebral injury in rats and gerbils. Brain Res 610:53–56

Zhang J, Dawson VL, Dawson TM, Snyder SH (1994) Nitric oxide activation of poly(ADP-ribose) synthetase in neurotoxicity. Science 263:687–698

Zhang J-R, Andrus PK, Hall ED (1993) Age-related regional changes in hydroxyl radical stress and antioxidants in gerbil brain. J Neurochem 61:1640–1647

## Diskussion

*Anonymus:*
Die Mechanismen hypoxiebedingter Gewebeveränderungen sind doch sicher nicht nur durch die Wirkung von Radikalen bedingt – oder?

*Hübner:*
Im wesentlichen führen drei Hauptmechanismen zu einem Kalziumeinstrom in die Hirnzelle:
1. durch Phospholipase A2 bedingt;
2. durch die bereits genannte Xanthinoxidase und die Folge des Stoffwechsels der Purinbasen;
3. durch Aktivierung der NO-Synthetase.

*Elstner, München:*
Müßte man nicht annehmen, daß durch eine Kombination von Substanzen, die sehr spät in den Prozeß eingreifen, wie z. B. 21-Amino-

steroide, die sog. Lazaroide, mit einer Substanz, die direkt am Kanal ansetzt, wie z. B. das N-Methylaminoadamantan, eine Schädigung vermieden werden könnte?

*Hübner:*
Zu Ihrer Frage gibt es einen Tierversuch, der das von Ihnen vermutete Ergebnis erbrachte. Jedoch stellen sich die Zusammenhänge, vor allem bei der Therapie globaler im Vergleich zu fokaler Ischämien, problematischer dar. Bei Ausfall eines fokalen Versorgungsareals besteht eine gute Behandlungsmöglichkeit mit dem angesprochenen Medikament. Man hat jetzt erstmals eine Kombinationstherapie mit einem durch die Blut-Hirn-Schranke gehenden Antioxidans und dem hier diskutierten MK 801 eingesetzt und dabei eine Verdopplung der Wirkung erzielt.

*Michalk, Köln:*
Sie haben Kalziumantagonisten nicht erwähnt, die häufig beim Schlaganfall eingesetzt werden.

*Hübner:*
Sie denken an Nimodipin; zumindest existiert dafür eine kontrollierte Studie. Nimodipin hat einen ähnlichen Effekt wie NMDA-Rezeptorantagonisten. Zu Nimodipin existiert jedoch im Kindesalter keine Untersuchung. In meinem Vortrag habe ich nur Medikamente berücksichtigt, für die Erfahrung im Kindesalter besteht.

# Beurteilung des Radikalstoffwechsels und Effizienz angewandter Meßmethoden

I. Elmadfa und V. Faist

## Freisetzung und Metabolisierung reaktiver Sauerstoffspezies

Unter physiologischen Bedingungen entstehen Sauerstoffradikale endogen durch die Reduktion von Sauerstoff im Verlauf der mitochondrialen Atmung, bei der Phagozytose im Rahmen der Infektabwehr, im Eicosanoidstoffwechsel, bei enzymkatalysierten Prozessen und im Verlauf der Autoxidation verschiedener Moleküle.

Zusätzlich zu dieser endogenen Freisetzung kommt es durch das Einwirken exogener Faktoren, welche entweder selbst als freie Radikale existieren oder im Organismus deren Entstehung initiieren, zu einer vermehrten Freisetzung reaktiver Sauerstoffspezies. Zu diesen exogenen Faktoren zählen eine Vielzahl von Umweltschadstoffen, wie Luftverschmutzung oder eine erhöhte Schwermetallbelastung, aber auch ionisierende Strahlung sowie verschiedene Medikamente, wie Zytostatika oder Barbiturate.

Im Organismus erfolgt die *monovalente Reduktion von molekularem Sauerstoff zum Superoxidanionradikal* enzymatisch durch die Aktivität der Xanthinoxidase, der Aldehydoxidase, der Dihydroorotoxidase sowie verschiedener Flavindehydrogenasen und Peroxidasen.

Ebenso findet eine Freisetzung des Superoxidanionradikals im Verlauf der mitochondrialen Atmung im Bereich des Ubichinons (Cleeter et al. 1992) und des Zytochrom c (Miki et al. 1992) sowie im Rahmen der Infektabwehr über die NADPH-Oxidase (Taylor et al. 1983) statt. Extra- und intrazellulär entstehen Superoxidanionradikale in Gegenwart von Eisenionen ($Fe^{3+}/Fe^{2+}$) über die Haber-

Weiss-Reaktion sowie in Gegenwart von Metallchelaten über die Fenton-Reaktion (Halliwell u. Gutteridge 1989).

Die Elimination von Superoxidanionradikalen kann über eine Protonierung sowie über die Reduktion von Chinonen zu Semichinonen (Nohl u. Jordan 1986) und enzymatisch erfolgen. Der enzymatischen Elimination mit Hilfe der Superoxiddismutase (SOD) und der NADPH-Oxidase (NADPH-Ox) zu Wasserstoffperoxid kommt gemäß den folgenden Gleichungen quantitativ die größte Bedeutung zu:

$$O_2^{*-} + O_2^{*-} + 2\,H^+ \xrightarrow{\text{SOD}} O_2 + H_2O_2$$

$$NADPH + 3\,H^+ + 2\,O_2^{*-} \xrightarrow{\text{NADPH-Ox}} 2\,H_2O_2 + NADP^+$$

Erfolgt eine *divalente Reduktion von molekularem Sauerstoff* über enzymatische Prozesse, z. B. durch Urat- oder Glykolatoxidasen oder in Autoxidationen, so entsteht *Wasserstoffperoxid*, welches über die Aktivität der Katalase (KAT) oder der Glutathionperoxidase (GSH-Px) entsprechend folgenden Gleichungen eliminiert werden kann:

$$2\,H_2O_2 \xrightarrow{\text{KAT}} 2\,H_2O + O_2$$

$$2\,GSH^1 + H_2O_2 \xrightarrow{\text{GSH-Px}} GSSG^2 + 2\,H_2O$$

---

[1] $GSH = Glutathion^{reduziert}$; [2] $GSSG = Glutathion^{oxidiert}$

*Das Produkt einer trivalenten Sauerstoffreduktion ist das Hydroxylradikal,* welches intra- und extrazellulär entsteht. Auch können Wasserstoffperoxid und das Superoxidanionradikal im Rahmen der Fenton-Reaktion oder bei der Oxidation von Semichinonen als Vorstufen des Hydroxylradikals fungieren.

Die Freisetzung des Hydroxylradikales erfolgt ebenso vorwiegend in Gegenwart von Eisenionen über die Haber-Weiss-Reaktion oder in Gegenwart von Metallchelaten über die Fenton-Reaktion.

Aufgrund der hohen Reaktivität oxidiert das Hydroxylradikal nahezu jedes organische Molekül. So kann dieses Radikal mit Dienen nach dem Reaktionsprinzip einer nukleophilen Addition reagieren oder labile Wasserstoffatome z. B. von Fettsäuremolekülen, Kohlenhydraten, Aminosäuren oder Nukleotiden abstrahieren.
Reaktionen, bei denen reaktive Sauerstoffspezies beteiligt sind, verlaufen nach Initiierung gemäß dem Prinzip der Lipidperoxidation als Kettenreaktion ab (Elmadfa u. Bosse 1985):

Lipidperoxidation  Initiation    $RH^1 + OH^* \longrightarrow R^{*2} + H_2O$
                   Propagation   $R^* + O_2 \longrightarrow ROO^{*3}$
                                 $ROO^* + RH \longrightarrow ROOH + R^*$
                   Termination   $2\ R^{*4} \longrightarrow R\text{-}R$
                                 $2\ ROO^* \longrightarrow ROOR + O_2$
                                 $R^* + ROO^* \longrightarrow ROOR$

---

[1] RH = ungesättigte Fettsäure, [2] R* = Fettsäureradikal
[3] ROO* = Peroxylradikal, [4] 2R = Fettsäuremolekül mit Dienverbindungen

Der Abbruch der Kettenreaktion kann durch Antioxidanzien wie z. B. Tokopherole, β-Karotin oder Askorbinsäure erfolgen. Askorbinsäure wird bei der Reaktion mit Lipidperoxiden zur Dehydroaskorbinsäure oxidiert. Die Regeneration der Dehydroaskorbinsäure zur Askorbinsäure kann mit Hilfe von reduziertem Glutathion erfolgen, welches somit ebenfalls das antioxidative Schutzsystem unterstützt.
Von der Gruppe der Tokopherole besitzt das α-Tokopherol in vivo zwar die größte antioxidative Wirksamkeit (Elmadfa u. Bosse 1985), in neueren Studien wird jedoch auch auf die antioxidative Kapazität des korrespondierenden Tokotrienols hingewiesen (Packer 1991). Als wirksamstes lipophiles Antioxidans verhindert und unterbricht α-Tokopherol den Prozeß der Lipidperoxidation in biologischen Membranen.
Die wichtigsten reaktiven primären Sauerstoffspezies sind somit das Hydroxylradikal ($OH^*$) und das Superoxidanionradikal ($O_2^{*-}$). Aufgrund ihrer Reaktivität zählen neben diesen sog. „freien Sauerstoffradikalen" auch Singulettsauerstoff ($^1O_2$) und Wasserstoffper-

oxid ($H_2O_2$) zu den reaktiven Sauerstoffspezies, obwohl sie im äußeren Orbital eine gepaarte Elektronenkonfiguration aufweisen und somit per definitionem nicht zu den „freien Radikalen" zählen. Basierend auf den verschiedenen Halblebenszeiten kann die Oxidationskraft dieser reaktiven Sauerstoffspezies gegenüber organischen Molekülen in folgender Reihenfolge angegeben werden (Kappus 1982):

$$OH^* > {}^1O_2 > O_2^{*-} > H_2O_2$$

Zu den reaktiven sekundären Sauerstoffspezies zählen als Produkte der Lipidperoxidation Alkoxyl-($RO^*$) und Peroxylradikale ($ROO^*$) sowie aliphathische Hydroperoxide (ROOH). Letztere können in Gegenwart von reaktivem Sauerstoff und Eisen- oder Kupferkomplexen (Haber-Weiss-Reaktion) zu instabilen bizyklischen Endoperoxiden reagieren, die wiederum leicht in Aldehyde und andere Carbonylverbindungen fragmentieren.

Charakteristisch für die Autoxidation von Polyenfettsäuren ist Malondialdehyd (MDA) als weiterhin reaktives Reaktionsprodukt. Mögliche Folgereaktionen sind sowohl Polymerisationen von MDA-Molekülen nach dem Mechanismus einer Aldolkondensation als auch die Bildung von Schiff-Basen mit Aminoverbindungen im Rahmen einer nukleophilen Addition (Halliwell u. Gutteridge 1989).

Ebenso kann die Bildung von Molekülen höherer Vernetzungsgrade, sog. „cross-links", erfolgen. Hierbei reagiert Malondialdehyd mit einer weiteren Carbonylverbindung (z. B. Phospholipiden) und einer Aminoverbindung (z. B. Aminosäuren, Proteine). Als Polymerisationsprodukte gehen Dihydropyridine hervor, die charakteristische fluorimetrische Eigenschaften besitzen und nach ihren histochemischen Eigenschaften als Lipofuszine bezeichnet werden (lipos, gr. = fett; fuscus, gr. = braun) (Chio u. Tappel 1969).

Lipofuszine sind metabolisch weitgehend inert und akkumulieren daher nicht nur in Abhängigkeit der Freisetzung an radikalischen Sauerstoffspezies, sondern auch in Abhängigkeit der metabolischen Rate (Sohal u. Donato 1979).

## Ebenen der Erfassung von Parametern des Radikalstoffwechsels

Die *direkte Bestimmung* reaktiver Sauerstoffspezies erweist sich aufgrund der kurzen Halblebenszeiten sowie der geringen Konzentrationen als schwierig. Ebenso stellt sich das Problem der Stabilisierung, da die Geschwindigkeitskonstanten der Freisetzung und der anschließenden Reaktion mit organischen Molekülen meist equivalent sind (Floyd 1990).
Dennoch ist es mit Hilfe der Elektronenspinresonanz (ESR) möglich, Superoxidanionradikale und Hydroxylradikale über das Verhalten ihrer ungepaarten Elektronen im magnetischen Feld zu identifizieren und zu quantifizieren (Rice-Evans et al. 1991; Abb. 1).

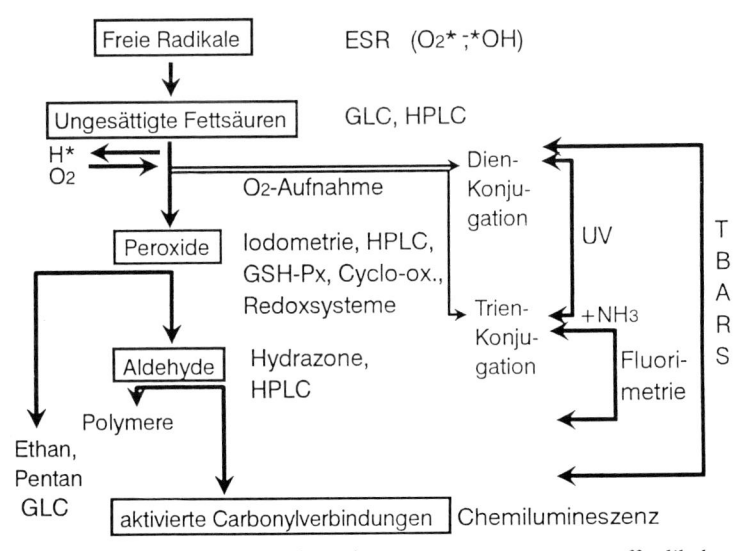

```
Freie Radikale          ESR   (O2*⁻;*OH)
     ↓
Ungesättigte Fettsäuren    GLC, HPLC
 H*  ←
 O2  →                  → Dien-
            O2-Aufnahme    Konju-
                           gation    UV       T
     ↓                                        B
 Peroxide   Iodometrie, HPLC,                 A
            GSH-Px, Cyclo-ox.,                R
            Redoxsysteme   → Trien-  +NH3     S
     ↓                       Konju-
 Aldehyde   Hydrazone,       gation  Fluori-
            HPLC                     metrie
     ↓
 Polymere
Ethan,
Pentan
GLC       aktivierte Carbonylverbindungen   Chemilumineszenz
```

**Abb. 1.** Methoden zur Beurteilung der Freisetzung von Sauerstoffradikalen bzw. deren Folgeprodukten

Prinzipiell können mit Hilfe der ESR-Technik sowohl die einzelnen Sauerstoffradikale als auch deren reaktive Zwischenprodukte erfaßt werden.
Die Grenzen dieser Meßmethode ergeben sich zum einen daraus, daß die Meßsignale in der Lipidphase oft nicht auswertbar sind und

zum anderen aus der hohen Reaktivität freier Radikale, so daß die vorhandenen Konzentrationen außerhalb des Meßbereiches liegen (Holtzmann 1984).

Unter diesen Bedingungen eignet sich die Anwendung organischer Moleküle, sog. „spin-traps", die mit dem betreffenden freien Radikal zu stabileren Addukten, meist Stickoxidradikale, reagieren, so daß eine anschließende Detektion über ESR aber auch Fluorimetrie erfolgen kann. Der am häufigsten eingesetzte Radikalfänger ist 5,5-Dimethyl-1-pyrrolin-N-oxid (DMPO). DMPO kann sowohl zur Erfassung von Superoxidanionen, Hydroperoxylradikalen als auch Peroxylradikalen eingesetzt werden und zeichnet sich nach der Reaktion mit den verschiedenen Sauerstoffradikalen durch charakteristische Spektren aus (Buettner u. Mason 1991).

Für die *Quantifizierung des Hydroxylradikales* existieren verschiedene analytische Methoden, welche die Freisetzung sowohl in vitro als auch in vivo erfassen. Neben dem Einsatz von DMPO als Radikalfänger ist eine weitere Möglichkeit die Decarboxylierung von $^{14}C$-markierter Benzoesäure, bei der die freiwerdende Menge an radioaktiv markiertem $^{14}CO_2$ als Meßgröße dient. Eine weitere Möglichkeit ist die Reaktion mit 2-Keto-4-methylthiobuttersäure (KMB) zu Ethylen, welches gaschromatographisch erfaßt werden kann (Rice-Evans et al. 1991).

Für die Bestimmung von Hydroxylradikalen als Folgeprodukte von Superoxidanionradikalen, die z. B. von stimulierten polymorphkernigen Leukozyten freigesetzt werden, wurde von Greenwald et al. (1989) Deoxyribose eingesetzt. Deoxyribose reagiert nach radikalischer Degeneration zu Malondialdehyd, welches über HPLC-Fluorimetrie bestimmt werden kann.

Für die *Bestimmung des Superoxidanionradikales* eignet sich, neben dem Einsatz von Radikalfängern wie DMPO, die Reduktion von NBT (Sigma nitroblue tetrazolium) zum blaugefärbten Formazan, welches photometrisch detektiert werden kann (Fiegin et al. 1971). Ebenso eignet sich die enzymatische Bestimmung mit Hilfe der Superoxiddismutase (SOD) zur Ermittlung der Superoxidanionfreisetzung (Marklund u. Marklund 1974).

Die *Quantifizierung von Wasserstoffperoxid* wurde als erstes von Loschen et al. (1973) fluorimetrisch mit Hilfe von Skopoletin an isolierten Mitochondrien durchgeführt.

Weiterhin kann die Bestimmung von Wasserstoffperoxid enzymatisch mit Hilfe der Glutathionperoxidase (GSH-Px) (Beutler 1984) oder der Katalase (KAT) (Aebi 1974) erfolgen.
Die *indirekte Bestimmung* reaktiver Sauerstoffspezies kann weiterhin mit sog. „Quenchern" erfolgen, deren Fluoreszenzeigenschaften sich nach der Reaktion mit Sauerstoffradikalen ändern. So wurde z. B. von Glazer (1990) als Quencher Phycoerythrin eingesetzt, welches auf die Reduktion mit Carbonyl- und Peroxylradikalen mit einer Abnahme der Fluoreszenzintensität reagiert (Abb. 1).
In der klinischen Praxis ist die direkte und auch die indirekte Erfassung von Sauerstoffradikalen oft nicht oder nur eingeschränkt möglich. Hier bietet sich die Bestimmung verschiedener Folgeprodukte der radikalischen Reaktionen an.
Primäre Reaktionspartner von Sauerstoffradikalen sind Membranlipide. So können über die gaschromatographische oder über die HPLC-Ermittlung der Fettsäurezusammensetzung hinsichtlich der Konzentrationen an gesättigten Fettsäuren aber auch hinsichtlich der konjugierten Dienverbindungen (Corongiu et al. 1986) Aussagen über oxidative Degenerationen getroffen werden.
Als direkte Oxidationsprodukte von Membranlipiden können die Konzentrationen an Lipidhydroperoxiden entweder iodometrisch mit anschließender HPLC-Photometrie oder enzymatisch mit Hilfe der Lipoxygenase (Pendleton u. Lands 1987) oder der Glutathionperoxidase (Beutler 1984) ermittelt werden.
Die vermehrte Bildung von Lipidhydroperoxiden führt über die Aktivität der Lipoxygenasen zur vermehrten Konzentration von n-Pentan (Oxidation von $\omega$6-Fettsäuren) bzw. Ethan (Oxidation von $\omega$3-Fettsäuren) in der Abatmungsluft. Sowohl n-Pentan als auch Ethan können gaschromatographisch quantifiziert werden (Rice-Evans et al. 1991).
Weitere Peroxidationsprodukte sind reaktive Alkoxylradikale und Aldehyde. Als reaktivstes Aldehyd entsteht Malondialdehyd (MDA) als thiobarbitursäurereaktive Substanz (TBARS) aus der Dissoziation zyklischer Peroxide (Pryor 1973). Die Bestimmung des MDA-Gehaltes als Indikator des oxidativen Potentiales kann über HPLC-Fluorimetrie erfolgen (Wong et al. 1987).

Die Bestimmung von MDA als Parameter oxidativer Degenerationen wird anhaltend diskutiert, da die in der Probe enthaltene MDA-Konzentration durch Hitzeeinwirkung während der Analyse zu überhöhten Endkonzentrationen führt (Halliwell u. Gutteridge 1989).
Somit erlauben die MDA-Konzentrationen zwar Aussagen über das Ausmaß des oxidativen Potentiales. Jedoch sollten zur abschließenden Beurteilung der Freisetzung von Sauerstoffradikalen sowie der Entstehung von Folgeprodukten weitere Parameter bestimmt werden.
Eine Übersicht der verschiedenen Methoden zur Beurteilung der Freisetzung von Sauerstoffradikalen bzw. deren Folgeprodukte gibt Abb. 1.

**Tabelle 1.** Einflußfaktoren auf das enzymatische und nichtenzymatische Schutzsystem des Erythrozyten

| System | Erhöhung | Verminderung | Ursache |
|---|---|---|---|
| SOD | X | | Hyperoxie, Paraquat |
| | | X | Hyperoxie |
| GSH-Px | X | | Glukose-6P-DH-Mangel, Azetylphenylhydrazon, Ozon Hydroperoxide, Vit. E-Mangel, Vitamin C-, Selen-Mangel |
| | | X | Hohes Lebensalter |
| Glutathion-reduktase | | X | Ozon, Hydroperoxide, Vit. E-Mangel |
| | | X | Schwermetalle |
| | | X | Oxidativer Streß |
| | | X | Hohes Lebensalter |
| Katalase | X | | Wasserstoffperoxid |
| | | X | Hohes Lebensalter |
| Vitamin E | | X | Oxidativer Streß |
| | | X | Intensive physische Belastung |
| Vitamin C | | X | Operationsstreß |
| Glutathion (reduziert) | | X | Wasserstoffperoxid |
| | | X | Superoxidanionen |
| | | X | Inkubation mit Sauerstoff |

Eine indirekte Beurteilung der Freisetzung von Sauerstoffradikalen und des oxidativen Stresses erlauben sowohl die Konzentrationsbestimmungen der Antioxidanzien, wie z. B. α-Tokopherol (Sierakowski u. Elmadfa 1987), β-Karotin (Jakob u. Elmadfa 1994a) oder Askorbinsäure (Evans et al. 1982), als auch die Messung der Aktivitäten der Enzymsysteme Superoxiddismutase, Glutathionperoxidase und Katalase (Tabelle 1).

## Anwendungsbeispiel verschiedener Methoden zur Beurteilung des Radikalstoffwechsels in der klinischen Praxis

Eine vermehrte endogene Freisetzung von Sauerstoffradikalen erfolgt unter den verschiedensten Bedingungen und zeigt sich in Veränderungen des enzymatischen wie auch nichtenzymatischen Schutzsystems. In der vorstehenden tabellarischen Übersicht sind exemplarisch ausgewählte Einflußfaktoren mit den entsprechenden Folgen auf die Aktivität verschiedener Enzyme sowie auf die Konzentrationen der wichtigsten Antioxidanzien im menschlichen Erythrozyten aufgeführt.

Die synergistischen Funktionen des integrierten Schutzsystems zeigten sich bei thoraktomierten Patienten. Während postoperativ die Konzentrationen an α-Tokopherol in den Erythrozyten sanken, nahm die Aktivität der SOD, KAT und GSH-Px adaptiv zu (Abb. 2; Kreinhoff et al. 1990).

Bei Patienten mit zystischer Fibrose (CF) zeigte sich ein deutlicher Zusammenhang zwischen dem Krankheitsverlauf und den Serumkonzentrationen antioxidativ wirksamer Vitamine und Selen sowie den Aktivitäten von SOD, KAT und GSH-Px im Erythrozyten (Bartens et al. 1994).

Infolge des genetischen Defektes kommt es bei diesen Patienten zu einer Insuffizienz des exogenen Pankreas (Wood et al. 1976) sowie zu einer Dysfunktion des Bronchealepithels hinsichtlich des Austausches an Wasser und Elektrolyten (Boat u. Cheng 1989).

Folgen der Pankreasinsuffizienz sind Malabsorption und Maldigestion, so daß die Therapie dieser Patienten u. a. eine Pankreasenzym- sowie Vitaminsubstitution beinhaltet. Trotz einer erfolgten

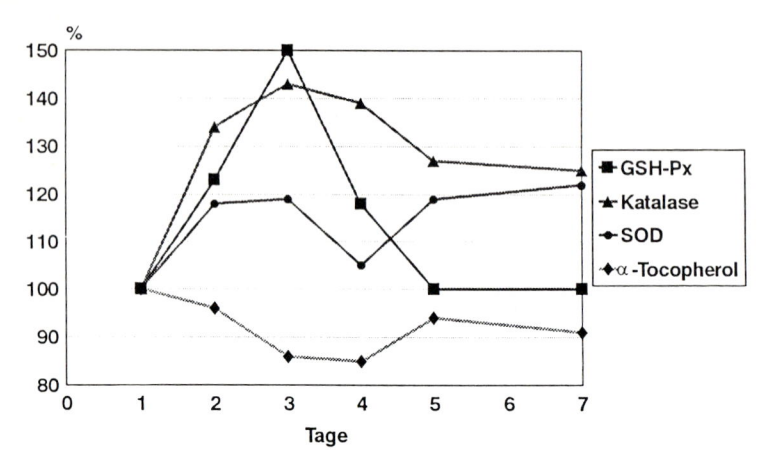

**Abb. 2.** Postoperative relative Aktivität der Superoxiddismutase, Katalase und Glutathion-Peroxidase sowie relativer Gehalt von α-Tokopherol in Erythrozyten (1. Tag = 100%) bei thoraktomierten Patienten

Substitution zeigten sich bei den CF-Patienten im Vergleich zu einer gesunden Kontrollgruppe erniedrigte Serumkonzentrationen der Vitamine E, A und β-Karotin.
Eine im Vergleich zur Kontrollgruppe erhöhte Aktivität im Erythrozyten wurde für die SOD und die KAT beobachtet, während die Aktivität der GSH-Px erniedrigt war (Abb. 3).
Mit fortschreitendem Krankheitsverlauf tritt infolge der Dysfunktion des Bronchealepithels eine chronische Entzündung auf. Hierbei erfolgt durch die erhöhte Makrophagenaktivität eine vermehrte Freisetzung von Sauerstoffradikalen im Verlauf des sog. „respiratory burst" (Meyer et al. 1991). Nach Differenzierung des untersuchten Patientenkollektivs in Abhängigkeit erhöhter IgG-Konzentrationen als Entzündungsparameter zeigte sich eine weitere Abnahme der Serumkonzentrationen von Vitamin A und C. Ebenso waren erhöhte Aktivitäten der SOD und KAT im Erythrozyten im Vergleich zu den Patienten ohne chronische Entzündung zu beobachten. Hingegen war die Aktivität der GSH-Px im Erythrozyten infolge der chronischen Entzündung erniedrigt.

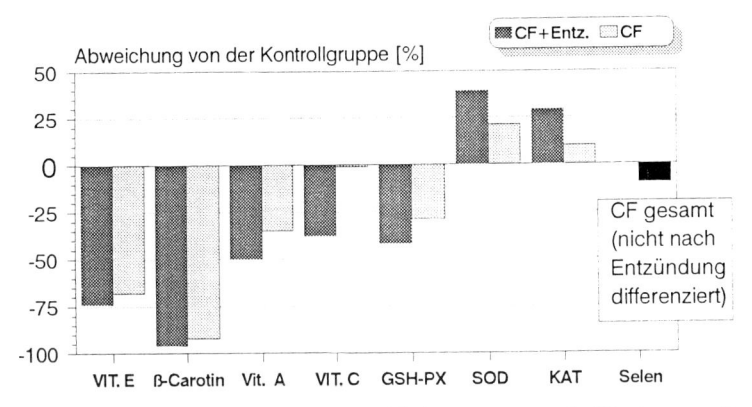

**Abb. 3.** Relative Veränderungen antioxidativer Parameter bei Patienten mit cystischer Fibrose mit (CF+Entz.) und ohne (CF) chronischer Entzündung verglichen mit gesunden Kontrollen

Während die Aktivitätszunahmen von SOD und KAT im Erythrozyten bei den Patienten ohne sowie auch mit chronischer Entzündung eine positive Adaptation an eine vermehrte Freisetzung von Sauerstoffradikalen widerspiegeln, reflektiert die Abnahme der GSH-Px-Aktivität die im Vergleich zur Kontrollgruppe erniedrigte Serumkonzentration an Selen als essentieller Bestandteil dieses Enzyms (Abb. 3).
Eine Bestätigung der synergistischen antioxidativen Wirkung zwischen Vitamin E und β-Karotin ergab sich aus einer signifikanten Korrelation der ermittelten Konzentrationen bei den Patienten ($r = 0{,}8331$, $p < 0{,}05$) gegenüber einer weniger engen Korrelation bei der Kontrollgruppe ($r = 0{,}3246$, $p < 0{,}01$) (Jakob u. Elmadfa 1994b).
Anhand der erniedrigten Serumkonzentrationen der antioxidativ wirksamen Vitamine sowie anhand der veränderten Enzymaktivitäten im Erythrozyten zeigt sich nicht nur eine vermehrte Freisetzung von Sauerstoffradikalen, sondern vor allem ein erhöhter Bedarf dieser Patienten insbesondere an antioxidativ wirksamen Nährstoffen.
Aufgrund experimenteller Hinweise auf eine kausale Bedeutung reaktiver Sauerstoffspezies bei der Progression der chronischen

Entzündung (Meyer et al. 1991) gewinnt eine adäquate Versorgung dieser Patienten mit Mikronährstoffen zusätzlich an Bedeutung. Eine vermehrte Radikalfreisetzung erfolgt nicht nur bei verschiedenen Erkrankungen, sondern ebenso im Verlauf des Alternsprozesses (Harman 1986). So zeigte sich im Skelettmuskel gesunder Mäuse ein altersabhängiger Anstieg von Malondialdehyd und Lipofuszin bei einem tendenziellen Abfall (p > 0,05) der Vitamin-E-Konzentrationen (Faist et al. 1993). Die vermehrte Freisetzung reaktiver Sauerstoffspezies mit zunehmendem Alter wird im Rahmen der „free radical theory of aging" und der „mitochondrial theory of aging" (Linnane et al. 1989) als kausaler Faktor der degenerativen Prozesse angesehen. Somit ergibt sich auch hier die Notwendigkeit einer adäquaten Zufuhr insbesondere der antioxidativ wirksamen Nährstoffe, um die Folgen der physiologischen Veränderungen des Alternsprozesses präventiv-medizinisch zu beeinflussen.

## Literatur

Aebi H (1974) Katalase. In: Bergmeyer HU (Hrsg.) Methoden der enzymatischen Analyse, Bd I, Verlag Chemie, Weinheim, 713–727.

Bartens C, Götz M, Urbanek R, Elmadfa I (1994) Antioxidanzienstatus bei Patienten mit zystischer Fibrose (CF) und hohem Immunglobulin G (IgG)-Gehalt im Plasma. Akt Ernähr-Med 19:52

Beutler E (1984) Glutathion peroxidase. In: Beutler E (ed) Red cell metabolism. A mannual of biochemical methods. Grune & Straton, New York

Boat TF, Cheng PW (1989) Epithelial cell dysfunction in cystic fibrosis: implications for airway disease. Acta Pediatr Scand 363:25–30

Buettner G, Mason R (1991) Spin-trapping methods for detecting superoxide and hydroxyl free radicals in vitro and in vivo. Methods Enzymol 186:127–132.

Chio KS, Tappel A (1969) Synthesis and characterization of the fluorescent products derived from malonaldehyde and amino acids. Biochemistry 8:2812–2827

Cleeter MWJ, Cooper MJ, Schapira AHV (1992) Irreversible inhibition of mitochondrial complex I by 1-methyl-4-phenylpyridinium: Evidence for free radical involvement. J Neurochem 58(2):786–789

Corongiu FP, Poli G, Dianzani MU et al. (1986) Lipid peroxidation and molecular damage to polyunsaturated fatty acids in rat liver: recognition of two classes of hydroperoxides formed under conditions in vivo: Chem Biol Interact 59:147–155

Elmadfa I, Bosse W (1985) Vitamin E: Eigenschaften, Wirkungsweise und therapeutische Bedeutung. S. 13-25, Wissenschaftl. Verlagsgesellschaft, Stuttgart

Evans RM, Currie L, Campbell A (1982) The distribution of ascorbic acid between various cellular components of blood in normal individuals and its relation to the plasma concentration. Brit J Nutr 47:473-481

Faist V, König J, Höger H, Elmadfa I (1993) On the adaptability of mice with duchenne muscular dystrophy to physical exercise: formation and release of free radicals from muscle mitochondria. In: Nohl H, Esterbauer H (eds) International conference on critical aspects of free radicals in chemistry, biochemistry and medicine. Book of abstracts. Österreichische Staatsdruckerei, Wien, p 82

Fiegin RD, Shackelford PG, Choi SC et al. (1971) Nitroblue tetrazolium dye test as an aid for the different diagnosis of fabrille disorders. J Pediatr 78:230-235

Floyd RA (1990) Role of oxygen free radicals in carcinogenesis and brain ischemia. FASEB J 4:2587-2597

Glazer A (1990) Phycoerythrin fluorescence-based assay for reactive oxygen species. Methods Enzymol 186:161-167

Greenwald RA, Rush SW, Moak SA, Weitz Z (1989) Conversion of superoxide generated by polymorphonuclear leukocytes to hydroxyl radical: A direct spectrophotometric detection system based on the degradation of desoxyribose. Free Radic Biol Med 6:385-392

Halliwell B, Gutteridge JMC (1989) Free radicals in biology and medicine, 2nd edn. Oxford University Press, Oxford

Harman D (1986) Free radical theory of aging: role of free radicals in the origination and evolution of life, aging, and disease processes. In: Johnson JE, Walford R, Harman D, Miquel D (eds) Free radicals, aging and degenerative diseases. Alan R Liss, New York, pp 3-49

Holtzmann JL (ed) (1984) Spin-labelling in pharmacology. Academic Press, New York

Jakob E, Elmadfa I (1994a) Rapid HPLC assay for the assessment of vitamin $K_1$, A, E and beta-carotene status in children (7-19 years). Int J Vit Nutr Res 65:31-35

Jakob E, Elmadfa I (1994b) Korrelation zwischen Vitamin E, K und β-Carotin bei Mukoviszidose- und Diabetes-mellitus-Patienten. Akt Ernähr-Med 19:65

Kappus H (1982) Toxizität von Sauerstoffradikalen – Biologische Funktion und schädliche Wirkung auf das Gewebe. In: Puhl W, Sies H (Hrsg) Abakterielle, artikuläre und perartikuläre Entzündungen. Perimed Fachbuch, Verlagsgesellschaft Erlangen

Kreinhoff U, Elmadfa I, Salomon F, Weidler B (1990) Untersuchungen zum Antioxidantienstatus nach operativem Stress. Infusionstherapie 17:261-267

Linnane AW, Marzuki S, Ozawa T, Tanaka M (1989) Mitochondrial DNA mutations as an important contributor to aging and degenerative disease. Lancet 3(i):642–645

Loschen G, Azzi A, Flohe L (1973) Mitochondrial $H_2O_2$ formation: relationship with energy formation. FEBS LETT 33:84–88

Marklund S, Marklund G (1974) Involvement of the superoxide anion radical in the autoxidation of pyrogallol and convenient assay for superoxide dismutase. Eur J Biochem 47:469–474

Meyer KC, Lewandoski Zimmermann JR et al. (1991) Human neutrophile elastase and elastase/alpha 1 antiprotease complex in cystic fibrosis. Am Rev Respir Dis 144:580–585

Miki T, Yu L, Yu CA (1992) Characterization of ubisemichinone radicals in succinate-ubichinone reductase. Arch Biochem Biophys 293(1):61–66

Nohl H, Jordan W (1986) The mitochondrial site of superoxide formation. Biochem Biophys Res Comm 138(2):533–539

Packer L (1991) Protective role of vitamin E in biological systems. Am J Clin Nutr 53 (4 Suppl):1050S–1055S

Pendleton RB, Lands WEM (1987) Assay of lipid hydroperoxides by activation of cyclooxygenase activity. Free Radic Biol Med 3:337–339

Pryor WA (1973) Free radical reactions and their importance in biological systems. Federation Proceedings 32:1862–1869.

Rice-Evans CA, Diplock AT, Symons MCR (1991) Techniques in free radical research. In: Burdon RH, Knippenberg PH van (eds) Laboratory techniques in biochemistry and molecular biology, vol 22, Elsevier, Amsterdam, pp 76–85

Sierakowski B, Elmadfa I (1987) Wie verhalten sich Retinol- und Tocopherolkonzentrationen im Plasma von Probanden während parenteraler Verabreichung verschiedener Fettemulsionen. Akt Ernähr-Med 12:93–96

Sohal RS, Donato H (1979) Effect of experimental prolongation of life span on lipofuscin content and lysosomal enzyme activity in the brain of the housefly, Musca domestica. Exp Gerontol 13:335–341

Taylor AE, Martin D, Parker JC (1983) The effects of oxygen radicals on pulmonary edema formation. Surgery 94:433–438

Wong S, Knight J, Hopfer S et al. (1987) Lipoperoxide in plasma as measured by liquid-chromatographic separation of malondialdehyde thiobarbituric acid adduct. Clin Chem 33:214–220

Wood RE, Boat TF, Doershuk CF (1976) Cystic fibrosis. Am Rev Respir Dis 113:833–878

# Diskussion

*Kohlschütter, Hamburg:*
Das Lipofuscin ist ein in diesem Zusammenhang noch nicht so bekannter Parameter. Würden Sie noch ein paar Worte zu seiner Bestimmung sagen?

*Elmadfa:*
Lipofuscin ist ein Kondensationsprodukt von Lipidperoxidationsprodukten mit Proteinen. Entsprechend der Polarität sind jedoch zwei Hauptfraktionen darin enthalten. Wir extrahieren Gewebe mit Chloroform/Methanol und machen eine Fluoreszenzbestimmung, die als Hinweis für die enthaltenen Lipopigmente gelten kann.

*Elstner, München:*
Ich möchte noch eine Aussage von Herrn Elmadfa besonders unterstreichen. Wenn man Antioxidanzien bzw. antioxidativ wirksame Enzyme bestimmt, erhalten wir eine Einzelwertangabe, die manchmal überraschend hoch oder niedrig ausfällt. Mit noch größeren Überraschungen muß man jedoch rechnen, wenn eine Zeitkinetik gemessen wird. Die Werte pendeln sich erst um einen „oxidativen Streßzustand" herum ein. Wenn man erniedrigte oder erhöhte Werte z. B. der Superoxiddismutase mißt, kann der Zusammenhang darin bestehen, daß das Enzym nach einem „oxidativen Streß"-Ereignis in seiner Aktivität nur vermindert nachweisbar ist, um dann auf dem Weg zu einer neuen „Steady State"-Aktivität eine kurze Überschußreaktion zu zeigen. In besonderem Ausmaß konnten wir diese Abläufe bei Pflanzen, die fast alle Antioxidanzien selbst produzieren, nachweisen. Säugetiere, einschließlich dem Menschen, können lediglich die Konzentrationen von Ubichinon, Harnsäure und evtl. Albumin selbständig anpassen. Andere Oxidanzien müssen zugeführt werden. Es ist daher nicht verwunderlich, daß Überschußreaktionen fast nur dann auftreten, wenn Substanzen aus Kompartimenten freigesetzt werden.

*Elmadfa:*
Das ist grundsätzlich richtig. Die Messung von Zeitkinetiken ist jedoch bei derartig vielen Parametern unter praktischen Bedingungen nicht möglich. Wir versuchen die Aussagekraft unserer Enzymbestimmungen dadurch zu erhöhen, daß wir die entsprechenden als Kosubstrate fungierenden Spurenelemente gleichzeitig bestimmen; d. h. wir bestimmen Selen gleichzeitig mit der Messung der Glutathionperoxidase und Zink/Mangan bei Bestimmung der Superoxiddismutase. Derartige Enzymmessungen wurden vor allem Anfang der 80er Jahre von Gerontologen in die klinisch-chemische Beurteilung eingeführt. Sie konnten als erste zeigen, daß der Körper hinsichtlich dieser Enzymaktivitäten anpassungsfähig war.

*Koletzko, München:*
„Adaptation" ist ein Stichwort, welches uns in den kommenden Jahren noch mehr beschäftigen wird. Wir haben bereits von anderen Nährstoffen gelernt, daß „Nährstoffbedarf" nicht als eine fixe Größe definiert werden kann, sondern in bezug auf zu definierende Einzelsituationen angegeben werden sollte. Unter Umständen ist auch der „oxidative Streß" eine Situation, an die sich der Organismus in der einen oder anderen metabolischen Weise anpassen kann.

# Bedeutung von Vitamin A
# für Lungenentwicklung und Funktion*

H. K. BIESALSKI

Vitamin A ist für Wachstum und Entwicklung verschiedenster Zellen und Gewebe von essentieller Bedeutung. Als Ligand für Retinsäurerezeptoren (RAR, RXR) steuert es die regelrechte Differenzierung einer Reihe von Zellen und ist in die Integration von Zellverbänden involviert (Morré 1992; Kurokawa et al. 1994). Besonders am Respirationsepithel und der Lunge spielt Vitamin A eine wesentliche Rolle. So ist im mäßigen Vitamin-A-Mangel die Inzidenz für Erkrankungen des Respirationstraktes erheblich erhöht und rezidivierende respiratorische Infekte lassen sich mit moderater Vitamin-A-Supplementierung therapeutisch beeinflussen (Pinnock u. Badcock, 1986; Sommer 1993; West et al. 1991). Neben der Bedeutung des Vitamins für die Lungenfunktion ist Vitamin A auch für die Entwicklung vieler Gewebe und Zellen wichtig. So steuert es die Morphogenese der Extremitäten ebenso wie die Entwicklung der embryonalen Lunge. Diese Steuerung erfolgt, wie jüngste Untersuchungen belegen, sowohl durch unterschiedliche Expressionen von Retinoidrezeptoren als auch durch zeitabhängige Veränderungen des Vitamin-A-Stoffwechsels.

Zum Verständnis der Bedeutung des Vitamins für die Lungenentwicklung ist es erforderlich, eine kurzgefaßte Darstellung des Vitamin-A-Stoffwechsels und seiner Besonderheiten zu geben.

---

* Die Arbeit wurde durch Mittel der Deutschen Krebshilfe (Mildred-Scheel-Stiftung) gefördert.

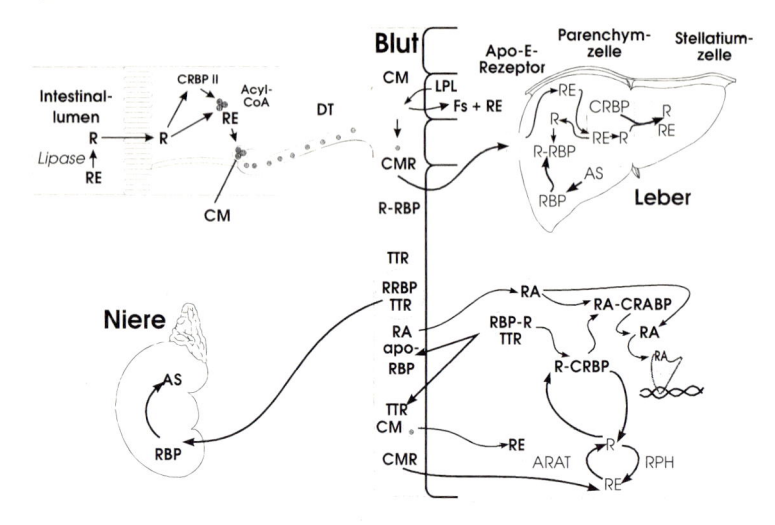

**Abb. 1.** Vitamin-A-Stoffwechsel (Aus Biesalski et al. 1995)

Abbildung 1 zeigt den Stoffwechsel des Vitamins von der Resorption bis zur zellulären Verwertung. Über die Nahrung wird Vitamin A ausschließlich aus tierischen Produkten meist in Form von Vitamin-A-Estern (vorwiegend Retinylpalmitat) aufgenommen. Nach intestinaler Hydrolyse und Aufnahme in die Mukosazelle wird das entstandene Retinol erneut verestert, wobei hier verschiedene zytoplasmatischbindende Proteine eine Rolle spielen. Nach Einbau in die Chylomicronen wird es in das systemische Blut transportiert. Hier erfolgt eine teilweise Aufnahme von Vitamin-A-Estern durch die Aktivität der Lipoproteinlipase in verschiedene Zellen. Die in den Chylomicronenremnants verbleibenden Retinylester werden zur Leber transportiert und dort in Kurzzeitspeichern (Parenchymzellen) und Langzeitspeichern (Stellatumzellen) gespeichert. Von hier aus können die Retinylester kontrolliert nach erneuter Hydrolyse und Kopplung an das hepatisch synthetisierte Retinolbindende Protein (RBP) in das systemische Blut abgegeben werden, wo eine Bindung an das Transthyretin (TTR) erfolgt. Auf diesem Wege gelangt Retinol zu den Targetzellen, wo es nach Aufnahme an das CRBP (cytoplasmatisch Retinol bindendes Protein) gebunden

wird. Nur an CRBP gebundenes Retinol kann auch zu Retinsäure oxidiert werden. Die gebildete Retinsäure wird dann an das CRABP (cytoplasmatisch Retinsäure bindendes Protein) gebunden. Die Bedeutung des CRABP liegt nach derzeitiger Kenntnis darin, daß dieses Protein eine spezielle Form eines Zwischenspeichers darstellt und, solange es Retinsäure bindet, eine Interaktion dieses Liganden mit dem Retinsäurerezeptor verhindert. Dies bedeutet, daß nur freie, also nicht an CRABP gebundene Retinsäure auch einen wirksamen Liganden für den Retinsäurerezeptor darstellt.
So ist z. B. die Morphogenese der Extremitätenknospen nach derzeitiger Ansicht durch einen Retinsäuregradienten und einen umgekehrten CRABP-Gradienten geregelt. Auf diese Weise kann mit einer fein abgestimmten intrazellulären Regulierung der Konzentration an freier Retinsäure die Morphogenese der Extremitätenknospe reguliert werden (Maden 1993; Scott et al. 1994).
Neben Retinol und Retinsäure liegen in oder neben den Zielzellen speicherbare Formen des Vitamin A vor. Diese Retinylester können kontrolliert hydrolysiert werden, das entstehende Retinol an CRBP gebunden und zu Retinsäure oxidiert werden. Damit aber gibt es zwei wesentliche und unterschiedliche Wege, auf denen Vitamin A für die Zelle in Form seines aktiven Metaboliten Retinsäure zur Verfügung gestellt werden kann:

1. Geregelte Ausschleusung als Retinol von der Leber und Transport zur Zelle.
2. Geregelte Hydrolyse von intrazellulären Retinylestern, die unabhängig vom Blutweg Retinol zur Verfügung stellen.

Im ersten Fall unterliegt die Ausschleusung des Retinol einer strengen Plasmahomöostase, die selbst bei mäßiger Hypo- bis hin zu schwerer Hypervitaminose A kaum Veränderungen zeigt (Gerlach u. Biesalski 1988; Abb. 2). Aus den Plasmaspiegeln kann also kaum auf die Reserven an Vitamin A geschlossen werden, die altersabhängig nur für begrenzte Zeit (Wochen bis Monate) ausreichen. Dies gilt jedoch nur für Zeiten normalen Bedarfs. Bei gesteigertem Bedarf sind die Speicher sehr viel rascher entleert. Da die Verfügbarkeit des Retinol für die Targetzellen im Falle eines erhöhten Bedarfes (z. B. Infektionen) von der Synthese des RBP in der Leber abhängt, kann ein solcher erhöhter Bedarf erst nach einer längeren

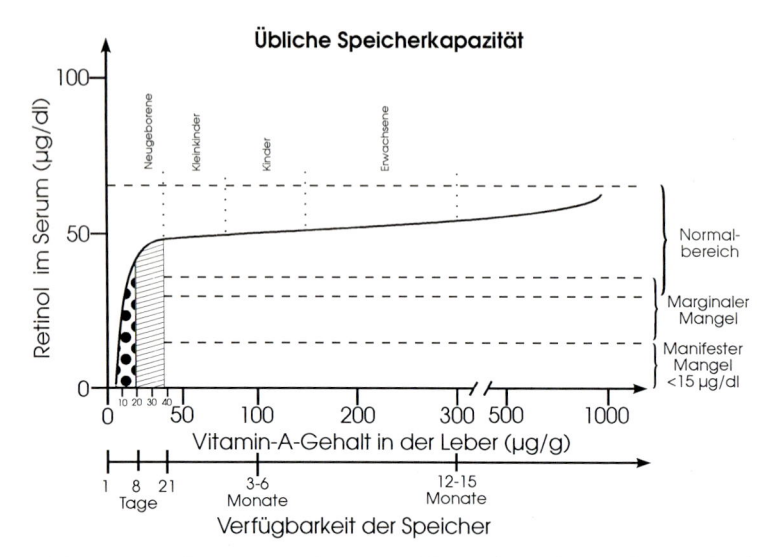

**Abb. 2.** Retinolhomöostase (Aus Biesalski et al. 1995) Der Plasmaspiegel kann interindividuell variieren (40–80 µg/dl)

Latenzzeit (ca. 24 h) gedeckt werden. Bisher liegen keine Hinweise dafür vor, daß eine Zunahme der Aufnahme von Retinol aus dem Blut in die Targetzellen zum Ausgleich einer gesteigerten Bedarfsregulierung möglich ist. Dies letztlich auch deshalb, da hierfür eine verstärkte Expression des CRBP Voraussetzung wäre. Folglich stellen die intrazellulären Retinylester eine „Akutreserve" dar, die durch die Aktivität der hydrolysierenden Enzyme die rasche Verfügbarkeit von Retinol für die Zelle intrinsisch regulieren können. Somit kommt diesem zweiten Transportweg, der unabhängig von der homöostatisch kontrollierten Ausschleusung des Retinol aus der Leber ist, eine wesentliche Bedeutung besonders dann zu, wenn die Targetgewebe auf eine kurzfristig erhöhte Zufuhr an Vitamin A angewiesen sind (z. B. Lungenreifung – siehe dort).
Die komplexe Steuerung des Metabolismus des Vitamin A hat das primäre Ziel, den Liganden für den Retinsäurerezeptor, die all-trans- und 9-cis-Retinsäure in gleichmäßiger, jedoch gewebespezi-

fischer unterschiedlicher Konzentration kontinuierlich zur Verfügung zu stellen. Hierdurch wird verhindert, daß erhöhte Mengen an freier Retinsäure in der Zelle vorliegen, da daraus erhebliche Störungen der Entwicklung resultieren können. Nicht zuletzt kann der teratogene Effekt der Retinsäure auf eine Imbalance zwischen freier Retinsäure und CRABP zurückgeführt werden. Andererseits tragen die vielfältigen Mechanismen auch dazu bei, daß z. B. eine erhöhte Zufuhr an natürlichem Vitamin A auf verschiedenen Ebenen kontrolliert und damit kompensiert werden kann.

## Differentielle Expression der RAR-Gene während der Embryonalentwicklung

In jüngster Zeit wurde eine Reihe von Genen entdeckt, die für Kernrezeptoren kodieren, die spezifisch Retinsäure binden. Man kennt von diesen Proteinrezeptoren bisher drei verschiedene Typen: RAR-α, RAR-β und RAR-γ, die spezifisch all-trans-Retinsäure binden und Rezeptoren des Types RXR-α und -β, die eine hohe Affinität für 9-cis-Retinsäure aufweisen. Die unterschiedlichen Retinsäurerezeptoren werden durch verschiedene Gene kodiert und gehören zur Großfamilie der Steroid-Thyroid Hormon-Kernrezeptor-Superfamilie. Die Interaktion von Retinsäure erlaubt die Bindung des Rezeptors an spezifische DNA-Sequenzen, den sog. „Retinoic Acid Response Elements" (RARE). Das RAR-β-Gen enthält ein RARE in seinem eigenen Promoter und kann daher durch Retinsäure induziert werden.

RA spielt eine bedeutende Rolle bei der Entwicklung der Säugetiere, indem es die Transkription verschiedener RAR-responsiver Gene aktiviert oder reprimiert wie Homöoboxgene und Gene, die für extrazelluläre Matrixkomponenten kodieren (Deschamps et al. 1987; Vasios et al. 1989). Während der embryonalen Entwicklung kommt es zu einer unterschiedlichen Expression der verschiedenen RAR-mRNAs, was eine entwicklungsspezifische Rolle für die verschiedenen Rezeptoren annehmen läßt. Das zeitabhängig und unterschiedlich räumlich lokalisierte Auftreten der RAR während der Embryogenese bewirkt, daß z. B. RAR-β in die Differenzierung des tracheobronchialen, intestinalen und genitalen Epithels involviert ist, während RAR-α besonders Effekte der Chondrogenese und der Differenzierung der Haut reguliert (Dolle et al. 1990; Dolle et al. 1989). Die Prüfung der Expression der RAR-mRNA in der Lunge hat ergeben, daß das RAR-β-Gen in dem vom Endoderm abgeleiteten Trachealepithel und dem angrenzenden Mesenchym am Tag 12,5 des Mausembryos exprimiert wird. In der Trachea dagegen ist die RAR-γ-Expression ausschließlich mesenchymal. Zwei Tage später (Tag 14,5) erscheint die RAR-β-Expression in den intrapulmonalen Segmenten des Bronchialepithels, während die bronchialen und Alveolargänge keine Expression erkennen lassen. RAR-α, -β und -γ-Transkriptase werden auch in der erwachsenen Rattenlunge, in dem normalen menschlichen- und dem Kaninchentracheobronchialepithel sowie in menschlichen Lungenfibroblastosen nachgewiesen (Krust et al. 1989; Nervi et al. 1991). Ein Vitamin-A-Mangel erniedrigt die RAR-β und -γ-mRNA der erwachsenen Rattenlunge, welche durch Zufuhr von Retinsäure wieder induziert werden können.

## Zeitabhängige Expression der RAR-Rezeptoren während der Entwicklung der fetalen Lunge

Grummer et al. (1994) haben die Expression der RAR-Gene in der fetalen und Neugeborenenrattenlunge untersucht. Sie fanden heraus, daß es während dem 17. und 19. Tag der Gestation zu einem starken Absinken der RAR-α-mRNA in der fetalen Lunge kommt. Bis zum Zeitpunkt der Geburt resultiert wieder ein leichter, jedoch nur schwach signifikanter Anstieg. Die Spiegel der RAR-β-mRNA zeigen nur eine mäßige Reduzierung während der 17. und 19. Woche, jedoch einen hoch signifikanten und dramatischen Anstieg von mehr als 100% (relative Dichte) kurz vor der Geburt (Abb. 3). Die Veränderung der RAR-β-mRNA wird von den Autoren als Vorbereitung auf die Entwicklung der Alveolen, die während der ersten drei postnatalen Wochen erfolgt, gedeutet. Dies bedeutet jedoch auch, daß insbesondere in der späten pränatalen und frühen postnatalen Phase eine ausreichende Verfügbarkeit von Vitamin A gegeben sein muß, um die Differenzierungsregulierung über die verstärkt exprimierten Retinsäurerezeptoren zu gewährleisten.

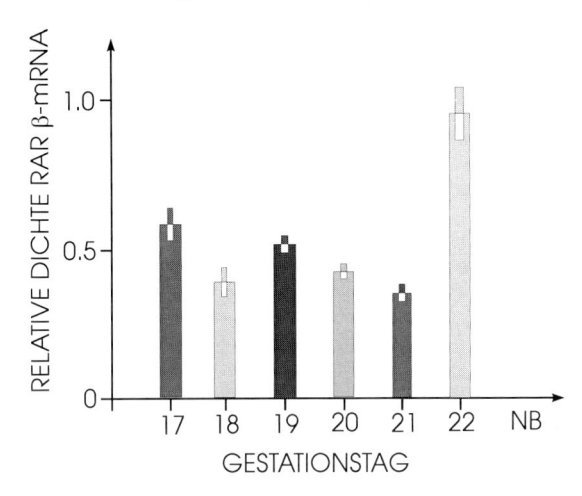

**Abb. 3.** RAR-β-mRNA in der Lunge des Rattenfoetus in Abhängigkeit vom Gestationszeitpunkt. (Nach Grummer et al. 1994)

## Einfluß von Vitamin A auf die Reifung und Differenzierung der Lunge

Die Typ II-Zellen der Lungenalveolen sind speziell darauf eingerichtet, Surfactant zu synthetisieren und zu sezernieren (Zachmann 1989). Surfactant stellt eine komplexe Mischung aus Phospholipiden, Cholesterol und Proteinen dar, die für eine normale Lungenfunktion essentiell sind. Surfactant erniedrigt die Oberflächenspannung der Alveolen und beugt damit einem alveolären Kollaps am Ende der Expiration vor. Die bisher bekannten Proteinkomponenten des Surfactant, bezeichnet als SP-A, SP-B, SP-C und SP-D machen einen bedeutenden Anteil an der oberflächenspannungserniedrigenden Eigenschaft und an der antimikrobiellen Wirkung des Surfactant aus. Die Expression der Surfactant assoziierten Proteine in der Lunge wird durch eine Vielzahl von Faktoren einschließlich cAMP, Insulin, Phorbolestern, EGF und Glukokortikoiden reguliert. Glukokortikoide sind Liganden der Steroidhormonrezeptorfamilie DNA-bindender Proteine und können die SP-A-Genexpression in Abhängigkeit von der Konzentration und der

Spezies entweder stimulieren oder inhibieren. Eine Störung der Surfactantsynthese stellt eine Prädisposition für ein Lung-distress-syndrom dar.

Retinsäure (RA) kann die Expression des SP-A in humanen fetalen Lungenexplantaten konzentrationsabhängig hemmen (Metzler u. Snyder 1993). Ebenso können Insulin, TGF-β und hohe Konzentrationen an Glukokortikoiden zu einer Hemmung der SP-A-mRNA-Expression führen (Weaver u. Whitsett 1991; Snyder 1991), niedrigere Glukokortikoidkonzentrationen stimulieren die Expression dieses Gens (Odom et al. 1988). Die SP-B-mRNA-Expression dagegen wird in humanen fetalen Lungenexplantaten durch RA gesteigert (Metzler u. Snyder 1993), ebenso wie durch Hyperoxie (Ratten) (Nogee et al. 1991) und durch Dexamethason (humane fetale Lungenexplantate) (Snyder 1991). *Die einzelnen Surfactant-Proteine werden somit durch RA gemeinsam mit Glukokortikoiden unterschiedlich und selektiv geregelt.*

Prostaglandine des Typs $PGE_2$ können die Surfactant-Synthese steigern (Kitterman et al. 1981b; Marino u. Rooney 1980). Unter EGF (Epidermal growth factor) nimmt die Bildung von Prostaglandinen (Takasu et al. 1987; Lorenzo et al. 1986), besonders von $PGE_2$, zu. Die Expression des EGF-Rezeptors wiederum wird durch RA erhöht. EGF steigert die Proliferation des Lungengewebes (Goldin u. Opperman 1980; Sundell et al. 1979) und führt zu einer verstärkten Bildung von Surfactant-Phospholipiden (Haigh et al. 1989). Sowohl RA als auch EGF führen alleine zu einer Zunahme (40%, 80%) der $PGE_2$-Sekretion in fetalen Lungenzellen der Ratte in vitro (Oberg u. Carpenter 1989). Die Kombination von RA und EGF führt dagegen zu einem 6,4fachen Anstieg der $PGE_2$-Sekretion. *RA kann folglich über seine modulierende Wirkung auf die EGF-Expression und die daraus resultierende $PGE_2$ induzierte Surfactant-Bildung in die Lungenreifung eingreifen.*

## Vitamin-A-Kinetik während der fetalen Lungenentwicklung

Das Alveolarepithel setzt sich aus Typ I- und Typ II-Zellen zusammen. Die Typ II-Zellen machen etwa 15% des Gesamtepithels der

Lungenzelle aus und bedecken etwa 7% der gesamten alveolaren Oberfläche. Diese Typ II-Zellen sind metabolisch sehr aktiv und gelten als die Syntheseorte des Surfactant. In fibroblastähnlichen Zellen in der Nähe von Alveolarzellen (Okabe et al. 1984) als auch im Respirationsepithel (Biesalski 1990) konnten Retinylester nachgewiesen werden. Im Respirationsepithel als auch im Alveolarepithel zeigte sich, daß es sich hier im Gegensatz zu der Speicherform in der Leber nicht vorwiegend um Veresterung mit Palmitinsäure, sondern ganz wesentlich auch mit Stearinsäure (Biesalski 1990) handelt. Die Retinylester gelangen auf unterschiedlichen Wegen in diese intrazellulären Speicher: durch direkte Aufnahme aus Chylomicronen (Gerlach u. Biesalski 1989) bzw. über eine Synthese aus Retinol in den Zellen. Für Retinylester konnte diese Synthese in isolierten Alveolar Typ II-Zellen der adulten Kaninchenlunge nachgewiesen werden (Zachman et al. 1988).

Die Bedeutung dieser Retinylester als „Akutreserve" während der Lungenentwicklung zeigt sich daran, daß es im Zuge der späten Phasen der Gestation und der einsetzenden Lungenreifung zu einer raschen Depletierung der Retinylesterspeicher in der Lunge von Rattenembryonen kommt (Zachmann et al. 1984). Diese Depletierung zeigt, daß in den Phasen der Lungenentwicklung ein zunehmend hoher Bedarf an Vitamin A zur Bildung der notwendigen zellulären Differenzierung und metabolischen Leistungen (Surfactant) besteht. Die rasche Verstoffwechselung des Vitamins geht mit einem Anstieg der zytoplasmatisch Retinsäure-bindenden Proteine in diesen Phasen der Lungenentwicklung einher (Ong u. Chytil 1976) sowie mit den oben beschriebenen Veränderungen der Retinsäurerezeptoren.

Die pränatale Lungenentwicklung wird auch durch Glukokortikoide beeinflußt. Die Steroidhormonwirkung auf die Lungenentwicklung geht dabei mit der Wirkungsweise des Vitamin A parallel bzw. ergänzt sich. Dies verwundert nicht, da die Rezeptoren für Steroide und für Retinoide einem gemeinsamen Multirezeptorkomplex auch in der Lunge angehören. Die Wirkungsweise der Glukokortikoide setzt aber nicht erst auf der Ebene der Genexpression ein, sondern scheint weitaus früher in der Regulation der Freisetzung des Vitamins eine Bedeutung zu haben. So führt die Applikation von Dexamethason zu einer Steigerung des maternalen und fetalen Retinol-bindenden Proteins, was eine Verbesserung der Vitamin-A-Versorgung über den normalen Weg der Ausschleusung aus der Leber darstellt. Eine solche Zunahme der Vitamin-A-Konzentration in der systemischen Zirkulation verringert aber offensichtlich die Morbidität und Mortalität Frühgeborener für bronchopulmonale Dysplasie (Shenai et al. 1987, 1990). Dexamethason bzw. Glukokortikoide führen nicht nur zur Verbesserung der Gesamtvitamin-A-Versorgung über eine Veränderung der Ausschleusung aus der Leber, sondern beeinflussen, wie kürzlich beschrieben wurde (Geevarghese u. Chytil 1994), auch die Metabolisierung der in der Lunge gespeicherten Vitamin-A-Ester (Abb. 4). Nach Gabe von Dexamethason aber auch ohne Steroidapplikation kommt es zu einem deutlichen Absinken der Retinylester in der reifenden Lunge und einem mäßigen Anstieg von Retinol, dem Hydrolyseprodukt der Retinylester. Diese Beobachtung kann möglicherweise die therapeutischen Erfolge mit Steroiden bzw. auch ihre Mißerfolge in der Therapie des Lung-distress-Syndroms bei Frühgeborenen erklären. *Sofern keine ausreichenden Retinylesterspei-*

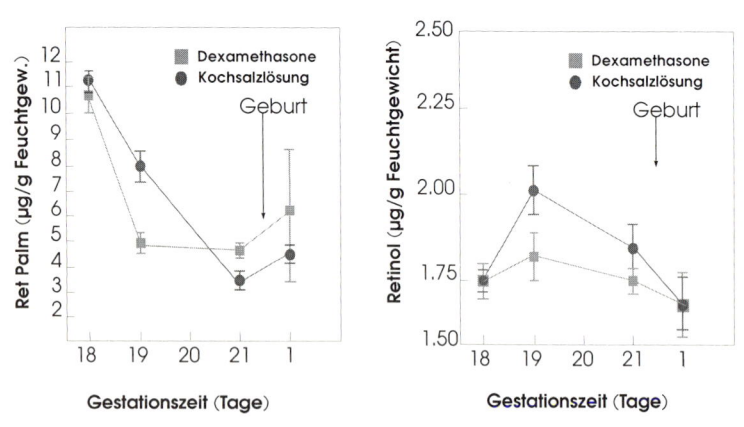

**Abb. 4.** Veränderung der Retinol- und Retinylesterkonzentrationen der fetalen Rattenlunge in Abhängigkeit vom Gestationszeitpunkt. (Nach Geevarghese u. Chytil 1994)

*cher vorhanden sind, kann die Wirkung der Glukokortikoide in der regulierenden Wirkung auf den Vitamin-A-Stoffwechsel der Lungenzelle nicht stattfinden.*

Bei Frühgeborenen finden sich, besonders bei Fällen mit Lungdistress-Syndrom, immer wieder stark erniedrigte Plasmavitamin-A-Spiegel (Shenai et al. 1981). Dies wird u. a. auch auf die relative Unreife der Leber zur Synthese des Retinol-bindenden Proteins zurückgeführt. In der Versorgung mit Vitamin A hängt das Neugeborene fast ausschließlich von der Versorgung durch die Mutter ab, d. h. auch die Retinylesterspeicher der Lunge, die entweder durch die Direktaufnahme oder aber durch Synthese aus zirkulierendem Retinol entstehen, können nur dann gefüllt sein, wenn die Mutter eine ausreichende Vitamin-A-Versorgung in Zeiten der Schwangerschaft sichergestellt hat.

## Vitamin-E-Wirkung auf Vitamin A bei der Lungenreifung

Auch Vitamin E ist für die Lungenreifung von Bedeutung und zählt daher besonders bei Frühgeborenen zu den kritischen Vitaminen, dessen ausreichende Versorgung sichergestellt sein sollte. Beim Neugeborenen sind die Vitamin-E-Plasmaspiegel gering, bei Frühgeborenen liegen sie noch deutlich unter den von Neugeborenen und erholen sich auch nur sehr langsam auf Normalwert. Es wird angenommen, daß der relative Vitamin-E-Mangel des Frühgeborenen auch Folge der intensiven klinischen Behandlung ist. Bei Frühgeborenen liegt gegenüber dem Neugeborenen ein nur mäßig entwickeltes antioxidatives System der Lunge vor, so daß insbesondere bei Beatmung mit hohen Sauerstoffgehalten durch die damit verbundene Bildung von freien Radikalen Schäden an der noch unreifen Lunge eintreten (Frank 1991). Neben der unbestrittenen Bedeutung, die die antioxidativen Systeme für die Lungenentwicklung haben, spielt Vitamin E aber auch für den Vitamin-A-Stoffwechsel und die Notwendigkeit seiner Metabolisierung zur Lungenreifung eine nicht unerhebliche Rolle. Vitamin E kann in peripheren Geweben, wie z. B. der Lungen, die Hydrolyse der Retinylester durch direkten Einfluß auf das hydrolysierende Enzym (Retinylpalmitathydrolase) steigern (Napoli et al. 1984; Napoli u. Beck 1984). Der Einfluß des Vitamin E auf die Retinylesterspeicher ist, wie bei den Glukokortikoiden, jedoch nur dann möglich, wenn entsprechende Retinylesterspeicher existieren. Vielleicht erklärt dies auch, warum die Vitamin-E-Supplementierung zur Vermeidung einer Lungenerkrankung bei Frühgeborenen teilweise erfolgreich, teilweise ohne Einfluß auf die Entwicklung dieser Erkrankung war (Ehrenkranz et al. 1978; Saldahna et al. 1982). Auch hier hängt die Wirkungsweise des Vitamin E ganz wesentlich von einer ausreichenden Versorgung mit Vitamin A während der Schwangerschaft ab.

*Um also die vielfältigen Wirkungen, die Vitamin A bei der Lungenreifung und Entwicklung hat, sicherstellen zu können, ist das Lungengewebe auf eine ausreichende Bildung von Retinylesterspeichern angewiesen. Liegen diese Speicher nicht in genügender Menge vor, so werden sie entweder während der Lungenreifung depletiert und stehen postnatal für die dann notwendigen Mechanismen der Reparatur, z. B. durch oxidative Schäden nicht mehr zur Verfügung, oder aber es kommt im noch ungünstigeren Fall nicht zu einer ausreichenden Lungenreifung.*

## Einfluß einer unzureichenden Vitamin-A-Versorgung auf die postnatale Entwicklung der Lunge

Eine Erkrankung, die immer wieder im Zusammenhang mit der Vitamin-A-Versorgung gesehen wird, ist die bronchopulmonale Dysplasie (BPD). Die Pathogenese der BPD ist sicherlich multifaktoriell. Einige der beobachteten morphologischen Veränderungen erinnern jedoch stark an die Erscheinungen, wie sie im Vitamin-A-Mangel bei Menschen und Tieren beobachtet werden (Abb. 5). Hier sind besonders zu erwähnen der fokale Verlust von zilientragenden Zellen mit keratinisierender Metaplasie und Nekrose der bronchialen Mukosa sowie Zunahme der schleimsezernierenden Zellen (Stahlmann 1984, Stofft et al. 1993). Besonders die fokal auftretenden keratinisierenden Metaplasien legen die Vermutung nahe, daß es sich hier um eine Störung der Differenzierung auf der Ebene der Genexpression mit verstärkter Keratinbildung handelt. Da Vitamin

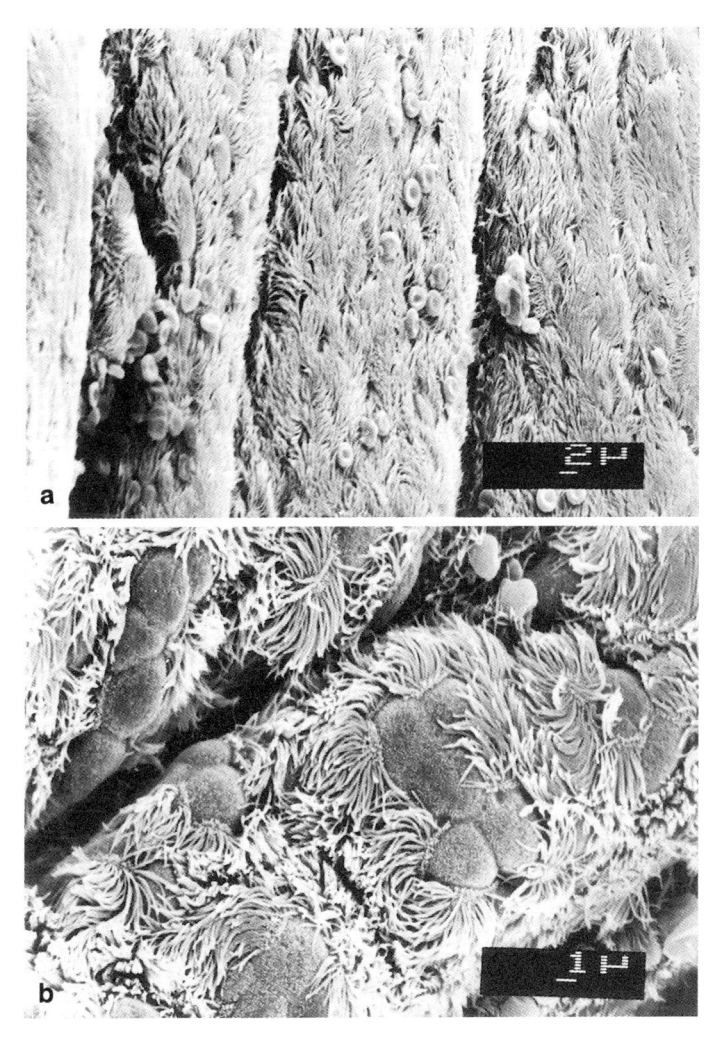

**Abb. 5.** Bronchus (Respirationsepithel) bei normal-ernährten Meerschweinchen (a) und im marginalen Vitamin-A-Defizit (b). Im marginalen Vitamin-A-Defizit nehmen die Zilien tragenden Zellen gegenüber dem Epithel normalernährter Tiere signifikant ab ($p < 0{,}01$) und die sezernierenden Zellen signifikant zu ($p < 0{,}01$). (Aus Stofft et al. 1993)

A die Expression von Keratin regelt und damit die terminale Differenzierung beeinflußt, ist es naheliegend, hier gemeinsame Mechanismen zu vermuten. Folglich ist das Frühgeborene, ganz besonders aber auch das Neugeborene auf eine ausreichende Versorgung mit Vitamin A angewiesen, um die Regulation der zellulären Differenzierung des Respirations- und Lungenepithels sicherzustellen. Je früher das Kind vor dem eigentlichen Geburtstermin geboren wird, desto niedriger sind seine Serumretinolspiegel (Mupanemunda et al. 1994). Da es postnatal zu einem weiteren Absinken der Serumretinol- und RBP-Spiegel kommt, stellt der Plasmawert zum Geburtszeitpunkt eine kritische Größe bezüglich der Lungenentwicklung dar.

In einer Vielzahl von Untersuchungen wurde gezeigt, daß Serumretinol und RBP-Spiegel bei Frühgeborenen signifikant niedriger als bei Neugeborenen sind (Gutcher et al. 1984; Husteas et al. 1984; Shah u. Rajalakshmi 1984). Plasmawerte unter 20 µg/dl stellen hierbei keine Seltenheit dar und können als Indikator eines relativen Vitamin-A-Defizites angesehen werden. Letzteres wird noch durch die Beobachtung gestärkt, daß in der Leber von Frühgeborenen extrem niedrige Retinolkonzentrationen gemessen werden (Shenai et al. 1985). Nimmt man einen klassischen Test zur Ermittlung eines Vitamin-A-Defizites, den Relative-Dose-Response-Test (RDR-Test), so kann an Frühgeborenen tatsächlich gezeigt werden, daß es sich hier nicht etwa um eine natürliche Variante des Retinolplasmaspiegels handelt, sondern daß ein Vitamin-A-Defizit vorliegt. Unter normalen Umständen kommt es nicht zu einem Anstieg von Retinol im Plasma nach Vitamin-A-Gabe (RDR-Test). Dies findet nur im Vitamin-A-Mangel statt, da nur in diesen Fällen in der Leber RBP-Speicher vorliegen, die eine sofortige Ausschleusung gewährleisten können. An sehr frühen Neugeborenen konnte ein solcher Anstieg tatsächlich gezeigt werden (Italian Colaborative Group on Preterm Delivery 1993; Shenai et al. 1990).

Untersuchungen an reifen Neugeborenen haben gezeigt, daß auch bei einem Großteil der Neugeborenen die Plasmawerte unter 30 µg/dl lagen (Basu et al. 1994; Brandt et al. 1978). Grundsätzlich liegt der Plasmaspiegel von Neugeborenen deutlich (bis zu 50% und mehr) unter der Mutter. Da der Plasmaspiegel der Mutter nicht unbedingt Indikator für eine ausreichende Versorgung ist, sollte also bei der Beurteilung einer pränatal einsetzenden Supplementierung mit Vitamin A Ernährungsgewohnheiten und Sozialstatus mit herangezogen werden.

Es gilt zu berücksichtigen, daß der Plasmavitamin-A-Status von reifen Neugeborenen für die spätere Entwicklung von großer Bedeutung ist, da über die Muttermilch nur mäßige und bei unzureichenden Speichern des Neugeborenen oft auch nicht ausreichende Mengen an Vitamin A übertragen werden. Dies zeigt sich exemplarisch an Untersuchungen an Frühgeborenen mit niedrigen Retinol-Plasmakonzentrationen (Peeples et al. 1991). Bei erniedrigten Plasmaspiegeln zum Zeitpunkt der Geburt, zusammen mit den bei allen Früh- und Neugeborenen erfolgenden Reduktionen der Plasmawerte in den ersten Wochen, zeigt sich eine weitaus langsamere Erholung auf Normalwerte im ersten Lebensjahr als bei Kindern mit normalen Plasmaspiegeln. Erniedrigte Plasmaspiegel in den ersten Entwicklungsmonaten haben aber einen nicht unerheblichen Einfluß auf die Gesamtentwicklung und die Infektstabilität von Säuglingen. Bei reduzierten Retinolplasmaspiegeln sind rezidivierende Infekte häufiger beschrieben (Pinnock u. Badcock 1986; Filteau et al. 1993; Barreto et al. 1994) und zählen daher in Ländern der dritten Welt mit schlechter Vitamin-A-Versorgung zu den wesentlichen Komplikationen im Vitamin-A-Defizit. Hinzu kommt, daß die Serumvitamin-A-Spiegel während Infektionserkrankungen, insbesondere im Bereich der Atemwege weiter abfallen (Neuzil et al. 1994), was einerseits durch einen verstärkten metabolischen Bedarf, andererseits aber auch durch eine verstärkte renale Ausscheidung von Retinol und RBP während akuten Infektionen (Stephensen et al. 1994) erklärt werden kann.

## Möglichkeiten von Prävention und Therapie

Auf der Grundlage der oben beschriebenen Zusammenhänge stellt sich also die Frage, inwieweit eine therapeutische Intervention, insbesondere bei drohenden Frühgeburten oder aber auch bei Frühgeborenen, erfolgen kann, um eine Vorbeugung vor der Entwicklung von Erkrankungen und/oder Unreife der Lunge zu ermöglichen. Ein Weg könnte die intravenöse Gabe von Vitamin A sein, jedoch zeigt sich, daß in den bisher benutzten Infusionssystemen Vitamin A fast vollständig an die Polyethylenschläuche adsorbiert (Zachmann 1989) bzw. durch Licht geschädigt wird. Eine Möglichkeit zur Verbesserung der Verfügbarkeit besteht darin, die Infusionssysteme mit Folie zu verkleiden, um einen weiteren Abbau des Vitamins durch Licht zu vermeiden. Da bisher aber i.v. Vitamin-A-Zubereitungen nicht zur Verfügung stehen, muß also erneut auf den Stellenwert der Versorgung der Mutter mit Vitamin A hingewiesen werden.

Die vorliegenden Ergebnisse von zwei randomisierten doppelblindkontrollierten Studien (Shenai et al. 1987; Pearson et al. 1992) an Frühgeborenen zeigen, daß die Supplementierung mit Vitamin A in einer Studie (Shenai) zu einer erheblichen Reduzierung (55%) des Risikos für bronchopulmonale Dysplasie geführt hat, in einer anderen dagegen keine Veränderung beobachtet wurde. In einer dritten Studie (Italian Collaborative Group on Preterm Delivery 1993) erhielten 12 Frühgeborene über einen Zeitraum von 28 Tagen Vitamin A intravenös (400 I.E./d) und im Verlaufe der Entwicklung auch oral (1500 I.E./d). Im Zuge der Supplementierung kam es zu einer deutlichen Veränderung der anfangs erniedrigten Plasma- und RBP-Werte. Letzteres ist ein Hinweis darauf, daß bei Frühgeborenen tatsächlich ein Vitamin-A-Defizit besteht, da nur dann ein Anstieg des RBP beobachtet wird, wenn tatsächlich ein Vitamin-A-Defizit vorliegt (Prinzip des Relative Dose Response Testes). Ein direkter Effekt der Plasmakonzentration auf die Entwicklung der BPD konnte jedoch nicht festgestellt werden. Die Autoren kommen auch folgerichtig zu dem Schluß, daß der Plasmaspiegel alleine kein Indikator für die Beurteilung der Entwicklung der BPD darstellt. Diesem kann unter Berücksichtigung der vorausgegangenen Erörterung nur zugestimmt werden, da der Plasmaspiegel kaum die Versorgung der Lunge mit Vitamin A reflektiert. Es muß jedoch berücksichtigt werden, daß auch in dieser Studie gezeigt wurde, daß offensichtlich Frühgeborene einen relativen Vitamin-A-Mangel aufweisen und daher ihrer Versorgung mit Vitamin A ein besonderes Augenmerk zukommen muß. Auf der anderen Seite jedoch

erscheint die Vitamin-A-Versorgung des Frühgeborenen zur Erreichung ausreichender Konzentrationen in der Lunge entweder nicht genügend zu sein oder aber die Verfügbarkeit des Vitamins für die entsprechenden Zellen der Lunge ist nicht gegeben. Eine alternative Lösung, die derzeit in Erprobung ist, könnte die inhalative Applikation von Vitamin A sein. Auf diesem Wege wird die Lunge direkt erreicht und die inhalativ applizierten Retinylester können in die Zellen aufgenommen und kontrolliert verstoffwechselt werden, wie dies in verschiedenen tierexperimentellen Studien gezeigt wurde (Biesalski et al. 1993; Biesalski u. Schulte 1995).
Auch die inhalative Anwendung kann nur als therapeutische Intervention bei unzureichender Vitamin-A-Versorgung des Frühgeborenen gelten. Wesentlich wichtiger ist die Versorgung der Mutter während der Schwangerschaft mit Vitamin A, wobei das teratogene Risiko einer Vitamin-A-Supplementierung in der Schwangerschaft ebensowenig vernachlässigt werden sollte wie das Risiko eines relativen Defizites.

## Vitamin-A-Supplementierung während Schwangerschaft und Laktation

Vor dem Hintergrund der Empfehlungen des Bundesgesundheitsamtes (BGA), junge Frauen, die schwanger werden wollen oder schwanger sind, vor dem Verzehr von Leber zu warnen, ist es wenig hilfreich, eine grundsätzliche Empfehlung dahingehend zu geben, daß auf den Verzehr von Leber durch Frauen im konzeptionsfähigen Alter gänzlich verzichtet werden sollte. Eine solche Empfehlung würde möglicherweise eine Entwicklung einleiten, die aus den folgenden Gründen nicht im Sinne eines präventiven Gesundheitsschutzes sein kann:
1. Die Hauptquelle für natürliches, präformiertes Vitamin A in der menschlichen Nahrungskette stellt tierische Leber dar. Eine ausreichende Deckung unseres Vitamin-A-Bedarfs, insbesondere aber eine ausreichende Bildung von Vitamin-A-Speichern (Biesalski u. Weiser 1993), ist nach derzeitigem Kenntnisstand aus β-Karotin, dem Provitamin A, welches nur in Pflanzen vorkommt, nur dann

zufriedenstellend möglich, wenn auf eine tägliche Zufuhr von β-karotinreichen Gemüsen (Karotten, Spinat etc.) oder Säften geachtet wird.

2. Auch die unzureichende Zufuhr von Vitamin A beinhaltet Risiken für die Embryonalentwicklung, als auch für die Zeit der Neugeborenenperiode.

So konnte in verschiedenen Interventionsstudien eindrucksvoll demonstriert werden, daß die Zahl an Neuralrinnendefekten bei Frauen mit Multivitamin-Supplementierung gegenüber solchen, die nicht supplementieren, signifikant geringer war. Neben der Folsäure war vor allen Dingen eine mäßige Substituierung mit Vitamin A (4000–6000 I.E.) ein ausschlaggebender Parameter für die Verringerung solcher Defekte.

Trotz unzureichender Datenlage muß festgehalten werden, daß Frauen in konzeptionsfähigem Alter mehr als 10 000 I.E. Vitamin A (als Nahrungsmittelergänzung) pro Tag nicht überschreiten sollten (Biesalski 1993). Diese Begrenzung beinhaltet einen großen Sicherheitsfaktor und ist nicht etwa ein kritischer Grenzwert.

Da Leberproben Konzentrationen bis über 100 000 I.E. pro 100 Gramm enthalten können, kann bezüglich des Leberverzehrs die folgende Empfehlung unter Berücksichtigung der Sicherheitsfaktoren gegeben werden:

Frauen, bei denen Kinderwunsch besteht, sollten auf den Verzehr von Leber verzichten. Stattdessen sollten verstärkt karotinreiche Säfte oder Gemüse verzehrt werden. Bei vollständigem Verzicht auf tierische Leber bzw. auf andere Vitamin-A-Träger (Fleisch, Wurst, Butter, Käse) ist eine moderate Substituierung (1000–3000 I.E./Tag) mit Vitamin A- und β-karotinhaltigen Multivitaminen zu empfehlen.

Frauen, bei denen eine Konzeption nicht sicher ausgeschlossen ist, müssen auf den Verzehr von Leber nicht verzichten, sollten jedoch die Portionsgröße klein halten und dabei lieber zweimal eine kleine Portion von 50–75 g pro Monat verzehren, als einmalig große Portionen.

Bei bestehender Schwangerschaft ist gegen einen Verzehr von Leber bezüglich der darin enthaltenen Vitamin-A-Konzentrationen im 2. und 3. Trimenon nichts einzuwenden.

Die Bedeutung des Vitamin A für Lungenentwicklung und Funktion wurde erst in den letzten Jahren durch die Anwendung molekularbiologischer und morphologischer Verfahren erkannt. Eine ausreichende Versorgung der Mutter ist für die Entwicklung des Kindes von entscheidender Bedeutung. Vitamin A ist essentieller Bestandteil unserer Ernährung und daher nicht zu ersetzen. Toxische und teratogene Effekte sind erst dann zu befürchten, wenn die in unserer Nahrung zu findenden Konzentrationen erheblich überschritten werden (Biesalski 1989).

## Literatur

Barreto ML, Santos LMP, Assis AMO et al. (1994) Effect of vitamin A supplementation on diarrhoea and acute lower-respiratorytract infections in young children in Brazil. Lancet 344:228–231

Basu TK, Wein EE, Gangopadhyay KC et al. (1994) Plasma vitamin A (retinol) and retinol-binding protein in newborns and their mothers. Nutr Res 14:1297–1303

Biesalski HK (1989) Comparative assessment of the toxicology of vitamin A and retinoic acid. Toxicology 27:117–161

Biesalski HK (1990) Separation of retinyl esters and their geometric isomers by isocratic adsorption high-performance liquid chromatography. Methody in Encymol 189:83–91

Biesalski HK (1993) Vitamin A-Teratogenität. Der Frauenarzt 34:19–21

Biesalski HK, Schulte C (1995) Effects of intratracheal application of vitamin A on concentrations of retinol derivatives in plasma, lungs and selected tissues of rats. J Nutr (submitted)

Biesalski HK, Weiser H (1993) β-Carotene supplements cannot meet all vitamin A requirements of vitamin A-deficient rats. In: Canfield LM, Krinsky NI, Olson JA (eds) Carotenoids in human health. Ann NY Acad Sci 691:216–219

Biesalski HK, Fürst P, Kasper W (Hrsg) (1995) Ernährungsmedizin. Thieme, Stuttgart

Brandt RB, Mueller DG, Schroeder JR et al. (1978) Serum vitamin A in premature and term infants. J Pediatr 92:101–104

Chytil F (1992) The lung and vitamin A. Am J Physiol 262:L517–L527

Deschamps J, DeLaaf R, Joosen L et al. (1987) Abundant expression of homeobox genes in mouse embryonal carcinoma cells correlates with chemically induced differentiation. Proc Natl Acad Sci USA 84:1304–1308

Dolle P, Ruberte E, Kastner P et al. (1989) Differential expression of genes encoding α, β and γ retinoic acid receptors and CRABP in the developing limbs of the mouse. Nature 342:702–704

Dolle P, Ruberte E, Lerox P et al. (1990) Retinoic acid receptors and cellular retinoic acid binding proteins I. A systematic study of their differential pattern of transcription during mouse organogenesis. Development 110:1133–1151

Ehrenkranz RA, Bonta BW, Ablow RC, Warshaw JB (1978) Amelioration of bronchopulmonary dysplasia after Vitamin E administration. A preliminary report. N Engl J Med 299:564–569

Filteau SM, Morris SS, Abbott RA et al. (1993) Influence of morbidity on serum retinol of children in a community-based study in northern Ghana. Am J Clin Nutr 58:192–197

Frank L (1991) Developmental aspects of experimental pulmonary oxygen toxicity. Free Radical Biol Med 11:463–494

Geevarghese SK, Chytil F (1994) Depletion of retinyl esters in the lungs coincides with lung prenatal morphological maturation. Biochem Biophys Res Com 200:529–535

Gerlach T, Biesalski HK, Bässler KH (1988) Serum Vitamin A-Bestimmungen und ihre Aussagekraft zum Vitamin A-Status. Z Ernährungswiss 27:57–70

Gerlach, T, Biesalski HK, Weiser H et al. (1989) Vitamin A in parenteral nutrition: uptake and distribution of retinyl esters after intravenous application. Am J Clin Nutr 50:1029–1038

Goldin GV, Opperman LA (1980) Induction of supernumerary tracheal buds and the stimulation of DNA synthesis in the embryonic chick lung and trachea by epidermal growth factor. J Embry Exptl Morph 60:235–243

Grummer MA, Thet LA, Zachman RD (1994) Expression of retinoic acid receptor genes in fetal and newborn rat lung. Pediatr Pulmonol 17:234–238

Gutcher GR, Lax AA, Farrell PM (1984) Vitamin A losses to plastic intravenous infusion devices and an improved method of delivery. Am J Clin Nutr 40:8–13

Haigh R, D'Souza SW, Micklewright L et al. (1989) Human amniotic fluid urogastrone (epidermal growth factor) and fetal lung phospholipids. Br Obstet Gynaecol 96:171–178

Hustead VA, Zachman RD (1986) The effect of antenatal dexamethasone on maternal and fetal retinol-binding protein. Am J Obstet Gynecol 154:203–205

Hustead VA, Gutcher GR, Anderson SA, Zachman RD (1984) Relationship of vitamin A (retinol) status to lung disease in the preterm infant. J Pediatr 105:610–615

Italian Collaborative Group on Preterm Delivery (ICGPD) (1993) Supplementation and plasma levels of vitamin A in premature newborns at risk for chronic lung disease. Dev Pharmacol Ther 20:144–151

Kitterman JA, Liggins GC, Clements JA et al. (1981b) Inhibitors of prostaglandin synthesis, tracheal fluid and surfactant in fetal lambs. J Appl Physiol 51:1562–1567

Krust A, Kastner P, Petkovich M et al. (1989) A third human retinoic acid receptor, hRAR-γ. Proc Natl Acad Sci USA 86:5310–5314

Kurokawa R, DiRenzo J, Boehm M et al. (1994) Regulation of retinoid signalling by receptor polarity and allosteric control of ligand binding. Nature 371:528–531

Langley SC, Phillips GJ, Tahedl S, Kelly FJ (1992) Dietary supplementation of vitamin E fails to prevent the development of hyperoxid lung injury in the premature guinea pig. Comp Biochem Physiol 103A:793–799

Lorenzo JA, Quinton J, Sousa S, Raisz LG (1986) Effects of DNA and prostaglandin synthesis inhibitors on the stimulation of bone resorption by epidermal growth factor in fetal rat long-bone cultures. J Clin Invest 77:1897–1902

Maden M (1993) The effect of vitamin A (retinoids) on pattern formation implies a uniformity of developmental mechanisms throughout the animal kingdom. Acta Biotheor 41:425–445

Marino PA, Rooney SA (1980) Surfactant secretion in a newborn rabbit lung slice model. Biochim Biophys Acta 620:509–519

Metzler MD, Snyder JM (1993) Retinoic acid differentially regulates expression of surfactant-associated proteins in human fetal lung. Endocrinology 133:1990–1998

Morré DM (1992) Intracellular actions of vitamin A. In: Jeon KW, Friedlander M (eds) International review of cytology. Academic Press, San Diego, pp 1–31

Mupanemunda RH, Lee DSC, Fraher LJ et al. (1994) Postnatal changes in serum retinol status in very low birth weight infants. Early Hum Dev 38:45–54

Napoli JL, Beck CD (1984) α-Tocopherol and phylloquinone as non-competitive inhibitors of retinyl esters hydrolysis. Biochem J 223:267–270

Napoli JL, McCormick AM, O'Meara B, Dratz EA (1984) Vitamin A metabolism: α-Tocopherol modulates tissue retinol levels in vivo, and retinyl palmitate hydrolysis in vitro. Arch Biochem Biophys 230:194–202

Nervi C, Volberg M, George D et al. (1991) Expression of nuclear retinoic acid receptors in normal tracheobronchial cells and in lung carcinoma cells. Exp Cell Res 195:163–170

Nogee LM, Wispé JR, Clark JC et al. (1991) Increased expression of pulmonary surfactant proteins in oxygen-exposed rats. Am J Respir Cell Mol Biol 4:102–107

Neuzil KM, Chytil F, Stahlman MT et al. (1994) Serum vitamin A levels in respiratory syncytial virus infection. J Pediatr 124:433–436

Oberg KC, Carpenter G (1989) EGF-induced $PGE_2$ release is synergistically enhanced in retinoic acid treated fetal rat lung cells. Biochem Biophys Res Com 162:1515–1521

Oberg KC, Soderquist AM, Carpenter G (1988) Accumulation of EGF receptors in retinoic acid treated fetal rat lung cells is due to enhanced receptor synthesis. Mol Cell Endocrinol 2:959–965

Odom MJ, Snyder JM; Boggaram V, Mendelson CR (1988) Glucocorticoid regulation of the major surfactant associated protein (SP-A) and its messenger ribonucleic acid and of morphological development of human fetal lung in vitro. Endocrinology 123:1712–1720

Okabe T, Yorifuji H, Yamada E, Rakaku R (1984) Isolation and characterization of vitamin A-storing lung cells. Exp Cell Res 154:125–135

Ong DE, Chytil F (1976) Changes in levels of cellular retinol- and retinoic-acid-binding proteins of liver and lung during perinatal development of rat. Proc Natl Acad Sci USA 73:3976–3978

Pearson E, Bose C, Snidow T et al. (1992) Trial of vitamin A supplementation in very low birth weight infants at risk for bronchopulmonary dysplasia. J Pediatr 121:420–427

Peeples JM, Carlson SE, Werkman SH, Cooke RJ (1991) Vitamin A status of preterm infants during infancy. Am J Clin Nutr 53:1455–1459

Pinnock CB, Badcock RM (1986) Vitamin A status in children who are prone to respiratory tract infections. Aust Paediatr J 22:95–99

Saldahna RL, Cepeda EE, Poland RL (1982) The effect of vitamin E prophylaxis on the incidence and severity of bronchopulmonary dysplasia. J Paediatr 101:81–93

Scott WJ, Walter R, Tzimas G et al. (1994) Endogenous status of retinoids and their cytosolic binding proteins in limb buds of chick vs mouse embryos. Dev Biol 165:397–409

Shah RS, Rajalakshmi R (1984) Vitamin A status of the newborn in relation to gestation age, body weight and maternal nutritional status. Am J Clin Nutr 40:794–800

Shenai JP, Chytil F, Jhaveri A, Stahlman MT (1981) Plasma vitamin A and retinol-binding protein in premature and term neonates. J Pediatr 99:302–305

Shenai JP, Chytil F, Stahlman MT (1985) Liver vitamin A reserves of very low birth weight neonates. Pediatr Res 19:892–893

Shenai JP, Kennedy KA, Chytil F, Stahlman MT (1987) Clinical trial of vitamin A supplementation in infants susceptible to bronchopulmonary dysplasia. J Pediatr 111:269–277

Shenai JP, Rush MG, Stahlman MT, Chytil F (1990) Plasma retinol-binding protein response to vitamin A administration in infants susceptible to bronchopulmonary dysplasia. J Pediatr 116:607–614

Snyder JM (1991) The biology of the surfactant-associated proteins. In: Bourbon JR (ed) Pulmonary surfactant: biochemical, functional, regulator, and clinical concepts. CRC Press, Boca Raton, FL, pp 105–126

Sommer A (1993) Vitamin A supplementation and childhood morbidity. Lancet 342:1420

Stahlman MT (1984) Chronic lung disease following hyaline membrane disease. In: Stern L, Vert P (eds) Neonatal medicine. Masson, New York, pp 454–473

Stephensen CB, Alvarez JO, Kohatsu J et al. (1994) Vitamin A is excreted in the urine during acute infection. Am J Clin Nutr 60:388–392

Stofft E, Biesalski HK, Zschaebitz A, Weiser H (1993) Morphological changes in the trachealepithelium of guinea pigs in conditions of „marginal" vitamin A deficiency. Int J Vit Nutr Res 62:134–142

Sundell HW, Gray ME, Serenius FS et al. (1979) Effects of epidermal growth factor on lung maturation in fetal lambs. Am J Pathol 100:707–726

Takasu N, Sato S, Yamada T, Shimizu Y (1987) Epidermal growth factor (EGF) and tumor promoter 12-O-tetradecanolyphorbol 13-acetate (TPA) stimulate PG synthesis and thymidine incorporation in cultured porcine thyroid cells. Biochem Biophys Res Comm 143:880–884

Vasios GW, Gold JD, Petkovich M et al. (1989) A retinoic acid-responsive element is present in the 5′flanking region of the laminin B1 gene. Proc Natl Acad Sci USA 86:9099–9103

Weaver TE, Whitsett JA (1991) Function and regulation of expression of pulmonary surfactant-associated proteins. Biochem J 273:249–264

West KP, Pokhrel RP, Katz J et al. (1991) Efficacy of vitamin A in reducing preschool child mortality in Nepal. Lancet 338:67–71

Zachman RD (1989) Retinol (vitamin A) and the neonate: special problems of the human premature infant. Am J Clin Nutr 50:413–424

Zachman RD, Tsao FHC (1988) Retinyl ester synthesis by isolated adult rabbit lung type II cells. Int J Vit Nutr Res 58:161–165

Zachman RD, Kakkad B, Chytil F (1984) Perinatal lung retinol (vitamin A) and retinyl palmitate. Pediatr Res 18:1297–1299

## Diskussion

*Elmadfa, Wien:*
Ich begrüße Ihre Aussage, daß die Versorgung von Frühgeborenen und reifen Neugeborenen über die Sicherstellung des mütterlichen Bedarfes gewährleistet sein soll. Wir konnten in einer eigenen Untersuchung bei 100 Schwangeren in der 34. Schwangerschaftswoche einen sehr schlechten Versorgungszustand mit diesen Vitaminen feststellen.

*Biesalski:*
Es sollte an dieser Stelle nochmals mit Nachdruck betont werden, daß die Ernährung der Schwangeren sehr gezielt betrieben werden

sollte, um eine entsprechende Bedarfsdeckung zu erzielen. Noch nicht geklärt ist die Frage, wie kontinuierlich eine Zufuhr von z. B. entsprechenden antioxidativ wirksamen Vitaminen erfolgen muß.

*Sies, Düsseldorf:*
Retinolpalmitat kann als Provitamin A bezeichnet werden, da es kontrolliert erzeugt wird. Ich finde die Idee, es direkt inhalativ einzusetzen, sehr interessant. Ein weiterer Weg könnte über das β-Karotin bzw. über die Karotinoide führen, die ebenfalls als Provitamin A anzusehen sind. Könnten Sie dazu Stellung nehmen? Gibt es Untersuchungen, die den Einfluß der Karotinoidzufuhr auf die Vitamin-A-Speicher aufzeigen?

*Biesalski:*
Wir haben in den Annals New York Acad. Sci. (1993) die Aufsättigung marginal depletierter Tiere mit β-Karotin aufgezeigt. Wir konnten beobachten, daß in der Leber und verschiedenen anderen Geweben die Konzentrationen der Retinylester zunehmen. Im Respirationstrakt kommt es trotz Zunahme des β-Karotin zu einer Abnahme der Retinylester. Die Interpretation dieses Ergebnisses ist schwierig. Es unterstreicht einerseits die Bedeutung von Vitamin A für die Lungenreifung und könnte andererseits, salopp ausgedrückt bedeuten: die Zelle hat über β-Karotin und dessen Spaltung eine ausreichende Vitamin-A-Versorgung, so daß sie keine Notwendigkeit sieht, Retinylester zu speichern. Durch β-Karotin ist jedoch keinerlei Anstieg der zirkulierenden Retinylester zu erzielen.

*Hübner, Berlin:*
Sie führten aus, daß Laminin bei Vitamin-A-Mangel weniger exprimiert werde. Korreliert damit auch die Plattenepithelbildung?

*Biesalski:*
Möglicherweise. Es gibt ein „Responsive Element" für Laminin auf dem RHR, das derzeit stark, vor allem von führenden britischen Gruppen, erforscht wird. Es ist anzunehmen, daß das Auftreten einer Metaplasie damit teilweise korreliert.

*Burdelski, Hamburg:*
Darf ich eine skeptische Frage in den Raum stellen: Sind die von Ihnen geschilderten Entwicklungen physiologische Entwicklungen? Ist es vorstellbar, daß wir durch das „Drehen an verschiedenen Schrauben" ein Ungleichgewicht erzielen? Ich habe bisher in der Natur noch nichts „Blödes" gesehen. Könnte sich die Natur bei einem meßbaren Abfall von „Schutzfaktoren" etwas gedacht haben?

*Biesalski:*
Das ist im Prinzip richtig; dies sind physiologische Abläufe. Nur, um diese physiologischen Entwicklungen einleiten zu können, jetzt speziell den Abfall der Retinylester in der Lunge, müssen diese erst einmal vorhanden sein. Wenn die Versorgung der Mutter und damit die des ungeborenen Kindes schlecht ist, sind Retinylester in nur ungenügender Menge vorhanden, so daß das Denken in „physiologischen" Abläufen nicht zum Tragen kommen kann.

# Therapie von Lungenerkrankungen mit Antioxidanzien

R. Buhl, J. Bargon und W. Caspary

## Belastung der Lunge mit Oxidanzien

Freie Radikale sind Atome oder Moleküle mit einem oder mehreren unpaaren Elektronen und dadurch ausgeprägter Reaktionsfähigkeit. Vom Sauerstoffmolekül abgeleitete freie Radikale werden auch als Oxidanzien bezeichnet. Beide Begriffe werden oft synonym gebraucht, da medizinisch relevante freie Radikale meist reaktive Sauerstoffspezies oder daraus entstehende Verbindungen sind. Durch ihre extreme Reaktivität können Oxidanzien die Struktur und damit die Funktion nahezu aller Zielmoleküle verändern. Zellen können irreversibel geschädigt werden, indem Oxidanzien strukturelle Bestandteile angreifen, mit vitalen Stoffwechselprozessen interferieren oder die DNA verändern. Die extrazelluläre Inaktivierung wichtiger Moleküle kann indirekt Schäden hervorrufen (Schraufstätter u. Cochrane 1991; Warren et al. 1991).
Auch die gesunde Lunge ist einer ständigen Belastung mit Oxidanzien ausgesetzt. Die Atmung exponiert das empfindliche alveoläre Gewebe gegenüber gasförmigen, flüssigen und partikulären Luftschadstoffen im Zigarettenrauch, in Auto- und Industrieabgasen. Selbst die physiologische Infektabwehr verursacht eine Oxidanzienbelastung der Lunge. Der Respirationstrakt ist Eintrittspforte einer Vielzahl von Infektionserregern, die von Phagozyten mit Hilfe der bakteriziden Eigenschaften freier Radikale abgetötet werden. Oxidanzien werden dabei unweigerlich auch nach extrazellulär freigesetzt. Ebenso ist der Zellstoffwechsel eine ständige Quelle freier Radikale, z. B. als Nebenprodukte der mitochondrialen

Atmung (Church u. Pryor 1991; Cross u. Halliwell 1991; Parsons et al. 1991; Crystal et al. 1991; Schraufstätter u. Cochrane 1991; Warren et al. 1991).

## Antioxidanzien in der Lunge

In der gesunden Lunge ist die destruktive Potenz von Oxidanzien durch mehrfach redundante intra- und extrazelluläre antioxidative Schutzmechanismen kontrolliert. Antioxidanzien limitieren die pharmakodynamische oder toxische Wirkung freier Radikale durch Umwandlung in weniger reaktive Spezies, so daß konzeptionell ein Gleichgewicht zwischen Oxidanzien und Antioxidanzien besteht. Wichtige Antioxidanzien in der Lunge sind Enzymsysteme, z. B. Superoxiddismutase, Katalase und das Glutathionsystem, Makromoleküle, z. B. Ceruloplasmin und Transferrin sowie eine Vielzahl kleiner Moleküle, v. a. Glutathion und die Vitamine β-Karotin, C und E (Murderly u. Samet 1991; Davis u. Pacht 1991; Reilly et al. 1991; Heffner u. Repine 1991; Crystal et al. 1991).

## Das Glutathionsystem in der Lunge

Glutathion, ein Tripeptid aus den Aminosäuren Glutaminsäure, Zystein und Glyzin (L-γ-glutamyl-L-cysteinyl-glyzin) spielt intra- und extrazellulär eine dominierende Rolle unter den kleinmolekularen Antioxidanzien. Durch seine freie Sulfhydrylgruppe ist Glutathion in der Lage, Zellen und extrazelluläre Strukturen vor Oxidanzien und toxischen Xenobiotika zu schützen. Darüber hinaus spielt es eine Schlüsselrolle in einer Vielzahl von Stoffwechselprozessen, bei der Synthese von Leukotrienen, Proteinen oder Vorläufermolekülen der DNA ebenso wie bei der Aktivierung und Regulation von Enzymen und der Modulation der Immunantwort (Cantin u. Bégin 1991; Buhl u. Vogelmeier 1994).
Glutathion ist in der den tiefen Respirationstrakt auskleidenden „epithelial lining fluid" der Lunge (ELF) in sehr hohen Konzentrationen vorhanden, die die Plasmaspiegel um ein Vielfaches über-

steigen. Das bei der Reaktion von reduziertem Glutathion (GSH) im Glutathionredoxzyklus oder durch direkte Oxidation entstehende oxidierte Glutathion (GSSG) wird durch das Enzym Glutathionreduktase wieder zu GSH reduziert. Die ELF der gesunden Lunge enthält alle Elemente des Redoxzyklus des Glutathionsystems, Glutathionperoxidase, Glutathionreduktase und β-NADPH, um therapeutisch in die Lunge eingebrachtes Glutathion zur Entgiftung von toxischen Sauerstoffradikalen einzusetzen bzw. um oxidiertes Glutathion wieder in den reduzierten Zustand zu überführen (Cantin et al. 1987b; Buhl et al. 1989; Cantin u. Bégin 1991; Morris u. Bernard 1994; Buhl u. Vogelmeier 1994).

## Oxidanzen und entzündliche Lungenerkrankungen

Die Belastung der Lunge mit freien Radikalen kann im Rahmen von Lungenerkrankungen stark zunehmen. Als Folge der Akkumulation und Aktivierung von Entzündungszellen im tiefen Respirationstrakt ist bei akuten und chronischen entzündlichen Erkrankungen der Lunge das Gleichgewicht zwischen Oxidanzien und Antioxidanzien durch eine gesteigerte Belastung der alveolären Strukturen mit Oxidanzien und/oder einen verringerten Bestand der Lunge an Antioxidanzien gestört, so daß die alveolären Strukturen der Patienten ständig toxischen Radikalen ohne adäquaten Schutz ausgeliefert sind. Bei vielen chronischen entzündlichen Lungenerkrankungen unbekannter Ätiologie fehlt zudem das Substrat der Abwehrreaktion, so daß sich die als Folge der Aktivierung gebildeten Oxidanzien in erster Linie gegen das alveoläre Gewebe richten (Cantin u. Bégin 1991; Crystal et al. 1991; Parsons et al. 1991; Warren et al. 1991; Buhl et al. 1994; Buhl 1994a).
Eine über das normale Maß hinausgehende Belastung des alveolären Gewebes mit Oxidanzien ist ein wesentlicher pathogenetischer Faktor der Lunge des Zigarettenrauchers (Church u. Pryor 1991), der idiopathischen Lungenfibrose (Cantin et al. 1987a; Strausz et al. 1990; Meyer et al. 1994; Meier-Sydow et al. 1994), der Lunge nach Infektion mit dem *Human Immundeficiency Virus* (HIV) (Legrand-Poels et al. 1990; Buhl et al. 1993b; Buhl et al. 1994; Buhl

1994a, b) und der Mukoviszidose (Roum et al. 1993). Andere Lungenerkrankungen, für die eine gesteigerte Oxidanzienbelastung der pulmonalen Strukturen mit konsekutiver Gewebszerstörung als gesichert gelten kann, sind die akute und chronische Bronchitis, das Asthma bronchiale, das Lungenemphysem, der akute Lungenschock, die Sarkoidose, Pneumokoniosen, die Hyperoxie, z. B. bei beatmeten Patienten und Atemwegserkrankungen durch Schadstoffbelastungen der Atemluft. Auch in der Reperfusionsphase nach Ischämien oder nach Exposition gegen energiereiche Strahlung steigt die Oxidanzienbelastung der Lunge an (Barnes 1990; Schraufstätter u. Cochrane 1991; Pacht et al. 1991; Repine 1992).

## Die Lunge des Zigarettenrauchers

Die Lunge des Zigarettenrauchers stellt ein einzigartiges Modell zum Studium der durch Oxidanzien verursachten Pathophysiologie und -anatomie an einem zunächst prinzipiell gesunden Organ dar. Über die Belastung durch die im Zigarettenrauch enthaltenen Oxidanzien hinaus ist das alveoläre Gewebe des Rauchers noch den Folgen der stets mit dem Inhalationsrauchen verbundenen chronischen Entzündung des tiefen Respirationstraktes ausgesetzt, die sich in einer Zunahme der bronchoalveolären Entzündungszellen um den Faktor 2–4 und in einer Zunahme des Anteils der neutrophilen Granulozyten am Differentialzellbild der bronchoalveolären Lavage (BAL) von <1% auf 2–5% ausdrückt (Church u. Pryor 1991). Alveolarmakrophagen von Rauchern, mit einem relativen Anteil von über 90% am Differentialzellbild die dominierende Zellpopulation im tiefen Respirationstrakt, sind aktiviert und setzen spontan, d. h. ohne zusätzliche Stimulation, vermehrt Sauerstoffradikale frei, wohl als Reaktion auf die chronische Stimulation durch partikuläre Bestandteile des Zigarettenrauches (Church u. Pryor 1991; Cantin u. Bégin 1991; Crystal et al. 1991; Buhl et al. 1993b). Die Glutathionspiegel in der ELF der Lunge von Zigarettenrauchern sind mehr als doppelt so hoch wie bei gesunden Nichtrauchern, während die Glutathionspiegel im Plasma der Raucher nahezu normal sind. Offenbar versucht sich die zunächst gesunde Lunge des

Rauchers durch Steigerung der antioxidativen Schutzmechanismen vor der enormen mit Zigarettenrauchen verbundenen Oxidanzienbelastung zu schützen, und zwar durch eine Erhöhung der Glutathionspiegel in der ELF um den Faktor 2–4 (Cantin et al. 1987b; Cantin u. Bégin 1991; Buhl 1991; Buhl u. Vogelmeier 1994).

## Idiopathische Lungenfibrose

Die idiopathische Lungenfibrose (IPF), eine chronische, progredient verlaufende interstitielle Lungenerkrankung ungeklärter Ätiologie, ist charakterisiert durch eine entzündliche Infiltration des alveolären Gewebes, v. a. mit aktivierten Alveolarmakrophagen und neutrophilen Granulozyten, die vermehrt freie Radikale produzieren und freisetzen, durch die Zerstörung alveolären Parenchyms und durch den Ersatz des untergegangenen Gewebes durch fibrotische, funktionsuntüchtige Strukturen (Cantin et al. 1987a; Strausz et al. 1990; Meier-Sydow et al. 1994; Meyer et al. 1994). Im Gegensatz zu Zigarettenrauchern besteht in der Lunge von IFP-Patienten ein schwerer Glutathionmangel, möglicherweise als Folge der erhöhten Oxidanzienbelastung. Die Glutathionspiegel in der ELF der IPF-Lunge sind auf 50% der normalen Werte erniedrigt, ohne daß die Plasmaspiegel von dem Glutathionmangel nennenswert betroffen sind. Das dadurch noch verstärkte Ungleichgewicht zwischen von Entzündungszellen vermehrt freigesetzten Oxidanzien und schützenden Antioxidanzien steht im Mittelpunkt der Pathogenese des die IPF als Vorstufe des fibrotischen Organumbaus auszeichnenden Lungenparenchymschadens (Cantin et al. 1987a; Cantin et al. 1989; Strausz et al. 1990; Borok et al. 1991; Cantin u. Bégin 1991; Buhl et al. 1993a; Meyer et al. 1993; Buhl 1994a; Meyer et al. 1994). Dies gilt um so mehr, als in der den tiefen Respirationstrakt auskleidenden „epithelial lining fluid" bei IPF-Patienten Myeloperoxidase nachweisbar ist, so daß entstehendes Wasserstoffperoxid in die noch aggressivere hypochlorige Säure umgewandelt werden kann (Cantin et al. 1987a; Weiss 1989). Zudem spielt extrazelluläres Glutathion über die antioxidative Funktion hinaus in der IPF-Lunge eine wichtige Rolle bei der Regulation der Fibroblastenaktivität. Physiologische extrazelluläre GSH-Konzentrationen hemmen die Fibroblastenproliferation in vitro, d. h. der GSH-Mangel in der IPF-Lunge könnte die Fibroblastenproliferation und damit den fibrotischen Umbau des Organs zusätzlich begünstigen (Cantin et al. 1990).

## Infektion mit dem Human Immunodeficiency Virus

Eine Vielzahl von Befunden deuten auf eine über die Gewebstoxizität hinausgehende Beteiligung oxidativer Phänomene an der Pathogenese der Immundysfunktionen und Organschäden nach Infektion mit dem *Human Immunodeficiency Virus* hin (Buhl et al. 1989; Legrand-Poels et al. 1990; Crystal et al. 1991; Staal et al. 1992; Buhl et al. 1993b; Buhl 1994b). So kommt es nach HIV-Infektion zu einer generalisierten Aktivierung des zellulären Infektabwehrsystems der Lunge mit vermehrter Oxidanzienfreisetzung durch Entzündungszellen und zu schweren Störungen des Glutathionstoffwechsels. Bereits noch völlig asymptomatische HIV-infizierte Patienten im CDC-Stadium II weisen einen ausgeprägten systemischen Glutathionmangel auf, der neben dem ELF- auch das Plasmakompartiment betrifft. Die Spiegel im Plasma sind auf 30% und in der ELF der Lunge auf 60% der normalen Werte reduziert. Besonders bemerkenswert ist, daß der Glutathionmangel schon früh nach HIV-Infektion auftritt, im Tierexperiment bereits nach wenigen Tagen (Eck et al. 1991), während es im Verlauf zum Vollbild des *Acquired Immunodeficiency Syndrome* zu keinem weiteren Abfall der Glutathionkonzentrationen mehr kommt (Buhl et al. 1989; Eck et al. 1989; de Quay et al. 1992; Staal et al. 1992; Buhl et al. 1993b; Buhl 1994b). Die Lunge ist nach HIV-Infektion offenbar nicht mehr in der Lage, eine vermehrte Belastung mit Oxidanzien mit einer Steigerung der Glutathionspiegel in der ELF zu beantworten. Angesichts des schweren Ungleichgewichtes zwischen Oxidanzien und Antioxidanzien überrascht es nicht, daß bereits noch völlig asymptomatische HIV-Infizierte interstitielle Lungenveränderungen aufweisen. Darüber hinaus können extrazelluläre Oxidanzien viele zelluläre Immunfunktionen stören und sogar die Expression des

HIV-Genoms in latent infizierten Zellen steigern, so daß die als Folge der inadäquaten Aktivierung des Infektabwehrsystems der Lunge bei gleichzeitigem systemischen Glutathionmangel auftretende Störung des Gleichgewichtes zwischen Oxidanzien und Antioxidanzien als ein Element der nach wie vor nicht völlig klaren Pathogenese der mit der HIV-Infektion verknüpften Immundefizienz durchaus denkbar ist (Buhl 1994b). Dies gilt um so mehr, als Glutathion essentiell für die normale Funktion vieler an immunologischen Reaktionen beteiligter Zellen ist. Lymphozyten, Makrophagen und neutrophile Granulozyten werden in ihrer funktionellen Aktivität durch Änderungen der Glutathionkonzentration moduliert. Noch ein weiterer Aspekt der HIV-Infektion darf in diesem Zusammenhang nicht außer acht gelassen werden. Reduziertes Glutathion, Glutathionester und N-Azetylzystein verlangsamen *in vitro* die HIV-Replikation in Zellinien und verhindern die Stimulierung der Virusreplikation durch die Zytokine TNF-α und IL-6 (Kalebic et al. 1991; Poli u. Fauci 1992; Staal et al. 1992; Lioy et al. 1993; Malorni et al. 1993). Andere Thiole, beispielsweise Penicillamin oder 2,3-Mercaptopropanol, inhibieren die HIV-Replikation in ähnlicher Weise. Obwohl die hierfür notwendigen Konzentrationen *in vitro* deutlich über den Glutathionspiegeln *in vivo* lagen, ist doch nicht ausgeschlossen, daß die Steigerung der Glutathionkonzentration *in vivo* eine derartige Wirkung hat, insbesondere da Glutathion intra- und extrazellulär den Hauptteil der Thiole stellt. Die Frage nach einer antioxidativen Therapie der Lunge stellt sich daher bei Patienten mit einer HIV-Infektion in mehrfacher Hinsicht (Buhl et al. 1989; 1993b; Roederer et al. 1992; Staal et al. 1992; Buhl 1994b).

## Mukoviszidose

Die Mukoviszidose oder zystische Fibrose ist die häufigste Erbkrankheit in der kaukasischen Bevölkerung, verursacht durch Mutationen des *„cystic fibrosis transmembrane conductance regulator"* (CFTR)-Gens, bei dessen Produkt es sich wohl um einen Chloridkanal handelt. Obwohl sich die Erkrankung in mehreren Organsystemen manifestiert, bestimmen die Folgen der Lungenbeteiligung das klinische Bild und verursachen die schließlich zum Tode führenden Organkomplikationen (McElvaney et al. 1992). Die entzündlichen Prozesse in den Atemwegen bedingen einen unablässigen Einstrom in erster Linie neutrophiler Granulozyten in die Lunge, wodurch die Zahl der bronchoalveolären Entzündungszellen auf das 100- bis 1000fache der bei Gesunden bestimmten Werte ansteigen kann (Roum et al. 1993). Eine vollständige Elimination der Infektion gelingt dennoch nicht, so daß die phagozytische Aktivität der neutrophilen Granulozyten eine enorme chronische Belastung des Respirationstraktes durch Oxidanzien, Proteasen und andere Entzündungsmediatoren bedingt. Oxidanzien und Proteasen sind zwar in erster Linie gegen Infektionserreger gerichtet, können jedoch auch die epithelialen Oberflächen der Atemwege angreifen, ein zentraler Pathomechanismus der chronischen destruktiven Erkrankung der Atemwege bei Mukoviszidose. Interessanterweise ist auch bei Patienten mit Mukoviszidose ein systemischer Glutathionmangel nachweisbar, die GSH-Spiegel im Plasma sind auf 40% und in der ELF der Lunge auf 30% der Normalwerte erniedrigt (Roum et al. 1993), so daß die Oxidanzienbelastung der Lunge noch potenziert wird (Crystal et al. 1991). Auch für die Mukoviszidose muß daher eine (adjuvante) Therapie mit Antioxidanzien in Betracht gezogen werden.

## Strategien einer antioxidativen Therapie von Lungenerkrankungen

Selbst wenn das gestörte Gleichgewicht zwischen Oxidanzien und Antioxidanzien in der Lunge nur einen Teilaspekt der zugrundeliegenden pathophysiologischen Prozesse widerspiegelt, so ergeben sich aus der Funktion der Antioxidanzien die Grundzüge eines neuen Therapiekonzepts, und es stellt sich die Frage nach einer therapeutischen antioxidativen Strategie. Prinzipiell kann die Oxidanzienbelastung bei Lungenerkrankungen durch Intervention auf verschiedenen Ebenen des Krankheitsprozesses unterdrückt werden (Buhl 1991; Crystal et al. 1991; Borok et al. 1991; Meyer et al. 1993;

Holroyd et al. 1993; Buhl et al. 1993a; Meyer et al. 1994; Buhl u. Vogelemeier 1994). Würde es gelingen, die Rekrutierung von Entzündungszellen in die Lunge zu unterbinden, so wäre dadurch eine Hauptquelle von Oxidanzien ausgeschaltet. Hier ist in erster Linie an antiinflammatorische Medikamente wie die Glukokortikosteroide zu denken, die jedoch nicht zuverlässig wirksam sind (Buhl 1994c). Wäre der die Zellen aktivierende Stimulus bekannt, wie bei den exogen allergischen Alveolitiden, so ließe sich durch Vermeidung dieses Agens die Reaktionskette an dieser Stelle unterbrechen. Schließlich wäre noch die Unterdrückung der Produktion und/oder Freisetzung von Oxidanzien als antioxidative Strategie denkbar. Allerdings zeigt das Krankheitsbild der chronischen Granulomatose, ein genetisch bedingter Defekt des Enzyms NADPH-Oxidase mit konsekutiver Unfähigkeit der Entzündungszellen zur Oxidanzienproduktion und Abtötung phagozytierter Infektionserreger, die damit verbundene Gefahr schwerer bakterieller Infektionen auf.

## Antioxidative Therapie der Lunge mit Glutathion

Die Verstärkung des antioxidativen Schutzschirmes der Lunge bietet sich daher als die zunächst am ehesten praktikable und erfolgversprechende Strategie an (Buhl 1991; Buhl u. Vogelmeier 1994). Die geschilderten Befunde weisen dem Glutathionsystem eine herausragende Rolle unter den antioxidativen Schutzmechanismen der Lunge zu. Die schweren Störungen des Glutathionstoffwechsels bei zahlreichen Lungenerkrankungen im Verein mit seinen zahlreichen, über die antioxidative Protektion hinausgehenden Funktionen machen das Glutathionsystem zu einem vielversprechenden Ansatzpunkt für eine therapeutische, nicht nur antioxidative Intervention. Da sich die Lunge der Zigarettenraucher einer Vermehrung der Glutathionspiegel als antioxidativem Schutzprinzip bedient (Cantin et al. 1987b), da Patienten mit idiopathischer Lungenfibrose (Cantin et al. 1987a; Borok et al. 1991; Meyer et al. 1994), mit einer HIV-Infektion (Buhl et al. 1989; Holroyd et al. 1993; Buhl 1994b), mit Mukoviszidose (Roum et al. 1993) und bei akutem Lungenschock (Pacht et al. 1991; Bunnell u. Pacht 1993) einen Glutathionmangel in der Lunge aufweisen, und da in der BALF von Frühgeborenen, die im folgenden eine chronische Lungenerkrankung entwickelten, ein Glutathionmangel nachweisbar war, während die Glutathionspiegel bei Frühgeborenen ohne Lungenschäden im Verlauf deutlich höher waren (Grigg et al. 1993), liegt es nahe, das Konzept einer antioxidativen Therapie der Lunge am Modell einer Therapie mit Glutathion zu erarbeiten (Buhl et al. 1990; Buhl 1991; Buhl u. Vogelmeier 1994).

## Aerosoltherapie mit reduziertem Glutathion als Modell einer antioxidativen Therapie von Lungenerkrankungen

Der direkte therapeutische Zugang zum tiefen Respirationstrakt in Form der Aerosoltherapie ermöglicht unter Vermeidung systemi-

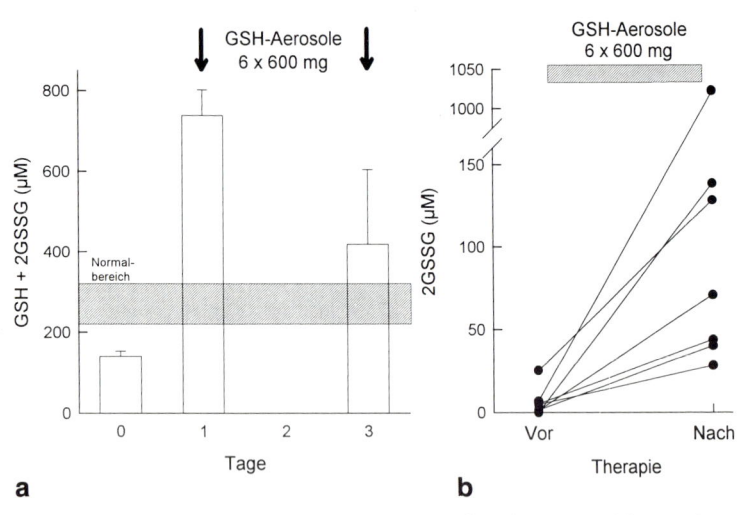

**Abb. 1 a, b.** Aerosoltherapie mit reduziertem Glutathion (GSH) bei Patienten mit idiopathischer Lungenfibrose. **a** Spiegel des Gesamtglutathions in der „epithelial lining fluid" der Lunge nach Gabe von 6 Aerosolen zu je 600 mg GSH vor sowie 1 h nach Gabe des ersten und des letzten Aerosols. **b** Spiegel des oxidierten Glutathions vor und 1 h nach dem letzten GSH-Aerosol

scher Nebenwirkungen lokal hohe Wirkstoffkonzentrationen. Im Tiermodell zeigte sich, daß Glutathion als Aerosol direkt in den tiefen Respirationstrakt eingebracht werden kann. Durch Gabe von reduziertem Glutathion als Aerosol konnten die GSH-Spiegel in der ELF der Lunge auf das über 7fache des Ausgangswerts gesteigert werden. Die erhöhten Spiegel normalisierten sich erst im Verlauf von 2 h wieder. Die GSH-Spiegel in der Lymphe der Lunge, im venösen Plasma und im Urin änderten sich nicht signifikant, d. h. die Aerosoltherapie mit GSH steigerte gezielt nur die Glutathionspiegel in der Lunge der Tiere. Das Glutathionmolekül, insbesondere die leicht oxidierbare freie SH-Gruppe, blieb reduziert und damit funktionell erhalten. Die Gabe von Glutathion als Aerosol ist also ein gangbarer und effektiver Weg zur Steigerung der Glutathionkonzentration in der ELF der Lunge (Buhl et al. 1990). Gleichzeitig bewährte sich die bronchoalveoläre Lavage (BAL) zur Verlaufsbeurteilung des Gleichgewichtes zwischen Oxidanzien und Antioxidanzien in der ELF (Buhl 1994a).

## Aerosoltherapie mit Glutathion bei Patienten mit idiopathischer Lungenfibrose und bei asymptomatischen HIV-infizierten Patienten

Die im Tiermodell entwickelte Strategie einer Aerosoltherapie mit reduziertem Glutathion zur Steigerung des antioxidativen Schutzschirmes in der Lunge konnte auf Patienten mit idiopathischer Lungenfibrose (Borok et al. 1991; Buhl et al. 1993a) und auf Patienten mit einer asymptomatischen HIV-Infektion (Holroyd et al. 1993; Buhl u. Vogelmeier 1994) übertragen werden. Die Patienten erhielten insgesamt 6 Aerosole mit je 600 mg GSH im Abstand von 12 h, d. h. eine Gesamtdosis von 3,6 g GSH. Unter dieser Behandlung normalisierte sich in beiden Kollektiven der initiale Glutathionmangel in der ELF der Lunge für nahezu 3 h, sowohl was das Gesamt- als auch was das reduzierte Glutathion anbelangte (Abb. 1a). Parallel dazu nahm der Anteil des oxidierten Glutathions in der ELF der Lunge deutlich zu (Abb. 1b). Da der Aerosolvorgang das Molekül nicht veränderte (Buhl et al. 1990), mußte Glutathion im Rahmen seiner physiologischen Funktion als antioxidative Substanz durch das Überangebot an extrazellulären Oxidanzien im tiefen Respirationstrakt der Patienten oxidiert worden sein (Borok et al. 1991; Holroyd et al. 1993; Buhl u. Vogelmeier 1994). Zudem ist bekannt, daß Zellen durch Oxidation von GSH intrazellulär entstandenes GSSG exportieren können (Cantin u. Bégin 1991).

Die Aerosoltherapie mit reduziertem Glutathion steigerte aber nicht nur die Spiegel des reduzierten Glutathions und damit den antioxidativen Schutz in der Lunge. Die spontane Freisetzung des Superoxidanions durch Alveolarmakrophagen, ein zentraler Parameter der Oxidanzienbelastung des alveolären Gewebes bei IPF, nahm bei allen Patienten unter der 3tägigen Glutathiontherapie ab (Abb. 2). Das als Aerosol in die Lunge eingebrachte GSH wurde von den Zellen dazu benutzt, um Oxidanzien intrazellulär zu neutralisieren und dadurch die nach außen freigesetzte Menge zu verringern. Die beobachtete Abnahme der Oxidanzienfreisetzung steht in Einklang mit Beobachtungen, wonach Alveolarmakrophagen extra-

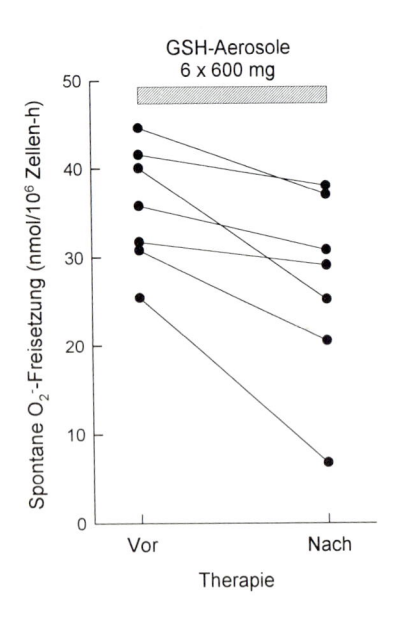

**Abb. 2.** Spontane Freisetzung des Superoxidanions durch Alveolarmakrophagen von Patienten mit idiopathischer Lungenfibrose vor und nach 3tägiger Aerosoltherapie mit reduziertem Glutathion (GSH)

zelluläres Glutathion verwenden können, um intrazellulär Glutathion zu synthetisieren und dadurch die antioxidative Kapazität der Zellen zu steigern (Borok et al. 1991). Die erzielte Steigerung der GSH-Spiegel war auch im Hinblick auf Glutathion als essentiellen Kofaktor der Lymphozytenaktivierung relevant, die als Einbau von $^3$H-Thymidin gemessene Proliferation von Lymphozyten wurde dadurch *in vitro* verbessert (Holroyd et al. 1993).
Die Behandlung war gezielt auf die Lunge gerichtet, ein systemischer Effekt der Therapie trat nicht ein, die Glutathionspiegel im Plasma änderten sich nicht signifikant. Unter der Aerosoltherapie mit Glutathion waren sowohl die HIV-Infizierten als auch die IPF-Patienten subjektiv beschwerdefrei, Veränderungen klinischer, Labor- und Lungenfunktionsparameter sowie der Zytologie der brochoalveolären Lavage wurden nicht beobachtet. Auch der Röntgenbefund der Thoraxorgane und der visuelle Aspekt der Bronchialschleimhaut waren stets unauffällig. Ein vermehrter Einstrom interstitieller und/oder plasmatischer Flüssigkeit in die Alveolen als Zeichen eines „Lecks" der endothelialen oder epithelialen Barrieren wurde nicht beobachtet (Buhl et al. 1990; Borok et al. 1991; Holroyd et al. 1993; Buhl u. Vogelmeier 1994).
Die Untersuchungen belegen am Modell einer Aerosoltherapie mit reduziertem Glutathion, daß der antioxidative Schutzschirm in den alveolären Regionen der Lunge therapeutisch verstärkt werden kann. Als Zeichen des Verbrauchs von reduziertem Glutathion als antioxidative Substanz nahm die Konzentration des oxidierten Glutathions in der ELF der Lunge zu, die Oxidanzienfreisetzung aus Alveolarmakrophagen nahm ab und die Lymphozytenproliferation wurde verbessert. Die antioxidative Therapie mit Glutathion beeinflußte somit zentrale intra- und extrazelluläre Pathomechanismen der behandelten Erkrankungen mit dem Resultat einer Verringerung der Oxidanzienbelastung bzw. einer Verbesserung der lokalen Lymphozytenfunktion. Die Behandlung war gezielt auf die Lunge gerichtet, ein systemischer Effekt der Therapie trat nicht ein, die Glutathionspiegel im Plasma änderten sich nicht signifikant.

## Perspektiven einer Therapie von Lungenerkrankungen mit Antioxidanzien

Die Gültigkeit des Konzeptes einer antioxidativen Therapie von Lungenkrankheiten konnte am Modell der Aerosoltherapie mit Glutathion aufgezeigt werden. Prinzipiell sind für eine antioxidative Therapie auch Substanzen geeignet, die indirekt zu einer Steigerung der Glutathionspiegel im Plasma und in der Lunge führen oder über andere Mechanismen den pulmonalen antioxidativen Schutzschirm verstärken.

### N-Azetylzystein

N-Azetylzystein bewirkt als *Glutathionprodrug* eine Erhöhung der Glutathionspiegel des Organismus. Nach oraler oder intravenöser Gabe wird NAC in der Leber deazetyliert und das resultierende Zystein kann unmittelbar zur Glutathionsynthese verwendet werden. Auf diese Weise führt die orale oder intravenöse Gabe von NAC zu einer Steigerung der Glutathionspiegel im Plasma. Diese Tatsache wird bereits seit langem in der Therapie der Paracetamolintoxikation ausgenutzt (Burgunder et al. 1989).

Aktuelle Untersuchungen zeigen, daß nach intravenöser oder oraler Therapie mit NAC auch die Glutathionspiegel in der Lunge ansteigen und daß sich der Effekt für eine antioxidative Therapie der Lunge mit NAC nutzen läßt (Bridgeman et al. 1991; Ruffmann u. Wendel 1991; Meyer et al. 1993; Meyer et al. 1994). So stiegen bei Patienten mit IPF unter oraler Therapie mit NAC die Glutathionkonzentrationen in der Lunge an (Meyer et al. 1993; Meyer et al. 1994). Ähnliche Ergebnisse wurden auch für Patienten mit Bronchialkarzinom (Bridgeman et al. 1991) und mit ARDS beschrieben. Für Patienten mit akutem Lungenversagen ließ sich sogar ein positiver Einfluß einer hochdosierten Therapie mit NAC auf den klinischen Verlauf zeigen (Suter et al. 1994). Obgleich es sich auch hier nur um kurze Therapiephasen handelte, sollte es prinzipiell möglich sein, einen Glutathionmangel in der Lunge durch N-Azetylzystein zu korrigieren. Allerdings lagen die verwendeten Dosen zum Teil erheblich über den derzeit für die Therapie mit NAC empfohlenen und gebräuchlichen Dosen. Obwohl keine gravierenden Nebenwirkungen auftraten, stellt sich diese Frage bei längerer Therapiedauer erneut.

## Secretory Leukoprotease Inhibitor

Die Pathobiochemie vieler Lungenerkrankungen verknüpft Oxidation und Proteolyse ebenso untrennbar wie antiproteolytische und antioxidative Funktionen (Weiss 1989). Als Beispiel kann das Lungenemphysem des Zigarettenrauchers dienen, wo die Oxidanzienbelastung durch Zigarettenrauchen zu einer Inaktivierung der Antiprotease $\alpha_1$-Antitrypsin führt. Die dann unkontrollierte Aktivität der Protease neutrophile Elastase führt nicht nur zur proteolytischen Zerstörung des Lungengerüstes, sondern auch zu einer proteolytischen Inaktivierung vieler antioxidativ wirksamer Proteine, wodurch sich der Kreis schließt. Als Zukunftsperspektive zeichnet sich daher die ideale Synthese zwischen antioxidativer und antiproteolytischer Therapie in Form des *Secretory Leukoprotease Inhibitor* (SLPI) ab. SLPI ist die neben $\alpha_1$-Antitrypsin wichtigste Antiprotease der Lunge. Das Molekül enthält 8 von 16 Zysteinresten gebildete Disulfidbrücken, die nach dem Abbau des Moleküls für die Glutathionsynthese zur Verfügung stehen (Vogelmeier et al. 1991). Die Aerosoltherapie mit SLPI führte im Tiermodell zu einer parallelen Steigerung der Glutathionkonzentrationen und der SLPI-Konzentrationen in der Lunge, so daß der antioxidative und der antiproteolytische Schutz des Organs gleichzeitig verstärkt wurden (Vogelmeier et al. 1990; Gillissen et al. 1993). Offenbar liegt hier eine Nahtstelle zwischen den antiproteolytischen und antioxidativen Schutzmechanismen des Organismus.

Die im Tier erhobenen Befunde bestätigten sich auch nach Anwendung von SLPI beim Menschen (McElvaney et al. 1992; Vogelmeier u. Buhl 1994). Die Möglichkeit, durch Therapie mit einer einzigen Substanz sowohl den antioxidativen als auch den antiproteolytischen Schutzschirm des tiefen Respirationstraktes zu verstärken, wird erstmals den pathobiochemischen Mechanismen einer Vielzahl von Lungenerkrankungen gerecht, die eine komplexe Störung beider Schutzprinzipien aufweisen und die bislang nicht oder nicht adäquat behandelt werden können. In diesem Zusammenhang ist besonders wichtig, daß das SLPI-Molekül nicht glykosyliert und damit eine gentechnische Herstellung problemlos möglich ist (Vogelmeier et al. 1990; McElvaney et al. 1992; Gillissen et al. 1993; Llewellyn-Jones et al. 1994; Vogelmeier u. Buhl 1994).

## Glutathionester

Eine weitere im Hinblick auf eine antioxidative Therapie von Lungenerkrankungen interessante Substanzgruppe sind Glutathionester. Zur Herstellung wird die Carboxylgruppe des Glyzins im Glutathionmolekül mit einer Äthylgruppe verestert. Die Verbindung wird im Gegensatz zu Glutathion in intakter Form in die Zelle aufgenommen und erst dort die Esterverbindung durch zelluläre Esterasen gespalten, so daß intrazellulär die Produkte Glutathion und Äthanol anfallen. Auf diese Weise kann Glutathion unter Umgehung der potentiell limitierenden Wirkung des γ-Glutamylzyklus in Zellen eingeschleust werden und die zellulären Glutathionspiegel anheben (Kalebic et al. 1991). Der die Glutathionspiegel steigernde Effekt läßt sich durch Verwendung von Glutathiondiestern noch steigern (Levy et al. 1993). Berichte über eine Anwendung der Glutathionester am Menschen liegen noch nicht vor.

## α-Liponsäure

Auch α-Liponsäure besitzt ein Potential als Glutathionprodrug. Sowohl in vitro in der Zellkultur, als auch in vivo im Tierexperiment (Busse et al. 1992) und beim Menschen läßt sich nach Gabe von α-Liponsäure ein positiver Effekt auf den Glutathionstoffwechsel nachweisen (Fuchs et al. 1993).

## Ambroxol

Neben sekretolytischen Eigenschaften werden Ambroxol auch antientzündliche und antioxidative Effekte zugeschrieben (Winsel 1992).

## Antioxidative Gentherapie

Noch weiter in die Zukunft reichende Perspektiven einer Verstärkung des antioxidativen Schutzschirmes im tiefen Respirationstrakt eröffnet die Gentechnologie. Es sollte möglich sein, die Genexpression von Antioxidanzien in Geweben therapeutisch zu verstärken, die einer vermehrten Belastung mit Oxidanzien ausgesetzt sind. Der Transfer von Genen der Antioxidanzienfamilie oder die Aufregulation vorhandener genetischer Information in Geweben, die einer vermehrten Belastung mit Oxidanzien ausgesetzt sind, könnte ein Ungleichgewicht zwischen Oxidanzien und Antioxidanzien sowie oxidative Schäden verringern helfen. Das Beispiel der geringen Expression von „Antioxidanziengenen" in Epithelzellen der Atemwege im Vergleich zu Alveolarmakrophagen belegt die Gültigkeit dieser therapeutischen Strategie (Erzurum et al. 1993).

## Ausblick

Die Beteiligung oxidativer Prozesse an der Pathogenese einer Vielzahl von Lungenerkrankungen kann als gesichert gelten. Ebenso ist die therapeutische Wirksamkeit vieler antioxidativer Prinzipien auf die oxidativen Pathomechanismen *in vitro, ex vivo,* im Tier und auch in experimentellen Therapiestudien belegt. Eine Antioxidanzientherapie bietet sich daher als attraktive therapeutische Alternative für Lungenerkrankungen mit einem Ungleichgewicht zwischen Oxidanzien und Antioxidanzien an. Der antioxidative Schutzschirm in den alveolären Regionen der Lunge kann durch antioxidativ wirksame Therapeutika verstärkt werden. Angesichts der kurzen Behandlungsdauer ist ein „Therapieerfolg" zunächst nur an zellbiologischen und biochemischen Parametern abzulesen. Dennoch sollte sich die Therapie mit antioxidativ wirksamen Substanzen künftig bei einer Vielzahl von Lungenerkrankungen als nützlich erweisen, die mit einer gesteigerten Oxidanzienbelastung und/oder einem Mangel an Antioxidanzien in der Lunge einhergehen. Eine Antioxidanzientherapie von Lungenerkrankungen sollte daher über einen längeren Zeitraum klinisch geprüft werden, um den Erfolg oder Mißerfolg der Behandlung nicht nur auf der biochemischen Ebene, sondern auch an klinischen Parametern messen zu können.

## Literatur

Barnes PJ (1990) Reactive oxygen species and airway inflammation. Free Radic Biol Med 9:235–243

Borok Z, Buhl R, Grimes GJ et al. (1991) Effect of glutathione aerosol on oxidant-antioxidant imbalance in idiopathic pulmonary fibrosis. Lancet 338:215–216

Bridgeman MME, Marsden M, MacNee W et al. (1991) Cysteine and glutathione concentrations in plasma and bronchoalveolar lavage fluid after treatment with N-acetylcysteine. Thorax 46:39–42

Buhl R (1991) Antioxidantien als therapeutisches Konzept. In: Ferlinz R (Hrsg) Regensburger Universitätskolloquium 1990. Fortschritte in der medizinischen Forschung. Pneumologie. Schattauer, Stuttgart, S 71–83

Buhl R (1994a) Oxidantien und Antioxidanzien in der Lunge im Fenster der bronchoalveolären Lavage. Atemw-Lungenkrkh 20:127–130

Buhl R (1994b) Imbalance between oxidants and antioxidants in the lungs of HIV-seropositive individuals. Chem Biol Interact 91:147–158

Buhl R (1994c) Differentialdiagnose der Alveolitis bei Systemerkrankungen. Pneumologie 48:699–703

Buhl R, Vogelmeier C (1994) Therapie von Lungenerkrankungen mit Antioxidanzien. Pneumologie 48:50–56

Buhl R, Jaffe HA, Holroyd KJ et al. (1989) Systemic glutathione deficiency in symptom-free HIV-seropositive individuals. Lancet II:1294–1298

Buhl R, Vogelmeier C, Crittenden M et al. (1990) Augmentation of glutathione in the fluid lining the epithelium of the lower respiratory tract by directly administering glutathione aerosol. Proc Natl Acad Sci USA 87:4603–4607

Buhl R, Borok Z, Vogelmeier C (1993a) Antioxidative Aerosol-Therapie mit Glutathion bei Patienten mit idiopathischer Lungenfibrose. Atemw-Lungenkrkh 19:235–241

Buhl R, Jaffe HA, Holroyd KJ et al. (1993b) Activation of alveolar macrophages in asymptomatic HIV-infected individuals. J Immunol 150:1019–1028

Buhl R, Stahl E, Meier-Sydow J (1994) In vivo assessment of pulmonary oxidant damage: the role of bronchoalveolar lavage. Monaldi Arch Chest Dis 49 (Suppl 1):1–8

Bunnell E, Pacht ER (1993) Oxidized glutathione is increased in the alveolar fluid of patients with the adult respiratory distress syndrome. Am Rev Respir Dis 148:1174–1178

Burgunder JM, Varriale A, Lauterburg BH (1989) Effect of N-acetylcysteine on plasma cysteine and glutathione following paracetamol administration. Eur J Clin Pharmacol 36:127–131

Busse E, Zimmer G, Schopohl B, Kornhuber B (1992) Influence of alpha-lipoic acid on intracellular glutathione in vitro and in vivo. Arzneim-Forsch/Drug Res 42:829–831

Cantin AM, Bégin RO (1991) Glutathione and inflammatory disorders of the lung. Lung 169:123–138

Cantin AM, North SL, Fells GA et al. (1987a) Oxidant-mediated epithelial cell injury in idiopathic pulmonary fibrosis. J Clin Invest 79:1665–1673

Cantin AM, North SL, Hubbard RC, Crystal RG (1987b) Normal alveolar epithelial lining fluid contains high levels of glutathione. J Appl Physiol 63:152–157

Cantin AM, Hubbard RC, Crystal RG (1989) Glutathione deficiency in the epithelial lining fluid of the lower respiratory tract in idiopathic pulmonary fibrosis. Am Rev Respir Dis 139:370–372

Cantin AM, Larivée P, Bégin RO (1990) Extracellular glutathione suppresses human lung fibroblast proliferation. Am J Respir Cell Mol Biol 3: 79–85

Church DF, Pryor WA (1991) The oxidative stress placed on the lung by cigarette smoke. In: Crystal RG, West JB (eds) The lung. Scientific foundations. Raven Press, New York, pp 1975–1980

Cross CE, Halliwell B (1991) Biological consequences of general environmental contaminants. In: Crystal RG, West JB (eds) The lung. Scientific foundations. Raven Press, New York, pp 1975–1980

Crystal RG, Bast A, Roshan-Ali Y (eds) (1991) Oxidants and antioxidants: pathophysiological determinants and therapeutic agents. Am J Med 91 (Suppl 3C):1S–145S

Davis WB, Pacht ER (1991) Extracellular antioxidant defenses. In: Crystal RG, West JB (eds) The lung. Scientific foundations. Raven Press, New York, pp 1821–1828

de Quay B, Malinverni R, Lauterburg BH (1992) Glutathione depletion in HIV-infected patients: role of cysteine deficiency and effect of oral N-acetylcysteine. AIDS 6:815–819

Eck H-P, Gmünder H, Hartmann M et al. (1989) Low concentrations of acid-soluble thiol (cysteine) in the blood plasma of HIV-1-infected patients. Biol Chem Hoppe-Seyler 370:101–108

Eck H-P, Stahl-Henning C, Hunsmann G, Droege W (1991) Metabolic disorder as early consequence of simian immunodeficiency virus infection in rhesus macaques. Lancet 338:346–347

Erzurum SC, Lemarchand P, Rosenfeld MA et al. (1993) Protection of human endothelial cells from oxidant injury by adenovirus-mediated transfer of the human catalase cDNA. Nucleic Acid Res 21:1607–1612

Fuchs J, Schöfer H, Milbradt R et al. (1993) Studies on lipoate effects on blood redox state in human immunodeficiency virus infected patients. Arzneim-Forsch/Drug Res 43:1359–1362

Gillissen A, Birrer P, McElvaney NG et al. (1993) Recombinant secretory leukoprotease inhibitor augments glutathione levels in respiratory epithelial lining fluid. J Appl Physiol 75:825–832

Grigg J, Barber A, Silverman M (1993) Bronchoalveolar lavage fluid glutathione in intubated premature infants. Arch Dis Child 69:49–51

Heffner JE, Repine JE (1991) Antioxidants and the lung. In: Crystal RG, West JB (eds) The lung. Scientific foundations. Raven Press, New York, pp 1811–1820

Holroyd KJ, Buhl R, Borok Z et al. (1993) Correction of the glutathione deficiency in the lower respiratory tract of HIV-seropositive individuals by glutathione aerosol therapy. Thorax 48:985–989

Kalebic T, Kinter A, Poli G et al. (1991) Suppression of human immunodeficiency virus expression in chronically infected monocytic cells by glutathione, glutathione ester, and N-acetylcysteine. Proc Natl Acad Sci USA 88:986–990

Legrand-Poels S, Vaira D, Pincemail J et al. (1990) Activation of human immunodeficiency virus type 1 by oxidative stress. AIDS Res Hum Retroviruses 6:1389–1397

Levy EJ, Anderson ME, Meister A (1993) Transport of glutathione diethyl ester into human cells. Proc Natl Acad Sci USA 90:9171–9175

Lioy J, Ho WZ, Cutilli JR et al. (1993) Thiol suppression of human immunodeficiency virus type 1 replication in primary cord blood monocyte-derived macrophages in vitro. J Clin Invest 91:495–498

Llewellyn-Jones CG, Lomas DA, Stockley RA (1994) Potential role of recombinant secretory leucoprotease inhibitor in the prevention of neutrophil mediated matrix degradation. Thorax 49:567–572

Malorni W, Rivabene R, Santini MT, Donelli G (1993) N-acetylcysteine inhibits apoptosis and decreases viral particles in HIV-chronically infected U937 cells. FEBS Lett 327:75–78

McElvaney NG, Nakamura H, Birrer P et al. (1992) Modulation of airway inflammation in cystic fibrosis. In vivo suppression of interleukin-8 levels on the respiratory epithelial surface by aerosolization of recombinant secretory leukoprotease inhibitor. J Clin Invest 90:1296–1301

Meier-Sydow J, Weiss SM, Buhl R et al. (1994) Idiopathic pulmonary fibrosis: current clinical concepts and challenges in management. Semin Respir Crit Care Med 15:77–96

Meyer A, Buhl R, Magnussen H (1993) Orale antioxidative Therapie mit N-Azetylcystein bei Patienten mit Lungenfibrose. Atemw-Lungenkrkh 19:242–245

Meyer A, Buhl R, Magnussen H (1994) The effect of oral N-acetylcysteine on lung glutathione levels in idiopathic pulmonary fibrosis. Eur Respir J 7:431–436

Morris PE, Bernard GR (1994) Significance of glutathione in lung disease and implications for therapy. Am J Med Sci 307:119–127

Murderly JL, Samet JM (1991) General environment. Antioxidant macromolecules in the epithelial lining fluid of the normal human respiratory tract. In: Crystal RG, West JB (eds) The lung. Scientific foundations. Raven Press, New York, pp 962–971

Pacht ER, Timerman AP, Lykens MG, Merola AJ (1991) Deficiency of alveolar fluid glutathione in patients with sepsis and the adult respiratory distress syndrome. Chest 100:1397–1403

Parsons PE, Worthen GS, Henson PM (1991) Injury from inflammatory cells. In: Crystal RG, West JB (eds) The lung. Scientific foundations. Raven Press, New York, pp 1981–1992

Poli G, Fauci AS (1992) The effect of cytokines and pharmacologic agents on chronic HIV infection. AIDS Res Hum Retroviruses 8:191–197

Reilly PM, Schiller HJ, Bulkley GB (1991) Pharmacologic approach to tissue injury mediated by free radicals and other reactive oxygen metabolites. Am J Surg 161:488–503

Repine JE (1992) Scientific perspectives on adult respiratory distress syndrome. Lancet 339:466–469

Roederer M, Ela SW, Staal FJT et al. (1992) N-Acetylcysteine: a new approach to anti-HIV therapy. AIDS Res Hum Retroviruses 8:209–217

Roum JH, Buhl R, McElvaney NG et al. (1993) Systemic deficiency of glutathione in cystic fibrosis. J Appl Physiol 75:2419–2424

Ruffmann R, Wendel A (1991) GSH rescue by N-acetylcysteine. Klin Wochenschr 69:857–862

Schraufstätter IU, Cochrane CG (1991) Oxidants: types, sources, and mechanisms of injury. In: Crystal RG, West JB (eds) The lung. Scientific foundations. Raven Press, New York, pp 1803–1810

Staal FJT, Ela SW, Roederer M et al. (1992) Glutathione deficiency and human immunodeficiency virus infection. Lancet 339:909–912

Strausz J, Müller-Quernheim J, Steppling H, Ferlinz R (1990) Oxygen radical production by alveolar inflammatory cells in idiopathic pulmonary fibrosis. Am Rev Respir Dis 141:124–128

Suter PM, Domenighetti G, Schaller M-D et al. (1994) N-acetylcysteine enhances recovery from acute lung injury in man. Chest 105:190–194

Vogelmeier C, Buhl R (1994) Therapie von Lungenerkrankungen mit Antiproteasen. Pneumologie 48:57–62

Vogelmeier C, Buhl R, Hoyt RF et al. (1990) Aerosolization of recombinant secretory leukoprotease inhibitor to augment anti-neutrophil elastase protection of the pulmonary epithelium. J Appl Physiol 69:1843–1848

Vogelmeier C, Hubbard RC, Fells GA et al. (1991) Anti-neutrophil elastase defense of the normal human respiratory epithelial surface provided by the secretory leukoprotease inhibitor. J Clin Invest 87:482–488

Warren JS, Johnson KJ, Ward PA (1991) Consequences of oxidant injury. In: Crystal RG, West JB (eds) The lung. Scientific foundations. Raven Press, New York, pp 1829–1838

Weiss SJ (1989) Tissue destruction by neutrophils. N Engl J Med 320:365–376

Winsel K (1992) Antioxidative und entzündungshemmende Eigenschaften von Ambroxol. Pneumologie 46:461–475

## Diskussion

*Hübner, Berlin:*
Mich interessiert Ihre Aussage zu N-Azetylzystein. Es gibt eine erst in den letzten Jahren publizierte Arbeit, die darauf hinweist, daß mit dieser Substanz im Kleinkindesalter Nebenwirkungen am Gehirn hervorgerufen werden können, da außer der antioxidativen Wirkung auch Gehirnrezeptoren stimuliert werden, über die es zu einer Steigerung des zellulären Kalziuminfluxes kommt. Sind Ihnen EEG-Ableitungen unter Applikation von N-Azetylzystein bekannt?

*Buhl:*
Nein, diese sind mir nicht bekannt. Dieser Gedanke ist mir jedoch prinzipiell nicht neu. Ich möchte jedoch zur Stützung meiner Gedanken auf den Ablauf einer Paracetamolvergiftung verweisen. Aus Paracetamol entsteht in der Leber ein hochreaktives freies Radikal, welches zu einer fulminanten Lebernekrose führt. Diese Patienten können innerhalb von Tagen zu Tode kommen. Diese Intoxikation kann einfach dadurch verhindert werden, indem früh genug N-Azetylzystein verabreicht wird. Die Dosierung liegt dabei im Bereich von über 30 g pro Tag. Aus diesen gut dokumentierten Untersuchungen an Erwachsenen sind keine Nebenwirkungen am Gehirn bekannt.

*Böhles, Frankfurt:*
Welche Bedeutung hat die Serumzysteinkonzentration für Glutathion?

*Buhl:*
Dies ist eine zentrale Frage. Ich muß auf Arbeiten von z. B. Prof. Dröge am DKFZ in Heidelberg verweisen, die zeigen, daß Glutathion in Beziehung zur Zysteinverfügbarkeit gesehen werden muß. Ich kann Ihnen nicht beantworten, warum Patienten mit entzündlichen Lungenerkrankungen zu wenig verfügbares Zystein haben.

*Koletzko, München:*
Waren die Patienten mit Lungenfibrose, wie man das bei Mukoviszidosepatienten annehmen muß, überwiegend mangelernährt?

*Buhl:*
Nein, das ist bei Patienten mit idiopathischer Lungenfibrose nicht der Fall. Darüber hinaus möchte ich noch betonen, daß bei Mukoviszidosepatienten ein systemischer Glutathionmangel besteht, während dieser bei idiopathischer Lungenfibrose auf die Lunge beschränkt ist.

*Bartens, Wien:*
Haben Sie bei mit N-Azetylzystein behandelten Mukoviszidosepatienten auch örtliche Lungenfunktionsparameter bzw. Parameter der chronischen Entzündung gemessen, die Ihnen einen therapeutischen Erfolg mitteilen könnten?

*Buhl:*
Das tun wir. Jedoch ist der Zeitraum von 14 Tagen, der bei unserer Pilotuntersuchung übersehen werden konnte, nicht ausreichend, um bei der bestehenden Schwankungsbreite der Lungenfunktionsparameter eine Aussage machen zu können.
Jedoch, Ihre Frage zielt auf ein wesentliches Problem, nämlich die Überprüfung einer biochemisch meßbaren Veränderung durch Funktionsparameter. Da sich diese funktionellen Parameter nur

sehr langsam verändern, müssen die Patientenbeobachtungen über einen längeren Zeitraum erfolgen.

*Sies, Düsseldorf:*
Die von Ihnen gemessenen Plasmaglutathionkonzentrationen sind z. B. im Vergleich zu den bei der Ratte meßbaren Konzentrationen sehr niedrig (ca. 1 µM). Durch N-Azetylzystein werden sie nur marginal angehoben. Wahrscheinlich würde sich ein Anstieg der Konzentration in den Erythrozyten besser darstellen lassen. Sie können davon ausgehen, daß erythrozytäres Glutathion dem Plasmakompartiment zur Verfügung gestellt wird. Die Rolle des Plasmaglutathions ist noch nicht bekannt; ich möchte daher vorschlagen, daß Sie weitere Untersuchungen immer gemeinsam an Plasma und Erythrozyten durchführen.
Könnten Sie nochmals zu den bei Rauchern erhöht gefundenen Glutathionkonzentrationen Stellung nehmen?

*Buhl:*
Ich denke sogar, daß die Veränderungen des Plasmaglutathions lediglich den Zustand in den Erythrozyten widerspiegeln. Ich möchte noch darauf hinweisen, daß die Glutathionkonzentrationen im Erythrozyten im millimolaren Bereich liegen und die Lyse weniger Tausend Erythrozyten ausreicht, um die Plasmakonzentration signifikant zu verändern. Wir versuchen diese Gegebenheit durch die gleichzeitige LDH- und Kaliumbestimmung im Serum zu überwachen. Wir sind uns daher sicher, daß die von uns im Plasma gemessenen Veränderungen nicht durch einen unterschiedlichen Hämolysegrad bedingt sind.
Die Bedeutung erhöhter Glutathionkonzentrationen bei Rauchern ist nicht eindeutig. Vordergründig gedacht könnten sie als ein Anpassungsprozeß gewertet werden. Andere Autoren jedoch führen den Anstieg auf den bei Rauchern gesteigerten Epitheluntergang zurück.

*Elmadfa, Wien:*
Wurden die Patienten nur mit Zystein supplementiert?

*Buhl:*
Außer Zystein wurde auch mit N-Azetylzystein, Liponsäure und „SLPI" substituiert, welches von Ciba-Geigy patentiert ist. Es ist in der Tat so, daß der Schutz gegenüber Oxidanzien auch mit Liponsäure verstärkt werden kann; die Befunde sind jedoch nicht so eindeutig wie bei N-Azetylzystein. Hinsichtlich der zu applizierenden Substanzen ist es für mich vorstellbar, daß diese bei unterschiedlichen Erkrankungen unterschiedlich sein könnten. Um also allen pathogenetisch unterschiedlichen Problemen Rechnung zu tragen, würde sich die Verabreichung eines „Cocktails" anbieten.

# Einfluß von chronischer Entzündung auf Parameter des antioxidativen Schutzsystems am Beispiel von Patienten mit zystischer Fibrose

C. BARTENS, M. GÖTZ und I. ELMADFA

## Einleitung

Das klinische Bild der zystischen Fibrose (CF) zeigt sich einmal im gastrointestinalen Bereich, betroffen hiervon sind besonders die Funktionen des Pankreas. Durch die Summe der gastrointestinalen Veränderungen kommt es zu Malabsorption und Maldigestion mit besonderen Störungen der Fettverdauung und somit zur Unterernährung bzw. partiellen Mangelversorgung. Zum anderen kommt es im Bereich der Lunge zu pulmonalen Veränderungen. Die Mortalität und Morbidität bei Patienten mit zystischer Fibrose ist abhängig von der chronisch fortschreitenden pulmonaren Erkrankung (Wood et al. 1976).
Die letalen Manifestationen der CF spielen sich in den Atemwegen ab, mit dickem, infiziertem Schleim, einer chronischen Entzündung, bei der Granulozyten und Makrophagen vorherrschen. Im Verlauf kommt es zu Schädigungen des Atemepithels und schließlich zur respiratorischen Insuffizienz (Boat u. Cheng 1989). Die Folgen der progressiven Atemwegsobstruktion und bakteriellen Infektionen sind irreversible histopathologische Gewebeveränderungen mit dauerhaftem Funktionsverlust, die eine verstärkte Atemarbeit erzwingen (MacLusky et al. 1985).
Der Schleim führt zu bakteriellen Sekundärinfektionen. CF-Patienten sind anfällig für Bronchialinfektionen durch sämtliche Pathogene, mit welchen sie in Kontakt kommen. Für die Atemwegsschädigungen werden eine Reihe von immunologischen Einflußgrößen gesehen. So kommt es zu einem Einstrom von Lymphozyten in die Lunge. Hierzu gehören insbesondere Neutrophile und von ihnen

während des „respiratory burst" freigesetzte Produkte, die auf die Oberfläche des Atemepithels abgegeben werden (Roum et al. 1990). Dabei wird Sauerstoffradikalen und proteolytischen Enzymen, wie Elastase, eine bedeutende Rolle an der fortschreitenden Lungenschädigung zugesprochen (Döring et al. 1988; Roum et al. 1990; Meyer et al. 1991).

Mit fortschreitender Dauer der Erkrankung kommt es zu erhöhten IgG-Konzentrationen im Plasma der Patienten. Verantwortlich für erhöhte IgG-Konzentrationen scheinen vor allem die Lipopolysaccharide und Endotoxine A von *Pseudomonas aeruginosa* zu sein (Fomsgaard et al. 1989; Brauner et al. 1993). Kontinuierlich hohe IgG-Konzentrationen werden für die Bildung von Immunkomplexen verantwortlich gemacht, die auch in erhöhtem Maße im Sputum von CF-Patienten gefunden wurden. Sie führen zur Aktivierung von Entzündungsmediatoren und zu einer vermehrten Freisetzung von Sauerstoffradikalen in der Lunge von CF-Patienten und korrelieren negativ mit Lungenfunktionsparametern (Disis et al. 1986; Fomsgaard et al. 1989; Schiotz 1989). Verschiedene Studien konnten einen Zusammenhang zwischen pulmonaren Funktionen und IgG-Konzentrationen ausmachen, wobei die größte Mortalität bei Patienten mit Hypergammaglobulinämie festgestellt wurde (Matthews et al. 1980; Wheeler et al. 1984).

In der Literatur wird bei der zystischen Fibrose von Veränderungen einzelner, dem antioxidativen Schutzsystem zugehörigen Parametern berichtet. Ziel dieser Arbeit war es festzustellen, inwieweit durch eine chronische Entzündung der Lunge das antioxidative Schutzsystem beeinflußt wird. Weiterhin sollte geklärt werden, ob es möglicherweise einen Zusammenhang zwischen Antioxidanzienstatus und Lungenfunktion gibt.

## Patienten und Methoden

In die Studie wurden 27 Patienten mit zystischer Fibrose mit einem Durchschnittsalter von 14,5 ± 7,5 Jahren aufgenommen. Die Patienten wurden in ein Kollektiv mit normalen (IgG 1114 ± 244 mg/dl) und mit erhöhten IgG-Konzentrationen (1951 ±805 mg/dl) unterteilt (Normalwerte IgG 639–1349 mg/dl). Erhöhte IgG-Konzentrationen gelten als indirekte Meßgröße für eine chronische Entzündung. Im Gesamtkollektiv konnte eine signifikant negative Korrelation (r = –0,778) zwischen der IgG-Konzentration und dem Lungenfunktionsparameter $FEV_1\%$ („forced exspiratory volume in one second") festgestellt werden.

Alle Patienten erhielten Pankreasenzymsubstitution, sowie oral im Rahmen ihrer Behandlung Multivitaminpräparate. Je nach Präparat und Alter der Patienten wurden 1–1,5 mg Vitamin A/Tag, 3–14 mg Vitamin E/Tag und 50–60 mg Vitamin C/Tag supplementiert. Diese Präparate wurden nicht explizit für die Studie verabreicht, sondern waren Bestandteil der Therapie. Als Kontrollgruppe dienten gesunde Kinder und junge Erwachsene (Alter 15,9 ± 7,9 Jahre).

Die Vitamin-C-Konzentrationen wurden nach einer Methode von Evans et al. (1982) photometrisch im Plasma ermittelt. Die Aktivitäten der Enzyme Glutathionperoxidase (GSH-PX), Superoxiddismutase (SOD) und Katalase (KAT) wurden photometrisch im Erythrozyten bestimmt (Aebi 1974; Beutler 1984). Selen wurde im Plasma mittels elektrothermaler AAS analysiert (Speitling et al. 1992). Die Ermittlung der Konzentrationen von Albumin und IgG im Plasma erfolgte mittels herkömmlicher Labormethoden.

## Ergebnisse und Diskussion

### Askorbinsäure

Die Patienten ohne Entzündung lagen mit ihren Vitamin-C-Konzentrationen im Plasma ungefähr auf einer Höhe mit der Kontrollgruppe. CF-Patienten mit chronischer Entzündung wiesen jedoch mit 0,86 mg/dl im Vergleich zur Kontrollgruppe (p < 0,001) und den Patienten ohne Entzündung (p < 0,05) niedrigere Konzentrationen auf (Tabelle 1). Da jedoch das gesamte CF-Patientenkollektiv mit 50 mg Vitamin C pro Tag supplementiert wurde, kann auch bei Patienten ohne Entzündung ein Mehrbedarf gegenüber der Kontrollgruppe, die keine Vitaminsupplementierung erhielt, in Betracht kommen.

**Tabelle 1.** Plasmakonzentrationen von Vitamin C, Selen, Albumin, Aktivität der Glutathionperoxidase (GSH-Px), Superoxiddismutase (SOD), Katalase (KAT) im Erythrozyten, und Lungenfunktionsparameter $FEV_1\%$

|  | CF + Inflam | CF- | Kontrolle | |
|---|---|---|---|---|
| Vitamin C | 0,86 ± 0,42 | 1,39 ± 0,51 | 1,40 ± 0,32 | mg/dl |
| Selen | 50,6 ± 12,3 |  | 65,7 ± 13,4 | µg/l |
| Albumin | 3,76 ± 0,41 | 4,11 ± 0,17 | 4,95 ± 0,41 | mg/l |
| GSH-PX | 20 ± 5,6 | 24 ± 5,7 | 35 ± 4,7 | I.U./gHb |
| SOD | 1892 ± 443 | 1641 ± 241 | 1435 ± 399 | U/gHb |
| KAT | 260 ± 75 | 226 ± 58 | 211 ± 50 | K/gHb |
| $FEV_1\%$ | 54 ± 22 | 93 ± 19 | – | % soll |

Bei einer Gegenüberstellung der Vitamin-C-Werte des Gesamtkollektivs mit dem Lungenfunktionsparameter $FEV_1\%$ konnte eine positive Korrelation von r = 0,752 (p < 0,01) für das Gesamtkollektiv aufgezeigt werden (Abb. 1).

Dieses zeigt, daß CF-Patienten mit einer schlechten Lungenfunktion $FEV_1\%$ mit hoher Wahrscheinlichkeit auch über einen niedrigen Vitamin-C-Status verfügen. Die in dieser Studie beobachtete signifikant niedrigere Vitamin-C-Konzentration bei CF-Patienten mit chronischer Entzündung gegenüber Patienten ohne Entzündung lassen die Vermutung zu, daß hier nicht ein Absorptionsproblem im Vordergrund steht. Es könnte sich vielmehr um einen erhöhten Bedarf an diesem extrazellulären Antioxidans während der Entzündung handeln. Die Korrelation zwischen $FEV_1\%$ und Vitamin-C-Status ist als Hinweis auf die Beteiligung von Sauerstoffradikalen an der Zerstörung von Lungengewebe zu interpretieren. Aus der Literatur ist nur eine einzige Arbeitsgruppe bekannt, die sich ebenfalls mit Vitamin C bei Patienten mit zystischer Fibrose beschäftigt hat. Congden et al. (1981) konnten bei einigen CF-Patienten niedrige Vitamin-C-Konzentrationen in Leukozyten und Thrombozyten, zum Teil auch bei einer Supplementierung von 50 mg/Tag feststellen. Zudem konnten die Autoren eine geringe Korrelation zwischen dem ermittelten Vitamin-C-Gehalt und dem allgemeinen Gesundheitszustand nachweisen.

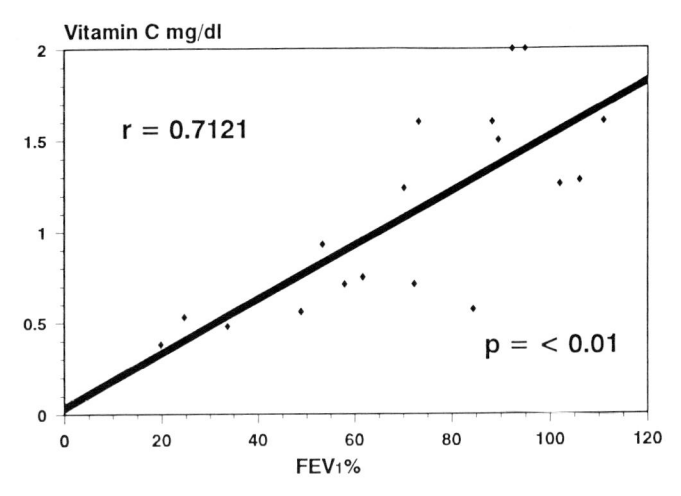

**Abb. 1.** Korrelation von Vitamin C und $FEV_1\%$

In einer großen epidemiologischen Studie, als Teil der „National Health and Nutrition Examination Survey" (NHANES I) von 1971–1974, konnten Schwartz u. Weiss (1994) eine Relation zwischen der Vitamin-C-Aufnahme mit der Nahrung und der pulmonaren Funktion ($FEV_1\%$) feststellen. Es ergab sich bei einem Kollektiv von 2526 Erwachsenen eine positive und signifikante Beziehung zwischen der Vitamin-C-Aufnahme und dem $FEV_1\%$, d. h. einer geringen Aufnahme von Vitamin C stehen niedrige $FEV_1\%$-Werte gegenüber.

Anderson (1991) hält Raucher für ein sehr gutes Humanmodell für chronische Entzündungen, da es nicht von verschiedenen Chemotherapien verfälscht wird. Bei Rauchern sind es reaktive Sauerstoffmetabolite, produziert von aktivierten PMNs, die als primäre Mediatoren für eine verschlechterte Lungenfunktion verantwortlich gemacht werden. Durch Rauchen kann es zu niedrigen Plasmakonzentrationen von Vitamin C kommen. Dies kann Folge einer durch das Rauchen ausgelösten chronischen Entzündugsreaktion sein. Eine daraus resultierende Oxidanzien-Antioxidanzienimbalanz führt zu einer erhöhten Anfälligkeit gegenüber den durch Oxidanzien verursachten Gewebsschädigungen (Anderson 1991).

Ihre primäre Bedeutung hat die Askorbinsäure im extrazellulären Raum, hier schützt sie die unterschiedlichen Gewebe vor freien Radikalen. Vor allem in der Lunge scheint Vitamin C eine wichtige Rolle zu spielen. Das Atemepithel ist von einer dünnen Sekretschicht überzogen, die in der angloamerikanischen Literatur als „epithel lining fluid" (ELF) bezeichnet wird. Die Tatsache, daß in der Flüssigkeit des respiratorischen Epithels ca. 50% der Askorbinsäure akkumulieren (Davis u. Pacht 1991), unterstreicht deren Bedeutung für dieses Gewebe.

So konnte tierexperimentell beobachtet werden, daß es bei Ratten, die einer erhöhten Sauerstoff- bzw. Ozonkonzentration ausgesetzt waren, zu einem raschen Abfall der Vitamin-C-Konzentration in der Lungenflüssigkeit kommt. Bei einer vorhergehenden Verabreichung von Vitamin C verringerte sich der pulmonale Schaden durch den oxidativen Schutz der Askorbinsäure (Leibovitz u. Siegel 1980; Halliwell u. Gutteridge 1989).

Theron u. Anderson (1985) zeigten, daß Vitamin C in der Lage ist, eine oxidative Inaktivierung des $\alpha_1$-Proteinasehemmers durch PMNs zu verhindern. Eine Inaktivierung durch Sauerstoffradikale der $\alpha_1$-Proteinase führt zu einer erhöhten proteolytischen Aktivität in der Lunge und ist in der Pathogenese des Lungenemphysems von wesentlicher Bedeutung.

Von großem Interesse sind auch Beobachtungen von Anderson et al. (1990). Sie gehen davon aus, daß Vitamin C eine hemmende Wirkung auf die Freisetzung der sehr reaktiven und zelltoxischen hypochlorigen Säure (HOCl) besitzt. Dieser Einfluß scheint direkt in Verbindung mit der Myeloperoxidase (MPO) zu stehen. Nach Halliwell et al. (1987) ist Vitamin C direkt in der Lage, HOCl zu neutralisieren.

Gerade bei chronischen Entzündungen konnten erhöhte MPO-Aktivitäten in der Broncheolavage festgestellt werden. Die durch aktivierte PMNs freigesetzten Metabolite der Myeloperoxidase könnten daher als eine Erklärung für einen erhöhten Bedarf an Vitamin C gesehen werden. Die niedrigen Vitamin-C-Konzentrationen in unserer Studie können bei den CF-Patienten mit Entzündung als

Folge des erhöhten Bedarfs an diesem Antioxidans gesehen werden. Laut Nowak et al. (1989) ist Vitamin C in der Lage, den Einstrom von PMNs zum Ort der Entzündung zu hemmen und so einen möglichen Schutz gegenüber der durch Phagozyten bedingten Lungenschädigung auszuüben. Superoxidanionen wirken als chemotaktischer Faktor auf PMNs (Petrone et al. 1980). Eine Neutralisation von Superoxidanionen durch Vitamin C könnte so den Einstrom von PMNs vermindern. Die Bedeutung von Vitamin C für eine optimale Immunreaktion ist im Hinblick auf die Beteiligung verschiedener Komponenten des Immunsystems an der Pathogenese der zystischen Fibrose von äußerster Wichtigkeit. Unabhängig von der Wirkung der Askorbinsäure als Antioxidans, wird dem Vitamin ein Einfluß auf die Chemotaxis der Monozyten und auch der neutrophilen Granulozyten zugesprochen. Zudem wird vermutet, daß die Phagozytoseleistung durch Vitamin C optimiert wird. Dabei handelt es sich um Voraussetzungen für eine optimale Wirtabwehr, die gerade bei Patienten mit bakteriellen Infekten von großer Bedeutung sind.

Die Ergebnisse der vorliegenden Studie, insbesondere die Korrelation von $FEV_1\%$ mit Vitamin C, zeigen deutlich die Bedeutung des Vitamin C als Antioxidans bei chronischen entzündlichen Prozessen in der Lunge auf. Vitamin C ist neben Harnsäure und Albumin (s. folgenden Abschn.) in der Lage, das sehr starke Oxidationsmittel HOCl zu neutralisieren. Dieses Produkt der Myeloperoxidase wird während des „respiratory burst" von aktivierten Granulozyten in der Lunge bei Patienten mit zystischer Fibrose vermehrt freigesetzt und könnte eine Ursache für einen gerade bei Entzündungen erhöhten Bedarf an Vitamin C sein.

### Albumin

Patienten mit zystischer Fibrose zeigen generell geringere Albuminkonzentrationen im Plasma ($p < 0{,}001$). Interessanterweise waren die ermittelten Werte für die CF-Untergruppe mit chronischer Entzündung signifikant ($p < 0{,}01$) niedriger als die Gruppe ohne Entzündung (Tabelle 1).

Zusätzlich konnte innerhalb des CF-Gesamtkollektivs eine positive Korrelation zwischen der Albuminkonzentration im Plasma und dem Lungenfunktionsparameter $FEV_1\%$ hergestellt werden (Abb. 2); der Korrelationskoeffizient betrug nach Pearson r = 0,686 ($p < 0,001$). Dies zeigt, daß Patienten, die über einen niedrigen Plasmaalbumingehalt verfügen, mit hoher Wahrscheinlichkeit einen geringen $FEV_1\%$-Wert aufweisen und damit über eine schlechte Lungenfunktion verfügen.

Die Albuminkonzentration des Serums gilt seit langem als Leberfunktionsparameter, da die Albumine einen wesentlichen Teil der Proteine ausmachen, die von der Leberzelle synthetisiert und in den Extrazellulärraum (ELF) sezerniert werden. Da bei der zystischen Fibrose des öfteren auch die Leber mit in das Krankheitsgeschehen involviert ist, werden niedrige Konzentrationen von Albumin meist als Funktionsstörungen dieses Organs interpretiert. In den letzten Jahren wird dem Albumin jedoch auch eine Rolle als Antioxidans zuteil. Albumin wurde vor allem durch seine hohen Konzentrationen, in der es sowohl im Plasma als auch im ELF vorliegt, eine unspezifisch antioxidative Wirkung zugeschrieben. Zusätzlich besitzt Albumin wahrscheinlich auch spezifische anti-

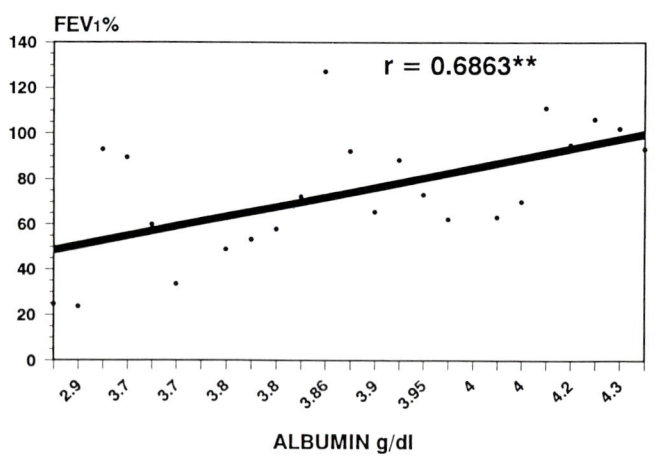

**Abb. 2.** Korrelation von Albumin und $FEV_1\%$

oxidative Funktionen (Halliwell 1988). So kann eine Lipidperoxidation durch die Bindung von Kupfer und Eisen durch Albumin verhindert werden. Es konnte weiterhin gezeigt werden, daß Albumin in der Lage ist, die Hydroxylradikalproduktion und die durch HOCl ausgelöste Oxidation von $\alpha_1$-Antitrypsin zu hemmen. Albumin konnte zudem eine durch Neutrophile ausgelöste Chemolumineszenz verringern (Wasil et al. 1987).
Im ELF liegen etwa 50% des Gesamtproteins in Form von Albumin vor. Da durch Albumin gerade die Produkte, die beim „respiratory burst" entstehen – hier sei noch einmal das äußerst zelltoxische HOCl erwähnt – unschädlich gemacht werden, könnte Albumin gerade bei Patienten mit CF eine große Rolle zukommen.
Eine Untersuchung von Holter et al. (1986) zeigte, daß es bei Lungenschädigungen zu einer erhöhten Konzentration von Albumin in der ELF kommen kann. So stellten sie bei ARDS-Patienten eine Albuminkonzentration in der bronchoalveolären Lavage von 548 µg/ml gegenüber 36 µg/ml bei Normalpersonen fest. In Betracht kommt hier neben der beim ARDS pathologisch erhöhten Permeabilität für Proteine, ein erhöhter Bedarf von Albumin als Antioxidans. In Übereinstimmung berichten auch andere Autoren von teilweise extrem niedrigen Albuminplasmakonzentrationen bei Patienten mit ARDS (Cross et al. 1990). Der niedrige Gehalt von Albumin im Plasma kann sowohl bei der zystischen Fibrose als auch beim ARDS auf die wahrscheinlich hohen Konzentrationen von Albumin in der Lunge zurückgeführt werden. Bei den CF-Patienten könnten im Laufe der Erkrankung verschlechterte Leberfunktionen zu niedrigeren Albuminkonzentrationen beitragen. Dies dient den meisten Arbeitsgruppen als Erklärung für einen von ihnen ebenfalls nachgewiesenen niedrigen Gehalt von Albumin im Plasma (Underwood u. Denning 1972; Sokol et al. 1989). Jedoch dürfen die Albuminkonzentrationen nicht alleine als Index für eine Leberproteinsynthese und damit für eine Leberfunktionsstörung herangezogen werden. Dieses wird zum einen durch die signifikant niedrigen Albuminkonzentrationen bei den Patienten mit Entzündung gegenüber Patienten ohne Entzündung deutlich. Zum anderen besteht bei den CF-Patienten eine ähnlich gute Korrelation zu dem Lungenfunktionsparameter $FEV_1\%$ wie bei Vitamin C (s. S. 193).

Die Ursache der niedrigen Konzentration von Albumin im Plasma könnte aufgrund eines Einstroms von Albumin in die Lunge bzw. in das ELF zurückzuführen sein. An dieser Stelle wird Albumin wahrscheinlich als Antioxidans benötigt, um die durch Neutrophile extrazellulär freigesetzten Radikale zu verstoffwechseln. Die Korrelation zwischen $FEV_1\%$ und Albumin kann zusätzlich auf eine Beteiligung von Radikalen an der Lungengewebsschädigung bei diesen Patienten hindeuten.

## Glutathionperoxidase und Selen

Selen entfaltet seine antioxidative Wirkung als essentieller Bestandteil der Glutathionperoxidase (GSH-Px). Die Aktivität der GSH-Px wiederum wird im Zusammenhang mit den zur Verfügung stehenden Selengehalten gesehen. Die Gehaltsbestimmung von Selen im Plasma erfolgte bei den Patienten mit zystischer Fibrose aufgrund nicht ausreichend zur Verfügung stehendem Probenmaterial nur bei 19 von 27 Patienten, so daß eine Unterteilung der Patienten in zwei Untergruppen nicht vorgenommen wurde. Bei den CF-Patienten konnte ein signifikant ($p < 0,001$) niedriger Selengehalt im Plasma gegenüber der Kontrollgruppe festgestellt werden (Tabelle 1). Die Aktivitäten der Glutathionperoxidase in den Erythrozyten waren bei den Patienten mit zystischer Fibrose generell signifikant ($p < 0,001$) gegenüber der Kontrollgruppe herabgesetzt. Obwohl die Aktivität der GSH-Px bei Patienten mit Entzündung um 17% niedriger lag als bei denen ohne Entzündung, war dieser Unterschied nicht bedeutsam ($p < 0,05$).

Die im Rahmen dieser Studie nachgewiesenen niedrigen Selengehalte im Plasma von CF-Patienten stehen in Einklang mit der Mehrzahl von Veröffentlichungen zu diesem Thema (Lloyd-Still u. Ganther 1980; Winnefeld et al. 1993).

Dworkin et al. (1987) konnten signifikant niedrige Konzentrationen von Selen in Plasma, Erythrozyten und Vollblut feststellen. Desweiteren stellten sie bei diesen Patienten eine Unterernährung fest. So hatten die Patienten signifikant niedrige Serum-Albumin-Konzentrationen und wiesen ein signifikant geringeres Körpergewicht auf.

Die Autoren konnten zusätzlich eine Korrelation zwischen Selen im Vollblut und Erythrozyten im Zusammenhang mit der Hautfaltendicke am Trizeps ausmachen. Dworkin et al. sind der Ansicht, daß die niedrigen Selenkonzentrationen einen Teil des in seiner Gesamtheit schlechten Ernährungsstatus darstellen und weniger die Folge eines speziellen Defekts des Selenmetabolismus sind.
Die Ergebnisse unserer Studie stimmen mit den von Richard et al. (1990) festgestellten niedrigen Plasma-Selen-Konzentrationen und den signifikant geringen Aktivitäten der GSH-Px im Plasma und Erythrozyten überein. Trotz der Supplementierung mit 200 µg Selen pro Tag konnten die Autoren nur bei der Hälfte der Patienten Normalwerte der GSH-Px-Aktivitäten erzielen. Dies könnte als ein weiterer Anhaltspunkt für den extrem oxidativen Streß bei diesen Patienten gelten.
Unklar ist jedoch, inwieweit die Pankreasinsuffizienz für die geringen Selenkonzentrationen im Blut verantwortlich ist. Untersuchungen, die sich mit einer Selenabsorption bei Patienten mit CF beschäftigen, sind rar. Heinrich et al. (1977) konnten eine annähernd normale Absorption von Selenmethionin feststellen.
Es ist auch nicht ausgeschlossen, daß CF-Patienten über einen gestörten Selentransport verfügen. Ein bei CF-Patienten häufig beobachteter niedriger Albumin-Plasma-Spiegel, könnte ein Hinweis darauf sein. In der Literatur wird zudem ein Zusammenhang zwischen einem Protein-Energie-Mangel und einer daraus resultierenden niedrigen Plasma-Selen-Konzentration diskutiert (Brätter et al. 1991).
Dem bei Asthmapatienten festgestellten niedrigen Selenstatus sowie der reduzierten Aktivität der GSH-Px könnte ein erhöhter Selenbedarf infolge einer Entzündung zugrunde liegen (Flatt et al. 1990; Pearson et al. 1991; Powell et al. 1994). Da auch Asthma als entzündliche Erkrankung aufgefaßt wird, kommt es genau wie bei CF-Patienten zu einem Einstrom und einer Aktivierung von Entzündungszellen in der Lunge.
Inwieweit sich Infektionen bzw. Entzündungen auf den Selenstatus oder die Aktivitäten der GSH-Px auswirken oder ein langfristig bestehender Selenmangel die Anfälligkeit für eine Infektion bzw. Entzündung erhöht, konnte nur angedeutet werden und bedarf weiterer Studien.

## Superoxiddismutase und Katalase

Die Aktivität der Superoxiddismutase (SOD) war bei den CF-Patienten signifikant gegenüber der entsprechenden Kontrollgruppe erhöht (Tabelle 1), wobei die Patienten mit chronischer Entzündung höhere ($p < 0,01$) SOD-Aktivitätssteigerungen (um 23%) aufwiesen als die ohne Entzündung ($p < 0,05$).

Auch die Aktivitäten der Katalase (KAT) liegen bei den CF-Patienten gegenüber der Kontrollgruppe auf einem höheren Niveau (Tabelle 1). Hier weisen lediglich die Patienten mit Entzündung die größeren Veränderungen gegenüber der Kontrollgruppe auf ($p < 0,05$).

Da Superoxidanionradikale zu den Auslösern der Lipidperoxidation zählen und Erythrozyten besonders anfällig gegenüber oxidativem Streß sind, besitzt das Enzym Superoxiddismutase eine wichtige Rolle im enzymatischen Schutzsystem. Vitamin E und Superoxiddismutase fungieren beide als Radikalfänger von Superoxidanionen. So wurden von einigen Arbeitsgruppen in Übereinstimmung mit der vorliegenden Studie ein Anstieg der SOD-Aktivität während eines Tokopherolmangels beobachtet (Sklan et al. 1981; Götz et al. 1993).

Auch Matkovics et al. (1982) stellten erhöhte Aktivitäten der Enzyme Superoxiddismutase und Katalase im Erythrozyten von CF-Patienten fest.

Leider liegen zu der Superoxiddismutase und Katalase weit weniger Studienergebnisse als beim Vitamin E oder der GSH-Px vor. So beinhaltet z. B. eine Festschrift zum Geburtstag der Entdeckung von SOD keine einzige klinische Studie (Clemens 1989).

Es ist anzunehmen, daß es durch einen langfristig anhaltenden oxidativen Streß, wie er bei Patienten mit zystischer Fibrose vorliegen kann, zu einer de-novo Synthese der Superoxiddismutase und Katalase im Erythrozyten kommt. Über hohe Konzentrationen an Interleukin-1 und Tumor-Nekrose-Faktor wird bei Patienten mit CF berichtet (Cross u. Halliwell 1993). In der Literatur konnte gezeigt werden, daß Zytokine an der Induktion und Erhöhung der Aktivität der antioxidativen Enzyme beteiligt sind (Wong u. Goeddel 1988; White et al. 1989).

Als Reaktion auf den erhöhten oxidativen Streß kommt es bei Patienten mit Entzündung zu einem vermehrten adaptiven Anstieg der Enzyme SOD und Katalase. Die Ursache für einen Anstieg der Aktivität der Katalase kann zusätzlich auch die erhöhte Bereitstellung von $H_2O_2$, bedingt durch die SOD-Aktivität und vor allem die verminderte Aktivität der GSH-Px, sein.

Da in dieser Stude bei der zystischen Fibrose ein langfristiger nutritiver Antioxidanzienmangel vorliegt, könnte im Aktivitätsanstieg dieser Enzyme ein sinnvoller Mechanismus im Sinne einer positiven Adaption gesehen werden.

## Zusammenfassung

Bei CF-Patienten kommt es durch eine angeborene Stoffwechselstörung zu Malabsorptionsstörungen und zu einer chronischen Lungenentzündung. Der erhöhte Bedarf an nutritiven Antioxidanzien in Folge einer Entzündung wird durch die signifikant niedrigen Vitamin-C-Konzentrationen bei CF-Patienten mit Entzündung gegenüber Patienten ohne Entzündung deutlich. Eine Beteiligung von Sauerstoffradikalen bei der Zerstörung von Lungengewebe kann durch die Korrelation von Vitamin C mit dem Lungenfunktionsparameter $FEV_1\%$ angenommen werden. Als weiterer Beweis für einen bestehenden oxidativen Streß bei diesen Patienten können die Ergebnisse der Aktivitätsmessungen der am Radikalstoffwechsel beteiligten Enzyme gesehen werden. Das enzymatische Schutzsystem zeigte bei CF-Patienten mit Entzündung signifikante Veränderungen gegenüber der Kontrollgruppe auf. Bei CF-Patienten kommt es durch eine Erhöhung der Aktivitäten der SOD und KAT zu einer adaptiven Anpassung an den oxidativen Streß, wobei die CF-Patienten mit Entzündung tendenziell höhere Aktivitäten aufweisen als die Gruppe ohne Entzündung. Die Aktivität der Glutathionperoxidase war aufgrund niedriger Selenkonzentrationen herabgesetzt, wobei das Ausmaß der Aktivitätsabnahme bei Patienten mit Entzündung größer ausfiel als ohne Entzündung. Äußerst interessant sind die in dieser Studie festgestellten niedrigen Albuminkonzentrationen im Plasma von CF-Patienten mit Entzündung verglichen mit der Kontrollgruppe und auch der Gruppe ohne Entzündung zu sehen. Untermauert werden diese Ergebnisse durch eine positive Korrelation zwischen der Albuminkonzentration im Plasma und dem Lungenfunktionsparameter $FEV_1\%$.

Da neben Vitamin C auch Albumin in der Lage ist, die durch Myeloperoxidase erzeugte HOCl zu neutralisieren, kann spekuliert werden, ob nicht diesem starken zelltoxischen Oxidans bei der chronischen Entzündung eine bedeutende Rolle im Hinblick auf eine Gewebszerstörung zukommt.

## Schlußbetrachtung

Trotz der einhelligen Bedeutung der Ernährungstherapie als einer der ausschlaggebenden Faktoren bei der Beeinflussung der Krankheitsentwicklung bleibt die Energie- und Nährstoffversorgung (vor allem Mikronährstoffe) vieler CF-Patienten bis heute inadäquat. Verschiedene Ernährungsfaktoren scheinen einen Einfluß auf die Lungenfunktion zu besitzen. So konnten einige Studien eine positive Korrelation zwischen Ernährungsstatus und Lungenfunktion bei Patienten mit zystischer Fibrose nachweisen (Neijens et al. 1985; Buchdahl et al. 1988). Es wird angenommen, daß der Energiebedarf bei Patienten mit fortgeschrittener Lungenerkrankung durch den höheren Arbeitsaufwand der Atemmuskulatur erhöht ist (Pencharz u. Durie 1993).

Inwieweit ein langanhaltender Mangel an nutritiven Antioxidanzien bei diesen Patienten die Anfälligkeit gegenüber einer Infektion und entzündlichen Reaktionen erhöht bzw. die Lungenfunktion beeinflußt, konnte in diesem Beitrag nur angedeutet werden. Hierfür wären Studien nötig, in der neu diagnostizierte Patienten über Jahre hinaus beobachtet werden.

## Literatur

Aebi H (1974) Katalase. In:. Bergmeyer HU (Hrsg) Methoden der enzymatischen Analyse, vol I. Verlag Chemie, Weinheim, S 65–76

Anderson R (1991) Assessment of the roles of vitamin C, vitamin E, and β-carotene in the modulation of oxidant stress mediated by cigarette smoke-activated phagocytes. Am J Clin Nutr 53:358S-361S

Anderson R, Smit MJ, Joone GK, Van Staden AM (1990) Vitamin C und cellular immune functions. Ann NY Acad Sci 587:34–47

Beutler E (ed) (1984) Red cell metabolism. A manual of biochemical methods. Grune & Straton, New York

Boat TF, Cheng PW (1989) Epithelial cell dysfunction in cystic fibrosis: implications for airways disease. Acta Paediatr Scand 363:25–30

Brätter P, Negretti De Brätter VE et al. (1991) Selenium in the nutrition of infants: Influence of the maternal selenium status. In: Chandra RK (ed) Trace elements in nutrition of children, vol II. Raven Press, New York, pp 98–103

Brauner A, Cryz SJ, Granström M et al. (1993) Immunglobuline G antibodies to pseudomonas aeruginosa lipopolysaccharides and exotoxin A in patients with cystic fibrosis or bacteremia. Eur J Clin Microbiol Infect Dis 12:430–436

Buchdahl RM, Cox M, Fulleylove C et al. (1988) Increased resting energy expenditure in cystic fibrosis. J Appl Physiol 64:1810–1816

Clemens MR (1989) Freie Radikale, Lipidperoxidation und Antioxidanzien. Münch med Wochenschr 131:472–474

Congden PJ, Bruce G, Rothburn MM et al. (1981) Vitamin status in treated patients with cystic fibrosis. Arch Dis Child 56:708–714

Cross CE, Halliwell B (1993) Considerations of free radical injury in CF. Ped Pulm 9:112–113

Cross CE, Frei B, Louie S (1990) The adult respiratory distress syndrome (ARDS) and oxidative stress: Therapeutic implications. In: Emerit I, Packer L, Auclair C (eds) Antioxidants in therapy and preventive medicine. Plenum Press, New York, pp 435–448

Davis WB, Pacht ER (1991) Extracellular antioxidant defenses. In: Crystal RG, West JB (eds) The lung. Raven Press, New York, pp 1821–1827

Disis ML, McDonald TL, Colombo JL et al. (1986) Circulating immune complexes in cystic fibrosis and their correlation to clinical parameters. Pediatr Res 20:385–390

Döring G, Albus A, Hoiby N (1988) Immunologic aspects of cystic fibrosis. Chest 94:109S-115S

Dworkin B, Newman LJ, Berezin S et al. (1987) Low blood selenium levels in patients with cystic fibrosis compared to controls and healthy adults. J Parenter Enter Nutr 11:38–41

Evans RM, Currie L, Campbell A (1982) The distribution of ascorbic acid between various cellular components of blood, in normal individuals, and its relation to the plasma concentration. Brit J Nutr 47:473–481

Flatt A, Pearce N, Thomson CD et al. (1990) Reduced selenium in asthmatic subjects in New Zealand. Thorax 45:95–99

Fomsgaard A, Dinesen B, Shand GH et al. (1989) Antilipopolysaccharide antibodies and differential diagnosis of chronic pseudomonas aeruginosa lung infection in cystic fibrosis. J Clin Microbiol 27:1222–1229

Götz M, Bartens C, Elmadfa I (1993) Antioxidant status in cystic fibrosis (CF) patients with chronic pulmonary inflammation. Red Pulm (Suppl 1):281

Halliwell B (1988) Albumin – an important extracellular antioxidant? Biochem Pharmacol 37:569–571

Halliwell B, Gutteridge JMC (1989) Free radicals in biology and medicine, 2nd edn. Clarendon Press, Oxford

Halliwell B, Wasil M, Grootveld M (1987) Biologically significant scavenging of the myeloperoxidase-derived oxidant hypochlorous acid by ascorbic acid. Implications for antioxidant protection in the inflamed rheumatoid joint. FEBS Lett 213:15

Heinrich HC, Gabbe EE, Bartels KH (1977) Biovaibility of food iron (59 Fe), vitamin B12 (60 Co), and protein bound selenomethionine (75 Se) in pancreatic exocrine insufficiency due to cystic fibrosis. Klin Wochenschr 55:595–601

Holter JF, Weiland JE, Pacht ER et al. (1986) Protein permeability in ARDS: loss of size selectivity of the alveolar epithelium. J Clin Invest 78:1513–1522

Leibovitz BE, Siegel BV (1980) Aspect of free radical reactions in biological systems: Aging. J Gerontol 35:45–56

Lloyd-Still JD, Ganther HE (1980) Selenium and glutathione peroxidase levels in cystic fibrosis. Pediatrics 65:1010–1012

MacLusky J, McLaughlin FJ, Levison H (1985) Fibrosis: Part II. In: Current problems in pediatrics. Year Book Medical Publishers, Chicago, pp 85–93

Matkovics B, Gyurkovits K, Laszo A, Szabo L (1982) Altered peroxide metabolism in erythrocytes from children with cystic fibrosis. Clinica Chimica Acta 125:59–62

Matthews WJ, Williams M, Oliphant B et al. (1980) Hypogammaglobulinaemia in patients with cystic fibrosis. N Engl J Med 302:245–249

Meyer KC, Lewandoski JR, Zimmerman JR et al. (1991) Human neutrophil elastase and elastase/alpha-1-antiprotease complex in cystic fibrosis. Am Rev Respir Dis 144:580–585

Neijens JH, Duiverman EJ, Kerrebijn KF (1985) Influence of respiratory exacerbations on lung function variables and nutritional status in cystic fibrosis patients. Acta Paediatr Scand 317–38–41

Nowak D, Ruta U, Piasecka G (1989) Ascorbic acid inhibits polymorphonuclear leukocytes influx to the place of inflammation – possible protection of lung from phagocyte-mediated injury. Arch Immunol Ther Exp (Warsz) 37:213–218

Pearson DJ, Suarez-Mendez VJ, Day JP, Miller PF (1991) Selenium status in relation to reduced glutathione peroxidase activity in aspirine-sensitive asthma. Clin Exp Allergy 21:203–208

Pencharz PB, Durie PR (1993) Nutritional management of cystic fibrosis. Annu Rev Nutr 13:111–136

Petrone WF, English DK, Wong K, McCord JM (1980) Free radicals and inflammation. Superoxide-dependent activation of a neutrophil chemotactic factor in plasma. Proc Natl Acad Sci 77:1159–1163

Powell CVE, Nash AA, Powers HJ, Primhak RA (1994) Antioxidant status in asthma. Ped Pulm 18:34–38

Richard MJ, Aguilaniu B, Arnaud J et al. (1990) Selenium and oxidant injury in patients with cystic fibrosis. In: Emerit I, Packer L, Auclair C (eds) Antioxidants in therapy and preventive medicine. Plenum Press, New York, pp 175–178

Roum JH, Buhl R, McElvaney N (1990) Cystic fibrosis is characterized by a marked reduction in glutathione level in pulmonary epithelial lining fluid. Am Rev Respir Dis 141:A87

Schiotz PO (1989) Immune complexes and inflammation in cystic fibrosis. In: Hoiby N, Pederson SS, Shand GH et al. (eds) (1989) Pseudomonas aeruginosa infection, vol 42. Karger, Basel, pp 154–157

Schwartz J, Weiss ST (1994) Relationship between dietary vitamin C intake and pulmonary function in the First National Health and Nutrition Examination Survey (NHANES I). Am J Clin Nutr 59:110–114

Sklan D, Rabinowitch HD, Donogue S (1981) Superoxide-Dismutase: Effect of vitamin A and E. Nutr Rep Int 24:551

Sokol RJ, Reardon MC, Accurso FJ et al. (1989) Fat-soluble-vitamin status during the fist year of life in infants with cystic fibrosis identified by screening of newborns. Am J Clin Nutr 50:1064–1071

Speitling A, Hüppe R, Kohlmeier M et al. (1992) Methodenhandbuch der Verbandstudie Ernährungserhebung und Risikofaktoren Analytik. In: Kübler W, Anders HJ, Heeschen W, Kohlmeier M (Hrsg) VERA-Schriftenreihe, vol I. Wissenschaftlicher Fachverlag, Dr. Fleck, Niederkleen (N), S 125–128

Theron A, Anderson R (1985) Investigation of the protective effects of the antioxidants ascorbate, cysteine, and dapsone on the phagocyte-mediated oxidative inactivation of human alpha-1-protease inhibitor in vitro. Am Rev Respir Dis 132:1049–1054

Underwood BA, Denning CR (1972) Blood and liver concentration of vitamins A and E in children with cystic fibrosis of the pancreas. Pediatr Res 6:26–31

Wasil M, Halliwell B, Hutchison DCS, Baum H (1987) The antioxidant action of human extracellular fluids. Biochem J 243:219–223

Wheeler WR, Williams M, Matthews WJ, Colten HR (1984) Progression of cystic fibrosis lung disease as a function of serum immunoglobulin G levels: a 5 year longitudinal study. J Pediatr 104:695–699

White CW, Ghezzi P, McMahon S et al. (1989) Cytokines increase rat lung antioxidant enzymes during exposure to hyeroxia. J Appl Physiol 66:1003–1007

Winnefeld K, Dawczynski H, Bosseckert H et al. (1993) Serum- and whole blood selenium in certain diseases. Trace Element Med 10:90–92

Wong GHW, Goeddel DV (1988) Induction of manganous superoxide dismutase by tumor necrosis factor: possible protective mechanism. Science 242:941–944

Wood RE, Boat TF, Doershuk CF (1976) Cystic fibrosis. Am Rev Respir Dis 113:833–878

## Diskussion

*Anonymus:*
Könnten Sie nochmals zur Absenkung Ihrer Glutathionperoxidaseaktivität und zu Ihren Tokopherolwerten Stellung nehmen?

*Bartens:*
Die erniedrigte Glutathionperoxidaseaktivität sehe ich auf dem Hintergrund niedriger Plasmaselenkonzentrationen. Unsere Tokopherolkonzentrationen sind noch auf Volumen bezogen, was richtigerweise vermieden werden sollte. Bei einem nachträglichen Bezug auf Cholesterol, was ich hier nicht dargestellt habe, haben sich keine Veränderungen der Grundaussage ergeben. Entsprechendes gilt für Albumin und Vitamin C.

*Hübner, Berlin:*
Nochmals direkt zu den Vitamin-E-Bezugsgrößen Cholesterol bzw. Gesamtlipide. Ich habe bisher noch keine Studie gesehen, die die Notwendigkeit beweisen würde, daß die Vitamin-E-Konzentration/Cholesterol eine andere Aussage erbringen würde als die Vitamin-E-Konzentration/Volumen. Es könnte ja durchaus sein, daß die Rezeptoren, die für die Vitamin-E-Aufnahme in die Zelle verant-

wortlich sind, vollkommen unabhängig von den gleichzeitig bestehenden Cholesterolkonzentrationen agieren.

*Elmadfa, Wien:*
Diese Abhängigkeit vom Lipidgehalt des Blutes besteht meines Erachtens dann, wenn wir mit einem wesentlich veränderten Lipidgehalt im Blut zu rechnen haben. Bei einer bestehenden Hyperlipidämie ist die Aussage bei unterschiedlichem Bezugssystem vollkommen anders. Eine weitere Situation ist bei der parenteralen Verabreichung von Fett gegeben. Es besteht eine kurzzeitige Anhebung der Lipidkonzentration und ein Bezug auf Lipide würde eine vom Bezug auf Volumen vollkommen unterschiedliche Aussage erbringen.

*Bremer, Heidelberg:*
Ich möchte an klassische Arbeiten der 60er Jahre erinnern, in denen letztlich auf die Hämolyse unter $H_2O_2$-Streß bezogen wurde. Letztlich ist der entscheidende Punkt, daß Ergebnisse bei Verwendung eines physiologischen Bezugsparameters deutbar bleiben.

*Bartens:*
Wenn man z. B. nicht auf Gesamtcholesterol sondern auf LDL-Cholesterol bezieht, ist es schon so, daß eine verbesserte Aussage über die Oxidierbarkeit von LDL-Cholesterol gemacht werden kann.

*Elstner, München:*
Ich möchte noch zu einem weiteren Aspekt der Myeloperoxidaseaktivität Stellung nehmen. Wir haben bisher Taurin noch nicht erwähnt, ein Molekül, das jedoch sehr viel damit zu tun hat. Es liegt in 2–5 mM Konzentration vor. Es bildet mit der beim „oxidative burst" der Granulozyten entstehenden unterchlorigen Säure das Taurin-Monochloramin, welches eine vollkommen veränderte Reaktivität besitzt. Durch die Taurin-Monochloraminbildung wird die Toxizität der unterchlorigen Säure ganz wesentlich vermindert.

# Veränderungen des α-Tokopherolstatus bei Patienten mit zystischer Fibrose

B. KOLETZKO, I. RÜHL-BAGERI und G. STEINKAMP

## Einleitung

Die zystische Fibrose (CF) oder Mukoviszidose ist eine der häufigsten angeborenen Erkrankungen, die bei etwa einem von 2000 Neugeborenen vorliegt. Während die Lebenserwartung zum Zeitpunkt der Erstbeschreibung durch Fanconi u. Mitarb. 1936 im Mittel noch unter 2 Jahren lag, hat sich mit der Erweiterung der therapeutischen Möglichkeiten in der jüngeren Vergangenheit die Prognose der Patienten ganz wesentlich gebessert. Heute liegt der Median der Lebenserwartung für Patienten mit zystischer Fibrose am Ende der 3. Lebensdekade, wobei auch in den letzten Jahren weiterhin ein zunehmender Trend zu beobachten ist. Mit der gestiegenen Lebenserwartung nimmt für die CF-Patienten aber das Risiko für eine mangelhafte Nährstoffversorgung zu, so daß der Überwachung des Ernährungszustandes, der Prävention einer Mangelversorgung und der gezielten Intervention heute eine sehr wichtige Bedeutung zukommt (Koletzko et al. 1994).
Hinsichtlich der Nährstoffversorgung ist für CF-Patienten u. a. die Versorgung mit Antioxidanzien kritisch. Aufgrund der chronisch aktiven Entzündungsvorgänge, insbesondere des Lungengewebes, kann die Generation von freien Radikalen stark gesteigert sein. Andererseits führt die bei 85–90% aller CF-Patienten vorliegende exokrine Pankreasinsuffizienz mit Fettmalabsorption zu einer beeinträchtigten Resorption des wichtigsten lipidlöslichen Antioxidans Vitamin E. Praktisch alle CF-Patienten mit Fettmalabsorption entwickeln einen Vitamin-E-Mangel, wenn sie keine ausrei-

chende Supplementierung mit diesem Vitamin erhalten (Sokol et al. 1989).

Die Vitamin-E-Resorption wird durch eine Kombination verschiedener Faktoren gestört (Abb. 1). Vitamin E wird gemeinsam mit den übrigen Nahrungsfetten aufgenommen. Eine verminderte Fettdigestion durch geringe Sekretion und niedrige intraluminale Aktivität pankreatischer Lipasen führt entsprechend zu einer verminderten Vitamin-E-Resorption. Auch die Spaltung von Vitamin-E-Estern, wie dem vielfach zur medikamentösen Supplementierung eingesetzten α-Tokopherolazetat, setzt aktive gallensäureabhängige pankreatische Esterasen voraus, die bei zystischer Fibrose durch die exokrine Pankreasinsuffizienz einerseits vermindert sezerniert, zum anderen bei alteriertem Gallensäurestoffwechsel auch in reduziertem Umfang aktiviert werden können. Für die Resorption des freien α-Tokopherol ist die Aufnahme in gemischten Mizellen wichtig, deren Bildung ebenfalls von einer ausreichenden intralumina-

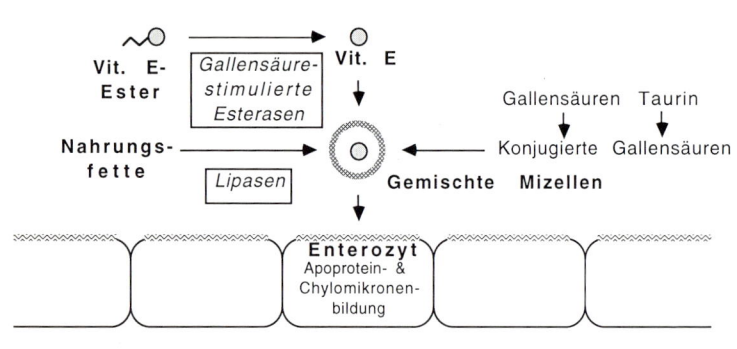

**Abb. 1.** Schematische Darstellung der intestinalen Vitamin-E-Resorption. Bei Mukoviszidosepatienten mit exokriner Pankreasinsuffizienz ist die Vitamin-E-Assimilation regelmäßig durch das Zusammenwirken mehrerer Faktoren gestört. Ohne Pankreasenzymsubstitution und vielfach auch unter Enzymtherapie besteht eine niedrige intraluminale Aktivität der Lipasen und gallensäureabhängigen pankreatischen Esterasen, wobei zusätzlich häufig auch der Gallensäurestoffwechsel alteriert ist. Bei CF-Patienten mit begleitender cholestatischer Lebererkrankung oder bei einer Taurinverarmung ist vielfach die Mizellenbildung durch eine geringe Konzentration gelöster konjugierter Gallensäuren beeinträchtigt

len Konzentration gelöster konjugierter Gallensäuren abhängig ist. Bei CF-Patienten mit gestörtem Gallensäurestoffwechsel, wie er bei begleitender cholestatischer Lebererkrankung oder bei einer Taurinverarmung auftritt, wird eine stark beeinträchtigte Vitamin-E-Resorption beobachtet (Skopnik et al. 1991).

Zahlreiche Autoren haben berichtet, daß bei einem großen Teil aller CF-Patienten der Tokopherolspiegel und der als Maß für die Vitamin-E-Versorgung angesehene Quotient von Tokopherol zu Lipiden im Serum bzw. in den Erythrozyten vermindert sind (Bennett u. Medwadowski 1967; Castillo et al. 1981; Congden et al. 1981; Cynamon u. Isenberg 1987; Littlewood et al. 1980; Winklhofer et al. 1992). Schon Säuglinge mit unbehandelter zystischer Fibrose, die im Alter von nur 8 Lebenswochen durch ein Screening diagnostiziert und untersucht wurden, wiesen zu einem Drittel pathologisch erniedrigte Tokopherolspiegel im Serum auf (Sokol et al. 1989). Klinische Symptome eines Vitamin-E-Mangels, die bei zystischer Fibrose beobachtet wurden, sind eine vermehrte Hämolyse mit milder hämolytischer Anämie (Farrell et al. 1977; James et al. 1991; Kelleher et al. 1987) sowie bei langfristig bestehendem Vitamin-E-Mangel eine schwere und irreversible Neuropathie mit Sensibilitätsstörungen, Reflexausfällen, Ophthalmoplegie, Ataxie, neuromuskulärer Dystrophie und spinozerebellärer Degeneration (Bye et al. 1985; Elias et al. 1981; Sung 1964). Ein besonders hohes Risiko für die Entwicklung eines Vitamin-E-Mangels besteht bei CF-Patienten mit assoziierter cholestatischer Leberschädigung sowie bei schwerer Mangelernährung (Durie u. Pencharz 1989; Skopnik et al. 1991).

Es wird deshalb empfohlen, alle pankreasinsuffizienten CF-Patienten von der Diagnosestellung an mit Vitamin E in relativ hohen Dosierungen zu supplementieren (Tabelle 1; Koletzko et al. 1994).

Von wichtiger praktischer Bedeutung ist die Frage, ob eine diesen Empfehlungen folgende therapeutische Vitamin-E-Supplementierung hinsichtlich der Normalisierung der Vitamin-E-Versorgung tatsächlich effektiv ist. Wir untersuchten deshalb die Vitamin-E-Spiegel unter einer therapeutischen Supplementierung bei einer Gruppe von Mukoviszidosepatienten mit Untergewicht, bei denen das Risiko für einen Vitamin-E-Mangel erhöht ist.

**Tabelle 1.** Empfohlene mittlere Substitutionsdosis für Vitamin E bei pankreasinsuffizienten Patienten mit zystischer Fibrose ohne Cholestase. (Nach Koletzko et al. 1994)

| Alter | Dosis |
|---|---|
| <6 Monate | 25 I.E. |
| >6 Monate <1 Jahr | 50 I.E. |
| 1–4 Jahre | 100 I.E. |
| 4–10 Jahre | 100–200 I.E. |
| >10 Jahre | 200–400 I.E. |

## Patienten und Methode

Ambulant betreute Mukoviszidosepatienten in stabilem Allgemeinzustand mit einem Körpergewicht unter 95% des Längensollgewichtes, die keine Sondenernährung erhielten, wurden zur Teilnahme an dieser Untersuchung eingeladen. Ausschlußkriterien für eine Teilnahme an der Studie waren ein Alter unter 4 Jahren, ein Diabetes mellitus, eine Leberzirrhose und eine Abhängigkeit von einer Sauerstofftherapie. Das Studienprotokoll wurde durch die örtliche Ethikkommission geprüft. Zur Teilnahme an der Untersuchung erklärten sich 36 Patienten (20 männlich) bzw. deren Eltern bereit. Das Alter der Patienten betrug 11,5 ± 4,3 Jahre (Mittelwert ± SD) mit einem Bereich von 4,4 bis 19,7 Jahren. Die Länge lag –0,7 ± 1,0 SD und das Gewicht –1,3 ± 0,8 SD unterhalb der Altersnorm. Ausgedrückt als Prozent des Längensollgewichtes betrug das Körpergewicht 86,1 ±9,0%.

Alle Patienten führten ein Nahrungsprotokoll nach der Wägemethode über 7 Tage durch. Die Patienten wurden klinisch untersucht und es wurden eine Anthropometrie durchgeführt und der klinische Score zur Einschätzung des Schweregrades der Erkrankung nach Krämer et al. (1979) bestimmt. Aus venös entnommenem Blut wurden Triglyzeride und Cholesterin mit enzymatischen Methoden und die Tokopherolisomere mit der HPLC-Methode nach Bieri u. Catigniani (1983) in leicht modifizierter Form (Koletzko et al. 1995) gemessen.

## Ergebnisse

Die erhobene durchschnittliche tägliche Nährstoffzufuhr der untersuchten Patientengruppe zeigt Tabelle 2. Es ergibt sich ein starker Rückgang der Energiezufuhr mit zunehmendem Lebensalter, der über die alterstypische Reduktion des Energiebedarfs pro kg Körpergewicht weit hinausgeht. Wenn man den Energiebedarf eines CF-Patienten pauschal mit 130% des von der Deutschen Gesellschaft für Ernährung für Gesunde angegebenen Energiebedarfs annimmt, fällt die Energiezufuhr von 98% der idealen Zufuhr für CF-Patienten im Alter unter 6 Jahren nach 85% (7–10 Jahre), 68% (11–14 Jahre), 50% (15–18 Jahre) und schließlich 46% des Bedarfes (>18 Jahre). Die diätetische Vitamin-E-Zufuhr pro kg Körpergewicht bleibt trotz eines deutlichen Rückganges der Fettzufuhr mit zunehmendem Alter etwa konstant, sie trägt jedoch im Vergleich zur medikamentösen Vitamin-E-Zufuhr nur einen sehr geringen Teil der Gesamtaufnahme bei. Entsprechend den gültigen Empfehlungen (Tabelle 1) geht die medikamentöse Vitamin-E-Zufuhr pro kg Körpergewicht mit dem Alter deutlich zurück.

Die Ergebnisse der Tokopherolbestimmungen zeigt die Tabelle 3. Die untersuchten Patienten weisen hohe mittlere Werte für die α-Tokopherolkonzentration im Serum und für die Quotienten α-

Tabelle 2. Durchschnittliche tägliche Nährstoffzufuhr (Mittelwert ± SD) bei 36 CF-Patienten, ermittelt durch Nahrungswägeprotokolle über 7 Tage. TE = Tokopheroläquivalent

| Alter (Jahre) | Patientenzahl | Energiezufuhr (kcal/kg) | Fettzufuhr (g/kg) | Vitamin-E-Zufuhr mit der Nahrung (mg TE/kg) | Medikamen Vitamin-E-Zufuhr (mg TE/kg) |
|---|---|---|---|---|---|
| <6 | 5 | 89 ± 8 | 3,06 | 0,19 ± 0,09 | 4,07 ± 1,28 |
| 7–10 | 8 | 76 ± 6 | 3,30 | 0,16 ± 0,08 | 3,61 ± 1,62 |
| 11–14 | 13 | 60 ± 7 | 2,81 | 0,17 ± 0,08 | 3,60 ± 1,71 |
| 15–18 | 6 | 45 ± 4 | 1,91 | 0,16 ± 0,07 | 2,39 ± 0,84 |
| >18 | 3 | 40 ± 2 | 1,67 | 0,18 ± 0,05 | 2,37 ± 0,80 |

**Tabelle 3.** Tokopherolkonzentrationen und Tokopherol/Lipidquotienten im Serum bei 36 CF-Patienten (Mittelwert ± SD)

| | |
|---|---|
| α-Tokopherol (µg/mL) | 11,45 ± 4,03 |
| β+γ-Tokopherol (µg/mL) | 2,96 ± 1,55 |
| δ-Tokopherol (µg/mL) | 0,015 ± 0,015 |
| α-Tokopherol/Cholesterin (mg/g) | 1,76 ± 2,02 |
| α-Tok./Cholesterin + Triglyzeride (mg/g) | 5,03 ± 1,51 |

**Tabelle 4.** Korrelationskoeffizienten für die linearen Regression der α-Tokopherolkonzentration bzw. der α-Tokopherol-/Lipidquotienten im Serum gegen Alter, Längensollgewicht und klinischen Krankheitsscore nach Krämer

| | Alter | | Längensoll-gewicht | | Klinischer Krankheits-score | |
|---|---|---|---|---|---|---|
| | R | P | R | P | R | P |
| α-Tokopherol | −0,45 | <0,001 | 0,23 | n.s. | 0,31 | n.s. |
| α-Tokopherol/Cholesterin | −0,54 | <0,001 | 0,42 | = 0,001 | 0,31 | n.s. |
| α-Tokopherol/Triglyzeride | −0,48 | <0,001 | 0,37 | = 0,005 | 0,17 | n.s. |
| α-Tokoph./Cholesterin + Triglyzeride | −0,59 | <0,001 | 0,46 | <0,001 | 0,29 | n.s. |

Tokopherol/Cholesterin bzw. α-Tokopherol/Cholesterin + Triglyzeride auf. Bei keinem Patienten liegt nach biochemischen Kriterien ein α-Tokopherolmangel vor, der Bereich der α-Tokopherolspiegel liegt zwischen 4,98 und 20,43 g/mL.

Die Vitamin-E-Spiegel zeigen keine Korrelation zur zugeführten Menge an Tokopheroläquivalenten pro kg Körpergewicht. Dagegen finden wir signifikant korreliert mit zunehmendem Lebensalter einen Rückgang der Werte für α-Tokopherol sowie der Quotienten α-Tokopherol/Cholesterin, α-Tokopherol/Triglyzeride und α-Tokopherol/Cholesterin + Triglyzeride (Tabelle 4, Abb. 2). Darüber hinaus findet sich eine signifikante positive Korrelation der Tokopherol-Lipidquotienten mit dem Längensollgewicht (Tabelle 4, Abb. 3), während sich mit dem klinischen Krankheitsscore nach Krämer lediglich ein nicht-signifikanter Trend zu einem positiven Zusammenhang ergibt.

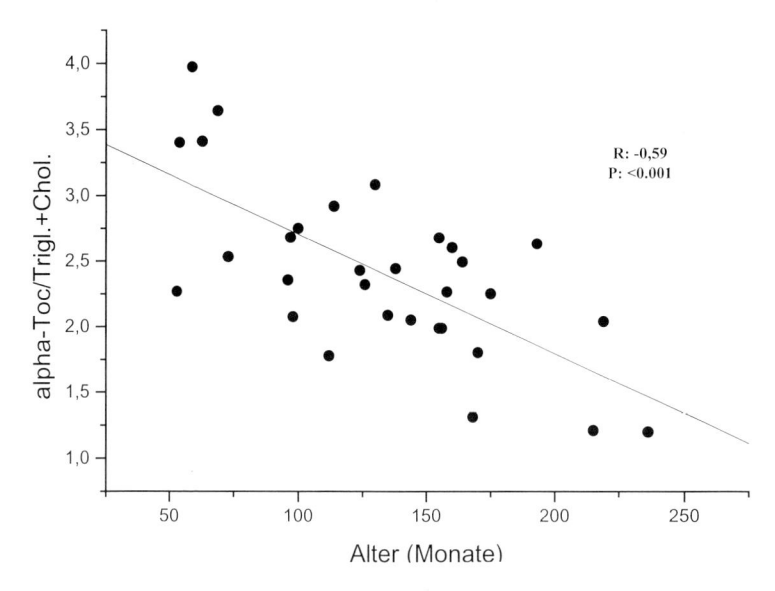

**Abb. 2.** Inverse Korrelation des Lebensalters (Monate) zum Quotienten α-Tokopherol/Triglyzeride + Cholesterin (mg/g) im Serum bei 36 CF-Patienten

## Diskussion

Die von uns untersuchte Gruppe von Mukoviszidosepatienten mit Untergewicht zeigte unter der Substitution mit Pankreasenzymen und hohen Dosen von α-Tokopherolazetat erfreulich hohe α-Tokopherolspiegel im Serum. Der bestimmte Mittelwert der α-Tokopherolkonzentration von 11,45 µg/mL liegt deutlich über den bei gesunden Kindern und Jugendlichen gemessenen Werten von 5,9 ± 0,3 µg/mL (M ± SEM, n = 39, Farrell et al. 1978) und 8,3 ± 2,2 µg/mL (M ± SD, n = 73, Laryea et al. 1989). Auch der bei den CF-Patienten bestimmte Quotient α-Tokopherol/Cholesterin lag mit 7,8 ± 2,0 mg/g (M ± SD) deutlich über dem bei 39 gesunden Kindern ohne Vitamin-E-Supplementierung bestimmten Wert (3,42 ± 0,2 mg/g, M ± SEM, Farrell et al. 1978). Insgesamt scheint also die Form und Dosis der bei den hier untersuchten Patienten gegebenen Vitamin-

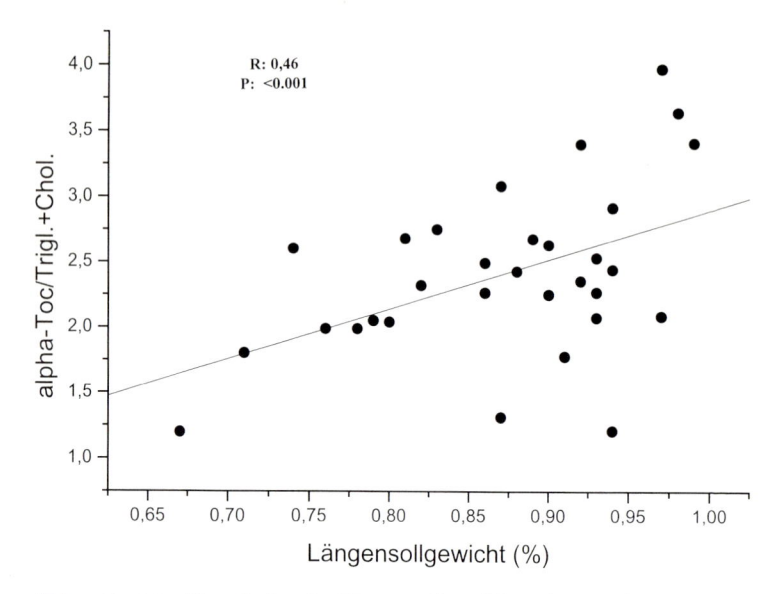

**Abb. 3.** Positive Korrelation des Längensollgewichtes (Prozent) zum Quotienten α-Tokopherol/Triglyzeride + Cholesterin (mg/g) im Serum bei 36 CF-Patienten

E-Supplementierung effektiv und hinreichend zu sein. Mit zunehmendem Alter und mit abnehmendem Längensollgewicht, also mit der Verschlechterung des globalen Ernährungszustandes, wird jedoch die Vitamin-E-Versorgung deutlich ungünstiger (Abb. 2 und 3). Entsprechend ist also bei älteren Patienten und bei Patienten mit schlechtem Ernährungszustand eine erhöhte Wachsamkeit mit regelmäßigen Kontrollen der Vitamin-E-Spiegel und der Vitamin-E-Lipidquotienten angezeigt. Ein besonderes Augenmerk ist auf CF-Patienten mit begleitender cholestatischer Lebererkrankung zu richten, welche in die hier vorgestellte Untersuchung nicht aufgenommen wurden, denn diese Patienten haben nach eigenen Beobachtungen unter der Substitution mit üblichen lipidlöslichen Vitamin-E-Präparaten auch in hoher Dosierung ein besonders großes Risiko für eine schlechte Vitamin-E-Versorgung. Bei CF-Patienten mit ausgeprägter Cholestase kann eine Normalisierung der Vitamin-E-Serumspiegel oftmals nur durch die Gabe wasserlöslicher Tokopherolpräparationen, wie z. B. Tokopherol-Polyethylenglykolsuccinat (TPGS) erreicht werden.

## Dank

Die Autoren danken Frau Iris Thiel für ihre sorgfältige technische Assistenz bei der Durchführung der Vitamin-E-Bestimmungen und Frau Ulrike Diener für die sekretarielle Hilfe bei der Abfassung des Manuskriptes. Die vorgestellten Untersuchungen wurden durch finanzielle Unterstützung der Deutschen Forschungsgemeinschaft (Ko 912/4-2) und der Fresenius AG, Oberursel im Taunus, ermöglicht.

## Literatur

Bennett MJ, Medwadowski BF (1967) Vitamin A, vitamin E, and lipids in serum of children with cystic fibrosis or congenital heart defects compared with normal children. Am J Clin Nutr 20:415–421

Bieri JG, Catignani GL (1983) Simultaneous determination of retinol and aaa-tocopherol in serum or plasma by liquid chromatography. Clin Chem 29/4:708–712

Bye AME, Muller DPR, Wilson J et al. (1985) Symptomatic vitamin E deficiency in cystic fibrosis. Arch Dis Child 60:162–164

Castillo R, Landon C, Eckhardt K et al. (1981) Selenium and vitamin E in cystic fibrosis. J Pediatr 99:583–585

Congden PJ, Bruce G, Rothburn MM et al. (1981) Arch Dis Child 56:708–714

Cynamon HA, Isenberg JN (1987) Application of a new test for vitamin E deficiency to cystic fibrosis. Eur J Pediatr 146:512–514

Durie PR, Pencharz PB (1989) A rational approach to the nutritional care of patients with cystic fibrosis. J Royal Soc Med Suppl 16:11–20

Elias E, Muller DPR, Scott J (1981) Association of spinocerebellar disorders with cystic fibrosis or chronic childhood cholestasis and very low serum vitamin E. Lancet 2:1319–1321

Farrell PM, Bieri JG, Fratantoni JF et al. (1977) The occurence and effects of human vitamin E deficiency. A study in patients with cystic fibrosis. J Clin Invest 60:233–241

Farrell PM, Levine SL, Murphy D, Adams AJ (1978) Plasma tocopherol levels and tocopherol-lipid relationships in a normal population of children as compared to healthy adults. Am Clin Nutr 31:1720–1726

James DR, Alfaham M, Goodchild MC (1991) Increased susceptibility to peroxide-induced haemolysis with normal vitamin E concentrations in cystic fibrosis. Clin Chim Acta 204:279–290

Kelleher J, Miller MG, Littlewood JM et al. (1987) The clinical effect of correction of vitamin E depletion in cystic fibrosis. J Vitam Nutr Res 57:253–259

Koletzko S, Koletzko K, Reinhardt D (1994) Aktuelle Aspekte der Ernährungstherapie bei zystischer Fibrose. Monatsschr Kinderheilkd 142:432–445

Koletzko B, Edenhofer S, Lipowsky G, Reinhardt D (in press) Effects of a low birthweight infant formula containing docosahexaenoic and arachidonic acids at human milk levels. J Pediatr Gastroenterol Nutr

Krämer R, Tschäppeler H, Rüdeberg A, Stoll E, Rossi E (1979) Verlauf und quantitative Erfassung des pulmonalen Befalls bei zystischer Fibrose. Schweiz Med Wochenschr 109:36–45

Laryea MD, Biggemann B, Cieslicki P, Wendel U (1989) Plasma tocopherol and tocopherol to lipid ratios in a normal population of infants and children. J Vitam Nutr Res 59:269–272

Littlewood JM, Congdon PJ, Bruce G et al. (1980) Vitamin status in treated cystic fibrosis. In: Sturgess JM (ed) Perspectives in cystic fibrosis. Imperial Press, Toronto, pp 166–171

Skopnik H, Karl M, Kusenbach G et al. (1990) Einfluß des Ernährungsstatus auf die Absorptionskinetik von Vitamin E bei Mukoviszidose (CF). Klin Pädiatr 202:43–49

Skopnik H, Kusenbach G, Bergt U et al. (1991) Taurin-Supplementierung bei cystischer Fibrose (CF:) Einfluß auf die Absorptionskinetik von Vitamin E. Klin Pädiatr 203:28–32

Sokol R (1989) Do CF patients need fat-soluble vitamins? Pediatr Pulmonol (Suppl) 4:63–65

Sokol RJ, Reardon MC, Accurso FJ et al. (1989) Fat-soluble-vitamin status during the first year of life in infants with cystic fibrosis identified by screening of newborns. Am J Clin Nutr 50:1064–1071

Sung JH (1964) Neuroaxonal dystrophy in mucoviscidosis. J Neuropathol Exp Neurol 23:567–583

Winklhofer-Roob BM, Shmerling DH, Schimek MG, Tuchschmid PE (1992) Short-term changes in erythrocyte alpha-tocopherol content of vitamin E-deficient patients with cystic fibrosis. Am J Clin Nutr 55:100–103

## Diskussion

*Kohlschütter, Hamburg:*
Die klinische Situation eines grenzwertigen Vitamin-E-Mangels sollte mehr durch funktionelle Testverfahren geklärt werden. Dabei muß man nicht notwendigerweise auf den veralteten $H_2O_2$-Hämolysetest zurückgreifen. Ich könnte mir vorstellen, daß z. B. die Nervenleitgeschwindigkeit als ein derartiger funktioneller Test herangezogen werden könnte. Auffälligkeiten sind zumindest von CF-Patienten mit schwerem Vitamin-E-Mangel bekannt. Pathologische Hämoluseste kennen wir von Cholestasepatienten, die nur sehr schwer zu substituieren sind.

*Koletzko, München:*
Ich stimme Ihren Ausführungen zu.

*Elmadfa, Wien:*
Die Erfahrung zeigt, daß der Versorgungszustand mit Vitamin E am besten durch die Bestimmung der α-Tokopherolkonzentration in den Erythrozyten zu beurteilen ist.

*Hübner, Berlin:*
Ich schließe mich diesem Votum an. Wenn Sie auf Lipide beziehen, dann haben Sie die langsam fortschreitende Leberinsuffizienz und damit die LDL-Transportmechanismen ausgeschlossen. Sie werden somit bei bezug auf Cholesterin eine „Beschönigung" Ihrer Korrelation erhalten. So sehe ich ebenfalls die Notwendigkeit, die Vitamin-E-Konzentration in Erythrozyten oder evtl. auch in Lymphozyten zu messen.

*Koletzko:*
Wie bereits mehrfach festgestellt, ist die Messung von Konzentrationen im Plasma oder auch in den Erythrozyten nur ein grobes Maß. Es sollte vor allem versucht werden, Vitamin-E-abhängige Funktionen, wie Indikatoren der Peroxidation zu messen.
Ihren Ausführungen zum Vitamin-E-Cholesterinquotienten bei der Leberinsuffizienz stimme ich nicht zu. Ich sehe sogar den gegentei-

ligen Effekt, da wir bei der Leberinsuffizienz sehr häufig einen Anstieg der Cholesterolkonzentration verzeichnen.

*Sies, Düsseldorf:*
Noch eine Anmerkung zu Herrn Hübner. Die fettlöslichen Vitamine sind ausschließlich in der Lipidphase und nicht im wäßrigen Raum. Wo sich also Askorbinsäure befindet, ist kein Vitamin E. Daher muß es klar sein, daß die Lipidphase den natürlichen Bezugswert von Vitamin E darstellt. Das gilt auch für zelluläre Konzentrationen. Insofern sollte man sich in erster Linie darauf beziehen. Ich halte auch die Tatsache, mehr Zellen zur Statusbeurteilung heranzuziehen für gut, weil auch Fragen an Funktionen gestellt werden können.

*Biesalski, Stuttgart:*
Die Frage ist, ob es vernünftig ist, Vitamin E auf LDL zu beziehen, weil es auf diesem Wege z. B. zur Endothelzelle transportiert wird. Es stellt sich die Frage nach der Abhängigkeit der Konzentration in LDL zu jener in der Endothelzelle. Wenn zwischen beiden eine klare Beziehung bestünde, dann könnte aus der LDL-korrigierten Vitamin-E-Konzentration auch ein funktioneller Bezug zum Endothel abgeleitet werden.

*Koletzko, München:*
Gilt das auch für den sicher nüchternen Patienten, denn sonst würden auch die Chylomikronen ein effektives Transportvehikel für Vitamin E darstellen?

*Biesalski:*
Sicherlich, sofern Vitamin E über die Lipoproteinlipase in der Endothelzelle aufgenommen wird. In bezug auf Vitamin E gibt es zwischen den Lipoproteinen einen ausgeprägten Austausch. Die LDL-Fraktion hat jedoch gegenüber den Chylomikronen die weitaus größere Bedeutung.

# Freie Radikalfängerenzyme und Spurenelemente bei Morbus Crohn

M. BURDELSKI, S. BAUER und M. OELLERICH

## Einführung

*Problemstellung.* Die chronische Entzündung bei Morbus Crohn führt zu einem permanenten oxidativen Streß, der durch Bildung und Freisetzung von großen Mengen Superoxid-Anion Radikal ($O\cdot_2$) und Hydrogenperoxid ($H_2O\cdot_2$) verursacht wird (Targan et al. 1991; Peskar 1991). Die Glutathionperoxidase (GSH-Px) schützt die Zellmembranen vor der Peroxidwirkung. Als Zellmembranschutz wird zusätzlich Vitamin E benötigt. Selen bildet einen Teil des aktiven Zentrums der Glutathionperoxidase. Nur durch ein intaktes Antioxidanssystem einerseits und durch ein adäquat reagierendes Gesamtsystem von freien Radikalfängerenzymen andererseits kann dieser permanente oxidative Streß beantwortet werden. Ein wesentlicher Teil der Therapie durch 5-Aminosalizylsäure und Steroide wirkt über die Beeinflussung von freien Radikalen (Fiocchi 1991).

*Fragestellung.* Im Rahmen einer prospektiven Studie wurde untersucht, ob die Produktion und Freisetzung von freien Radikalen bei Morbus Crohn die betroffenen freien Radikalfängerenzyme induziert. Des weiteren sollte überprüft werden, ob bei erniedrigtem Selenspiegel im Plasma eine Induktion der GSH-Px durch Supplementierung mit Selen möglich ist.

## Patienten und Methoden

*Patientencharakteristik.* In den Jahren 1988–1990 wurde bei 29 Patienten im Alter zwischen 7 und 20 Jahren (mittleres Alter 15 ± 5 Jahre) mit einem radiologisch und/oder histologisch gesicherten Morbus Crohn das Spektrum der freien Radikalfängerenzyme und die Spurenelemente Selen, Kupfer und Zink im Plasma untersucht. 19 dieser Patienten erhielten zu diesem Zeitpunkt 5-Aminosalizylsäure in der altersentsprechenden Dosierung sowie – wenn erforderlich – Steroide. Bei 10 Patienten wurde zusätzlich Vitamin E (100 mg/die) und Selen (50 µg/die) verabreicht.

*Probandencharakteristik.* Bei diesen Patienten wurden die erythrozytäre GSH-Px, die Glutathionreduktase (GSSG-R), die Glutathiontransferase (GST) und die Superoxiddismutase (Burdelski 1991) sowie die Spurenelemente Selen (Se), Kupfer (Cu) und Zink (Zn) im Plasma bestimmt. Die Krankheitsaktivität wurde nach dem pädiatrischen Aktivitätsindex (Harms 1994) ermittelt.

Als Probanden dienten 101 gesunde Blutspender im mittleren Alter von 28 ± 8 Jahren.

## Ergebnisse

*Freie Radikalfängerenzyme.* Bei den untersuchten Patienten fanden sich erniedrigte erythrozytäre GSH-Px und SOD-Konzentrationen (Abb. 1). Im Vergleich zu den untersuchten Probanden waren die Unterschiede jedoch nicht signifikant.

*Spurenelemente.* Bei den Spurenelementen fand sich gegenüber den Probanden eine vergleichsweise niedrige Konzentration von Selen und Zink bei den Patienten. Auch hier war der Unterschied statistisch nicht signifikant (Abb. 2). Durch Substitution mit Selen konnte bei den Patienten die Selenkonzentration in den oberen Bereich der Norm angehoben werden (Siegers 1994), die Aktivität der GSH-Px stieg nur unwesentlich an und blieb unterhalb der Werte bei den Probanden.

*Korrelation zwischen Krankheitsaktivität und freien Radikalfängerenzymen.* Eine statistisch gesicherte Korrelation zwischen den Akti-

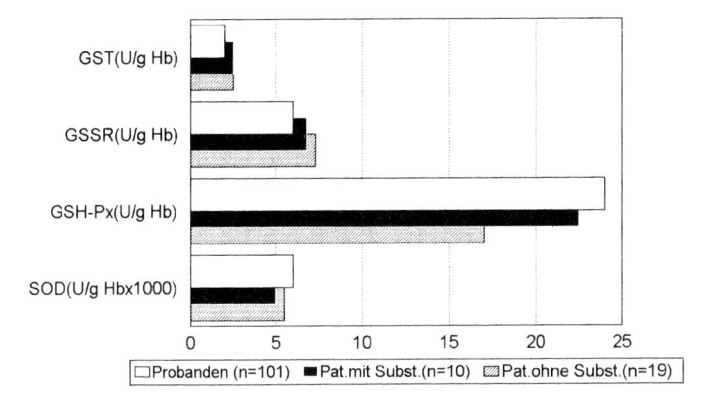

**Abb. 1.** Freie Radikalfängerenzyme: Glutathiontransferase (GST), Glutathionreduktase (GSSR), Glutathionperoxidase (GSH-Px) und Superoxiddismutase (SOD) bei Probanden (n = 101), bei Patienten vor (n = 19) und bei Patienten nach Substitution mit Selen und Vitamin E (n = 10). Dargestellt sind die Mittelwerte

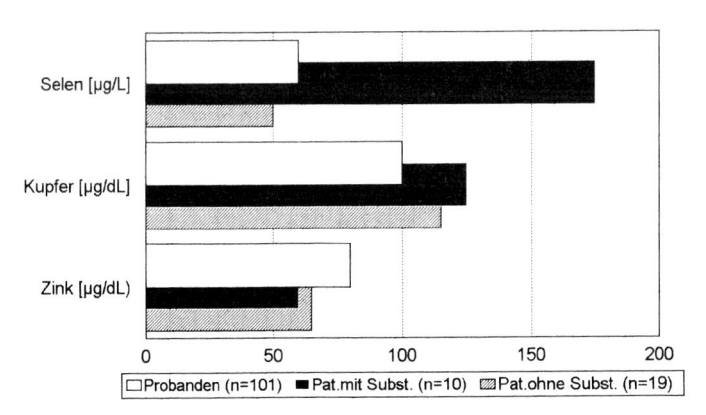

**Abb. 2.** Spurenelemente im Plasma von Probanden (n = 101) und Patienten mit Morbus Crohn vor (n = 19) und nach Substitution mit Selen und Vitamin E (n = 10), dargestellt als Mittelwert

vitäten der freien Radikalfängerenzyme und den Spurenelementen einerseits und dem pädiatrischen Crohn-Aktivitätsindex andererseits konnten nicht nachgewiesen werden (Tabelle 1) [$p > 0{,}05$].

**Tabelle 1.** Korrelationen zwischen pädiatrischem Crohn-Aktivitätsindex und freien Radikalfängerenzymen sowie Spurenelementen bei Patienten mit Morbus Crohn

|        | Se+, Vit. E+ (n = 10) r | Se–, Vit.E– (n=19) r |
|--------|-------------------------|----------------------|
| GSH-Px | –0,17                   | –0,41                |
| SOD    | 0,39                    | 0,37                 |
| GST    | –0,02                   | 0,26                 |
| GSSG-R | –0,11                   | –0,17                |
| Se     | 0,35                    | –0,37                |
| Zn     | –0,46                   | –0,41                |

## Diskussion

*Rolle der GSH-Px und SOD bei Morbus Crohn.* Patienten mit Morbus Crohn weisen nach diesen Untersuchungen erniedrigte Aktivitäten der erythrozytären GSH-Px und der SOD auf. Diese Ergebnisse wurden für die GSH-Px bei einem in England untersuchten Kollektiv bestätigt (Thomas 1994). Bei dieser Studie wurde die GSH-Px im Plasma von Patienten mit Morbus Crohn im Vergleich zu Probanden allerdings erhöht gefunden.

*Stimulierbarkeit der GSH-Px durch Selen.* Die GSH-Px war entgegen unseren Erwartungen nicht signifikant durch Selen zu stimulieren. Neuere Untersuchungen weisen darauf hin, daß ein solcher Effekt bei Gesunden nur bei stark erniedrigten Ausgangswerten zu erwarten ist (Siegers 1994). Bei dem ständigen oxidativen Streß der Patienten mit Morbus Crohn hätten wir aber ein von Normalpersonen abweichendes Verhalten erwartet. Welche Rolle die bei unseren Patienten durchgeführte Standard-Crohn-Therapie mit 5-ASS und Steroiden bei diesen Ergebnissen spielt, bleibt vorerst unklar.

*Ausblick.* Diese Ergebnisse sind Anlaß, die Rolle von freien Radikalen prospektiv bei Morbus Crohn vor und nach Therapiebeginn zu untersuchen. Nur so kann die Frage beantwortet werden, ob es sich bei den beobachteten Phänomenen um primäre oder sekundäre Effekte handelt.

## Literatur

Burdelski M, Oellerich M, Pippenger CE et al. (1991) Free radical scavengin enzyme activities in erythrocytes of pediatric patients with Crohn's disease. In: Williams CN (ed) Trends in inflammatory bowel disease therapy. Kluwer Academic Publishers, Dordrecht-Boston-London, pp 453–454

Fiocchi C (1991) Overview in inflammatory bowel disease pathogenesis. In: Williams CN (ed) Trends in inflammatory bowel disease therapy. Kluwer Academic Publishers, Dordrecht Boston London, pp 59–72

Harms HK, Blomer R, Bertele-Harms RM et al. and the study group on Crohn's disease in children and adolescents (1994) A paediatric Crohn's disease activity index (PCDAI). Is it useful? Acta Peadiatr Suppl 395:22–26

Peskar BM (1991) Inflammatory mediators in inflammatory bowel disease. In: Willimas CN (ed) Trends in inflammatory bowel disease therapy. Kluwer Academic Publishers, Dordrecht Boston London, pp 49–58

Siegers C-P, Richter B, Pentz R (1994) Selensubstitution bei Selenmangel und Folgeerkrankungen. Dtsch Ärzteblatt 91:B2233–B2237

Targan SR, Deem RC, Shanahan F (1991) Immune-mediated cytotoxicity in inflammatory bowel disease. In: Willimas CN (ed) Trends in inflammatory bowel disease therapy. Kluwer Academic Publishers, Dordrecht Boston London, pp 22–39

Thomas AG, Miller V, Shenkin A et al. (1994) Selenium and glutathione peroxidase status in paediatric health and gastrointestinal disease. J Paediatr Gastroenterol Nutr 19, 213–219

## Diskussion

*Brehmer, Heidelberg:*
Welche Beweise gibt es, daß bei einer derartig großflächigen Entzündung, wie bie Morbus Crohn, der reaktive Sauerstoff den Körper vermehrt belastet?

*Burdelski:*
Wir konnten mit der TRAP-Methode feststellen, daß die Werte initial sehr niedrig sind und erst mit einsetzender Behandlung ansteigen.

*Elstner, München:*
Zink ist ein wesentlicher Membranstabilisator. Zinkmangel führt zu ausgeprägten Membranstörungen. Zink ist aber auch ein obligater Kofaktor der Superoxiddismutase. Wir wissen von Pflanzen, daß Zinkmangel zu einer massiven Superoxid- und auch Wasserstoffperoxidproduktion führt, d. h. die Membranen werden autooxidabel.

*Sies, Düsseldorf:*
Könnten Sie zur Induzierbarkeit der Glutathionperoxidase Stellung nehmen.

*Burdelski:*
Es gibt Hinweise, daß die bei der valproatinduzierten Hepato- und Pankreatopathie niedrigen Glutathionperoxidaseaktivitäten durch Selen induziert werden und in der Folge ein Schutz besteht.

*Sies, Düsseldorf:*
Ich möchte darauf hinweisen, daß die Glutathionperoxidase nicht mit freien Radikalen, sondern mit Wasserstoffperoxid reagiert.

*Elmadfa, Wien:*
Kann es sein, daß bei chronischen Entzündungen dieser Art das Potential an Antioxidanzien schon ausgeschöpft ist? Wie war der Ernährungsstatus Ihrer Patienten?

*Burdelski:*
Der Zustand der Patienten war unterschiedlich. Es gab solche mit niedrigem Krankheitsaktivitätsindex und gutem Ernährungszustand und umgekehrt.

*Elmadfa, Wien:*
Bei schlechtem Ernährungszustand wundert es micht nicht, daß die Patienten auf die Behandlung nicht ansprachen.

*Sawatzki, Friedrichsdorf:*
Welche Selenform haben Sie verwendet? Selenit oder Selenmethionin? Wir wissen, daß Selenmethionin keinen Einfluß auf die Glutathionperoxidaseaktivität hat. Möglicherweise haben Sie also die falsche Selenform genommen. Will man die Glutathionperoxidaseaktivität beeinflussen, muß man Selenit und nicht die organische Selenform verwenden.

*Hübner, Berlin:*
Haben Sie entsprechende Untersuchungen bei Colitis ulcerosa gemacht?

*Burdelski:*
Nein, Patienten mit Colitis ulcerosa wurden nicht behandelt.

*Böhles, Frankfurt:*
Gibt es epidemiologische Untersuchungen über die Häufigkeit entzündlicher Darmerkrankungen in Finnland? In Finnland wurde zu Beginn der 80er Jahre der Ackerboden mit Selen angereichert. Es bestünde somit die epidemiologische Möglichkeit, eine Zeitperiode des Selenmangels wie auch der ausreichenden Selenversorgung zu übersehen.

*Burdelski:*
Auch aus Finnland wird über eine Zunahme der Morbus Crohn-Erkrankungen berichtet, so daß kein Zusammenhang hergeleitet werden kann.

*Bremer, Heidelberg:*
Es gibt zwischenzeitlich Tausende von Patienten mit Phenylketonurie, die sehr lange Zeit mit Selen behandelt wurden. Eine Häufung von Morbus Crohn ist jedoch nicht bekannt.

*Burdelski:*
Ich denke auch nicht, daß Selen den wesentlichen Wirkmechanismus bei Morbus Crohn darstellt, sondern daß ein genetischer Hintergrund besteht.

# Einfluß der mitochondrialen Radikalproduktion des Skelettmuskels auf die Pathogenese der Duchenne-Muskeldystrophie (Mdx-Maus Modell) unter Berücksichtigung der Auswirkungen einer submaximalen physischen Belastung

V. Faist und I. Elmadfa

## Einleitung

Die progressiv verlaufende Muskeldystrophie vom Typ Duchenne basiert auf einer x-chromosomalen Deletion im Bereich der Xp21-Region (Kunkel 1986). Infolge dieser Deletion unterbleibt die Synthese des Dystrophins, eines membranstabilisierenden Proteins (Hoffman et al. 1987).
Als klinische Symptome zeigen sich Degenerationen der gesamten Skelett- und respiratorischen Muskulatur, des Herzmuskels, Hypoxien sowie eine Herabsetzung der Immunkompetenz, die sich vorwiegend in pulmonalen Infekten äußert (Emery 1987). Die biochemischen Symptome ergeben sich aus elektronenmikroskopisch sichtbaren Hohlräumen, sog. Delta-Läsionen, infolge derer es zu Veränderungen der Membranstabilität, -permeabilität und -polarität kommt (Schotland et al. 1981). Aufgrund der hieraus resultierenden gravierenden Veränderungen der Kalziumhomöostase wird neben der membranstabilisierenden Funktion auch eine die Kalziumhomöostase regulierende Funktion des Dystrophins postuliert (Austin 1990). Die mdx-Maus (mdx = muscular dystrophy x-linked) gilt aufgrund der homologen x-chromosomalen Deletion als ideales Tiermodell der Duchenne-Muskeldystrophie (Hoffman et al. 1987). Die klinische Symptomatik entspricht im wesentlichen der für die Duchenne-Patienten beschriebenen. Wesentlicher Unterschied ist der phasische Krankheitsverlauf bei der Maus. Im Lebensalter von 3–4 Wochen zeigen sich vielfältige Nekrosen der glatten und quergestreiften Muskulatur (Tanabe et al. 1986). Nach Über-

schreitung eines Maximums im Lebensalter von 5–6 Wochen tritt eine Regeneration der nekrotisierenden Muskelfasern auf (Emery 1987). Als Ursache dieser, zumindest anfangs effizienten Regeneration nekrotisierter Muskelfasern wird die Synthese eines homologen „dystrophin-related-protein" postuliert (Sugita et al. 1992).

Für die Duchenne-Patienten existiert bisher keine effiziente kurative Therapie. Ziel der angewandten physiotherapeutischen Maßnahmen ist es, die aus der Muskeldegeneration resultierende Immobilisation der Patienten hinauszuzögern. Die Anwendung einer submaximalen physischen Belastung kann nicht nur die Anfälligkeit der Muskelfaser gegenüber mechanischer Belastung verringern, sondern auch eine maximal mögliche Synthese von Muskelprotein unterstützen. Die experimentellen Hinweise sind, je nach Intensität der angewandten Physiotherapie und je nach Krankheitsstadium der Patienten, widersprüchlich. So wurde bei Duchenne-Patienten nach submaximaler Belastung sowohl von einer Verbesserung der Muskelkraft als auch von einer beschleunigten Progression der Faserdegeneration (Gains et al. 1982) berichtet.

Ziel der vorliegenden Studie war daher, zu klären, wie sich die physische Belastung auf den dystrophischen Muskel hinsichtlich des Energiestoffwechsels, d. h. auf die Bereitstellung von ATP, auswirkt. Weiterhin muß bei jeder physischen Belastung der erhöhte Sauerstoffmetabolismus beachtet werden. Dies gilt insbesondere für die dystrophische Muskelfaser, an deren Pathogenese nicht nur eine gestörte Kalziumhomöostase, sondern möglicherweise auch eine initial erhöhte Produktion freier Sauerstoffradikale beteiligt ist (Austin et al. 1992).

## Studiendesign und Methoden

### Studiendesign

Als gesunde Kontrollgruppen wurden genetisch unauffällige Mäuse vom Stamm C57/BL 10 (Kx, n = 10) im Alter von 10 Wochen untersucht. Aus diesem Stamm hervorgegangene Mutanten mit dem Duchenne-Defekt (Kmdx, n = 10) befanden sich im Alter von 10

Wochen in der progressiven Phase der Muskeldegeneration. Der Einfluß der physischen Belastung wurde mit Hilfe einer Laufradapparatur sowohl bei den genetisch unauffälligen Mäusen (Tx) als auch bei den dystrophischen Tieren (Tmdx) untersucht. Die Trainingsintensität betrug 8,3 m/min und wurde 60 min/d, 5 d/Woche über einen gesamten Zeitraum von 6 Wochen angewandt. Der Beginn der physischen Belastung erfolgte bei beiden Gruppen (Tx, Tmdx) im Alter von 3 Wochen, wobei in der ersten Woche eine schrittweise Adaptation an die Trainingsbedingungen durchgeführt wurde. Die genannte Trainingsintensität wurde zu Beginn der 4. Lebenswoche erreicht.

## Untersuchte Parameter und Methoden

Die Bestimmung der Parameter des Energiestoffwechsels im Skelettmuskel erfolgte im Musculus quadriceps femoris. Die Skelettmuskelmitochondrien wurden nach einer Methode von Rickwood et al. (1987) aus dem frisch präparierten Musculus quadriceps femoris isoliert und anschließend zur polarographischen Bestimmung der Atmungsparameter nach einer Methode von Chance u. Williams (1956), eingesetzt. Zur Beurteilung der oxidativen Phosphorylierung wurde der Sauerstoffverbrauch in Gegenwart von ADP (sog. „aktivierter Zustand", state 3) und ATP (sog. „Ruhezustand", state 4) ermittelt. Der resultierende Quotient aus dem jeweiligen Sauerstoffverbrauch in state 3 und state 4 wird als respiratorischer Kontrollindex (RCI) bezeichnet und gilt als Maß für die Integrität der inneren Mitochondrienmembran. In vorliegendem Versuch wurden die NADH-spezifischen Substrate Glutmat/Malat zur Stimulation der Atmungskettenphosphorylierung eingesetzt, so daß sich bei intakter Membranintegrität RCI-Werte zwischen 6–10 ergeben (Chance u. Williams 1956). Die Beurteilung der Effizienz der energetischen Kopplung zwischen der Phosphorylierung von ADP zu ATP (P) und dem Sauerstoffverbrauch in state 3 (O) erfolgte anhand des P/O-Quotienten. Unter Verwendung NADH-spezifischer Substrate ergeben sich maximale P/O-Quotienten von 3,0 (Chance u. Williams 1956).

Erst die gemeinsame Beurteilung von RCI und P/O-Quotienten erlaubt eine Aussage über die Kontrollfunktion von ADP als Atmungskettensubstrat.

Als weiterer Parameter des Energiestoffwechsels wurde die Konzentration an Carnitin im Musculus quadriceps femoris nach einer Methode von Wieland et al. (1985) photometrisch bestimmt.

Zur Beurteilung des Radikalstoffwechsels wurde die Produktion reaktiver Sauerstoffspezies entlang der oxidativen Phosphorylierung unter Verwendung von Phycoerythrin als Quencher nach einer Methode von Glazer (1990) fluorimetrisch ermittelt. Als weitere Parameter des Radikalstoffwechsels wurde im Musculus quadriceps femoris die Konzentration von Malondialdehyd (MDA) als Addukt mit Thiobarbitursäure über HPLC-Fluoreszenz nach Wong et al. (1987) sowie die Konzentration an α-Tokopherol über HPLC-UV nach Sierakowski u. Elmadfa (1987) und die Konzentration an Lipofuszin nach Hammer (1988) ermittelt. Weiterhin wurden im Skelettmuskel die katalytischen Aktivitäten der Glutathionperoxidase (GSH-Px) nach Beutler (1984) und der Superoxiddismutase (SOD) nach Marklund u. Marklund (1974) photometrisch bestimmt.

Als Bezugsgrößen wurden in den isolierten Skelettmuskelmitochondrien die Proteinkonzentrationen nach Lowry et al. (1951) und im Musculus quadriceps femoris die Konzentrationen an Gesamtlipiden nach Zöllner u. Kirsch (1962) jeweils photometrisch ermittelt. Weiterhin erfolgte die Bestimmung der muskelspezifischen Enzyme Kreatinkinase (Deutsche Gesellschaft für klinische Chemie 1977) und der Pyruvatkinase (Fujii u. Miwa 1987) im Plasma photometrisch. Der statistische Vergleich der Kollektive Kx, Tx, Kmdx und Tmdx erfolgte mit dem t-Test nach Student auf der Basis des Signifikanzniveaus $p < 0{,}05$ (*), $p < 0{,}01$ (**) sowie $p < 0{,}001$ (***).

## Ergebnisse und Diskussion

### Kontrolle der oxidativen Phosphorylierung und Bereitstellung von ATP

Erste Hinweise auf die ATP-Bereitstellung des dystrophischen Skelettmuskels geben die Plasmaaktivitäten der Pyruvatkinase (PK) und Kreatinkinase (CK).

Die Pyruvatkinase katalysiert die irreversible Dephosphorylierung von Phosphoenolpyruvat zu Pyruvat unter Bildung von ATP. Bei den dystrophischen Tieren (Kmdx) führte der Dystrophinmangel zu einem Anstieg der Plasmaaktivität gegenüber der Kontrollgruppe (Kx) (s. Tabelle 1). Die physische Belastung führte im Vergleich zu den nicht trainierten Tieren (Kx, Kmdx) allein bei den dystrophischen Tieren (Tmdx) zu einem Anstieg der Plasmaaktivität. Sehr deutlich zeigt sich somit der Austritt der Pyruvatkinase aus den Muskelzellen ins Plasma in Abhängigkeit des Dystrophinmangels. Die weitere Steigerung der Pyruvatkinaseaktivität infolge der physischen Belastung um Faktor 24 bei den dystrophischen Tieren spricht für eine zusätzliche Beeinträchtigung der sarkolemmalen Integrität.

Tabelle 1. Ergebnisse der im Plasma und in den isolierten Skelettmuskelmitochondrien untersuchten Parameter des Energie- und Radikalstoffwechsels

| Matrix/Parameter | Kx | Kmdx | Tx | Tmdx | Signif.[1] |
|---|---|---|---|---|---|
| Plasma | | | | | |
| PK [kU/l] | 1,06 ±0,19 | 25,9 ± 2,5 | 0,95 ± 0,12 | 31,1 ± 3,1 | (a,b,d)*** |
| CK [kU/l] | 2,79 ± 0,46 | 4,33 ± 0,73 | 3,55 ± 0,43 | 8,03 ± 1,31 | (a,b,d)*** c** |
| Muskel | | | | | |
| Carnitin [$\mu$mol x g FG$^{-1}$] | 1,27 ± 0,17 | 0,68 ± 0,04 | 2,97 ± 0,22 | 1,64 ± 0,10 | (a,b,c,d)* |
| Muskelmitochondrien | | | | | |
| $O_2$-Verbrauch in state 3 [nmol Atome O x min$^{-1}$ x mg Prot$^{-1}$] | 112 ± 13 | 57 ± 7 | 113 ± 20 | 36 ± 12 | (a,b)*** |
| RCI | 4,92 ± 0,51 | 4,35 ± 1,04 | 4,29 ± 0,81 | 3,15 ± 1,11 | b**, d* |
| P/O | 2,39 ± 0,24 | 1,80 ± 0,29 | 2,51 ± 0,32 | 1,69 ± 0,67 | a**, b* |
| Prod. reakt. $O_2$-Spezies [$\mu$mol x min$^{-1}$ x g Prot.$^{-1}$] | 3,98 ± 1,01 | 6,76 ± 0,77 | 6,33 ± 0,71 | 6,65 ± 0,85 | a**, c* |

[1]Signifikanzen: a = Kx/Kmdx; b = Tx/Tmdx; c = Kx/Tx; d = Kmdx/Tmdx
Signifikanzniveaus (t-test): *: $p < 0,05$; **: $p < 0,01$; ***: $p < 0,001$

Bei Betrachtung der Kreatinkinaseaktivität im Plasma zeigt sich ein ähnliches Bild. Die von der Kreatinkinase katalysierte Phosphorylierungsreaktion von Kreatin ist die Voraussetzung für die Aufrechterhaltung der Kontraktion und Relaxation des Skelettmuskels. Eine erhöhte Plasmaaktivität der Kreatinkinase war sowohl infolge des genetischen Defektes (Kx/Kmdx, s. Tabelle 1) als auch infolge der physischen Belastung (Kx/Tx, Kmdx/Tmdx) zu beobachten. Während dieser belastungsinduzierte Anstieg der Plasmaaktivität bei den gesunden Tieren 27% betrug, zeigte sich bei den dystrophischen Tieren eine Steigerung um 87% (Kmdx/Tmdx). Die sarkolemmale Integrität der dystrophischen Muskelfaser wurde durch die physische Belastung somit wesentlich stärker beeinträchtigt als die Membran des gesunden Muskels.

Nach Zatz et al. (1991) kann das Ausmaß des Anstieges der Plasmaaktivitäten dieser muskelspezifischen Enzyme als Kriterium für den therapeutischen Erfolg einer Physiotherapie herangezogen werden. In vorliegender Studie führte die angewandte submaximale physische Belastung zu einer Herabsetzung der sarkolemmalen Integrität und zu einer erniedrigten Pyruvat- und Kreatinkinaseaktivität im Skelettmuskel (Faist et al. 1992). Somit deuten bereits die Plasmaaktivitäten auf eine Beeinträchtigung der ATP-Bereitstellung über die Pyruvatkinase sowie auf eine Veränderung des durch die Kreatinkinase regulierten ADP/ATP-Quotienten als Kontrollfaktor der oxidativen Phosphorylierung.

Als Substrate für die ATP-Bereitstellung kann der Skelettmuskel die bei der Fettsäureoxidation produzierten Reduktionsäquivalente utilisieren. Besonders bei andauernder submaximaler physischer Belastung gewinnen Fettsäuren zunehmend Bedeutung als energieliefernde Substrate. Voraussetzung hierfür ist jedoch der Fettsäuretransport aus dem Zytosol in die mitochondriale Matrix, welcher durch das Carnitin-Palmityltransferase-Transportsystem vermittelt wird (Terjung u. Hood 1986). In vorliegender Studie zeigten sich im dystrophischen Skelettmuskel (Kmdx) erniedrigte Carnitinkonzentrationen im Vergleich zu der gesunden Kontrollgruppe (Kx) (s. Tabelle 1). Infolge der physischen Belastung stiegen die Carnitinkonzentrationen sowohl im gesunden (Tx) als auch im dystrophischen (Tmdx) Skelettmuskel an.

Ausgehend von den erniedrigten Carnitingehalten des dystrophischen Skelettmuskels ist auf einen verringerten Fettsäuretransport in die mitochondriale Matrix und somit auf eine – im Vergleich zum gesunden Muskel – geringere Fettsäureutilisation zu schließen (Dunn et al. 1991). Die erhöhten Carnitinkonzentrationen in Abhängigkeit der physischen Belastung deuten im gesunden wie auch im dystrophischen Muskel auf eine positive Adaptation im Rahmen einer vermehrten Fettsäureoxidation bzw. einer vermehrten Bereitstellung von Reduktionsäquivalenten für die Atmungskettenphosphorylierung.

Im Hinblick auf die oxidative Phosphorylierung ergibt sich neben der erniedrigten Substratbereitstellung im Rahmen der Fettsäureoxidation ein weiterer Aspekt des Carnitinmangels, der bei Duchenne-Patienten häufig beobachtet wird (Scholte et al. 1989; Dunn et al. 1991). Erfolgt der Fettsäuretransport in die mitochondriale Matrix mit herabgesetzter Geschwindigkeit, akkumulieren im extramitochondrialen Kompartiment langkettige AcyL-CoA-Reste, welche wiederum den ADP-Translokator hemmen, so daß es zu einer erniedrigten Transportrate von ADP in das Mitochondrium kommt und somit ein weiteres essentielles Substrat für den Ablauf der oxidativen Phosphorylierung in unzureichender Konzentration vorhanden ist (Barth et al. 1983).

Hinweise auf die ATP-Bereitstellung ergeben sich aus dem mitochondrialen Sauerstoffverbrauch bei maximaler Substratstimulation der oxidativen Phosphorylierung, d. h. im aktiven Zustand bzw. im state 3. Im dystrophischen Skelettmuskel (Kmdx) zeigte sich im Vergleich zum gesunden Skelettmuskel (Kx) eine erniedrigte Sauerstoffkonsumption in Gegenwart von ADP und Glutamat/Malat als Substrate (s. Tabelle 1). Infolge der physischen Belastung waren weder bei den gesunden noch bei den dystrophischen Tieren Veränderungen der state 3-Atmung zu beobachten.

Aufgrund des erniedrigten mitochondrialen Sauerstoffverbrauches kann der dystrophische Muskel pro Zeiteinheit nicht die Menge an ADP zu ATP phosphorylieren wie der gesunde Muskel, da für eine maximale Phosphorylierungsgeschwindigkeit neben maximalen Konzentrationen an ADP und Sauerstoff ebenso ein maximales Membranpotential Voraussetzung ist.

Das Membranpotential resultiert aus dem Elektronentransport entlang der einzelnen Enzymkomplexe der oxidativen Phosphorylierung, dessen Indikator der Sauerstoffverbrauch ist. Die Frage, ob aus dem existierenden Sauerstoffverbrauch die maximal mögliche Menge an ADP phosphoryliert wird, läßt sich anhand des ermittelten P/O-Quotienten beantworten. Es zeigte sich, daß diese Effizienz der oxidativen Phosphorylierung im dystrophischen Muskel (Kmdx) im Vergleich zum gesunden Skelettmuskel (Kx) deutlich herabgesetzt war. Infolge der physischen Belastung zeigte sich weder im gesunden noch im dystrophischen Muskel eine Veränderung des P/O-Quotienten.

Die Ursache der herabgesetzten Phosphorylierungseffizienz des dystrophischen Muskels ist in einer mögicherweise veränderten Membranintegrität zu suchen. Als Maß hierfür zeigte der respiratorische Kontrollindex (RCI) im dystrophischen Muskel (Kmdx) tendenziell erniedrigte Werte ($p > 0,05$) gegenüber dem gesunden Muskel (Kx). Als statistisch signifikant ergaben sich verringerte RCI-Werte im dystrophischen Muskel infolge der physischen Belastung (Tx/Tmdx, Kmdx/Tmdx, s. Tabelle 1). Somit führte erst die physische Belastung zu einer negativen Beeinträchtigung der Integrität der inneren Mitochondrienmembran im Dystrophinmangel. Weitere mögliche Ursachen für die beobachtete erniedrigte Phosphorylierungseffizienz können eine Veränderung des Elektronenflusses oder ein relativer Verlust der Kontrollfunktion des Membranpotentials hinsichtlich der Phosphorylierung sein (Nicholls u. Buttko 1993). Veränderungen des Elektronentransportes entlang der einzelnen Enzymkomplexe ergeben sich vor allem dann, wenn alternative Elektronenakzeptoren zur Verfügung stehen.

In-vitro-Studien konnten zeigen, daß ein alternativer Elektronentransport vom Ubichinon über Zytochrom b auf molekularen Sauerstoff erfolgen kann, so daß als Produkte Superoxidanionen entstehen (Nohl u. Jordan 1986).

## Bedeutung reaktiver Sauerstoffspezies

In vorliegender Studie wurde die Bildung reaktiver Sauerstoffspezies entlang der oxidativen Phosphorylierung mit Hilfe eines Quenchers, Phycoerythrin, ermittelt. Im dystrophischen Muskel (Kmdx) zeigte sich eine höhere Produktion reaktiver Sauerstoffspezies im Vergleich zu dem gesunden Muskel (Kx) (s. Tabelle 1).

Infolge der physischen Belastung war die Bildung reaktiver Sauerstoffspezies bei den gesunden Tieren (Kx/Tx) erhöht, während das Ausgangsniveau der untrainierten dystrophischen Tiere (Kmdx) durch die physische Belastung (Tmdx) nicht übertroffen wurde.

Im Hinblick auf die Atmungskontrolle stellt sich die Frage, in welchem der energetischen Zustände die Produktion radikalischer Sauerstoffspezies erfolgte.

Die Berechnung der Korrelation zwischen dem Sauerstoffverbrauch in state 4 (Ruhezustand) bzw. state 3 (aktiver Zustand) und der Produktion reaktiver Sauerstoffspezies ergab sowohl im gesunden (Kx: $r = 0,9447^{**}$, Tx: $r = 0,9851^{**}$) als auch im dystrophischen Skelettmuskel (Kmdx: $r = 0,9562^{**}$, Tmdx: $r = 0,9292^{**}$) eine statistisch signifikante Beziehung unter state-4-Bedingungen. Die Berechnung der entsprechenden Korrelationskoeffizienten unter state-3-Bedingungen waren in keiner der untersuchten Gruppen statistisch signifikant.

Die erhöhte Produktion reaktiver Sauerstoffspezies unter state 4 Bedingungen läßt sich nach Nohl u. Jordan (1986) auf eine Protonierung des Ubichinons zurückführen, die vorwiegend unter state-4-Bedingungen erfolgt, da die Protonenleitfähigkeit im state 4 größer ist als im state 3 (Murphy 1989; Nicholls u. Buttko 1993).

Der dystrophische Muskel weist somit neben einer erniedrigten ATP-Produktion, gemessen anhand des Sauerstoffverbrauches, und einer eingeschränkten Phosphorylierungseffizienz auch eine herabgesetzte Atmungskontrolle im Bereich des Membranpotentiales auf. Die resultierende vermehrte Produktion reaktiver Sauerstoffspezies ist als weiterer potentieller Faktor bei der Pathogenese der Degeneration der Muskelfasern zu sehen, da eine oxidative Schädigung insbesondere von Membranfettsäuren in Betracht gezogen werden muß (Austin et al. 1992).

Hinweise auf eine Beteiligung reaktiver Sauerstoffspezies bei der Pathogenese der Duchenne-Muskeldystrophie gibt auch das oxidative Potential zur Bildung von Malondialdehyd im Skelettmuskel. Im dystrophischen Muskel (Kmdx) zeigte sich im Vergleich zum gesunden Muskel (Kx) ein erhöhtes oxidatives Potential zur Bildung von Malondialdehyd. Die physische Belastung führte bei den dystrophischen (Tmdx) Tieren zu einem Anstieg der Malondialdehydkonzentration im Skelettmuskel (s. Tabelle 2). Im gesunden Skelettmuskel (Tx vs. Kx) zeigte sich dieser trainingsbedingte Anstieg nur tendenziell ($p > 0,05$).

Neben der Konzentration an Malondialdehyd erlauben auch die Lipofuszinkonzentrationen Aussagen über die Beteiligung reaktiver Sauerstoffspezies bei der Pathogenese der Muskeldegeneration. Lipofuszine weisen als Polymerisationsprodukte oxidativ degenerierter Moleküle zwar eine heterogene Zusammensetzung auf, akkumulieren jedoch in Abhängigkeit der Freisetzung reaktiver Sauerstoffspezies (Kikugawa 1986), insbesondere bei Störungen des mitochondrialen Elektronentransfers (Byrne u. Dennett 1992).

Die Lipofuszinkonzentrationen im dystrophischen Skelettmuskel (Kmdx) lagen tendenziell höher ($p > 0,05$) als im gesunden Muskel (Kx) (s. Tabelle 2).

## Enzymatisches Schutzsystem

Die physische Belastung führte hingegen sowohl im gesunden (Tx) als auch im dystrophischen Muskel (Tmdx) zu einem Anstieg der

**Tabelle 2.** Ergebnisse der untersuchten Parameter des Radikalstoffwechsels in der Skelettmuskelzelle

| Matrix/Parameter | Kx | Kmdx | Tx | Tmdx | Signif.[1] |
|---|---|---|---|---|---|
| MDA [$\mu mol \times g \ Prot^{-1}$] | 0,24 ± 0,07 | 0,31 ± 0,09 | 0,34 ± 0,08 | 0,46 ± 0,13 | (a,d)** |
| Lipofuszin [%RFI] | 75 ± 13 | 87 ± 17 | 102 ± 20 | 112 ± 29 | c**,d* |
| α-Tokopherol [$\mu mol \times g$ Gesamtlipide$^{-1}$] | 0,39 ± 0,18 | 0,34 ± 0,16 | 0,33 ± 0,09 | 0,27 ± 0,13 | |
| SOD [$U \times mg \ Prot^{-1}$] | 1,49 ± 0,13 | 1,69 ± 0,33 | 1,77 ± 0,33 | 1,74 ± 0,22 | |
| GSH-Px [$U \times mg \ Prot^{-1}$] | 30,4 ± 4,9 | 58,5 ± 7,9 | 47,6 ± 9,6 | 52,0 ± 6,3 | (a,c)*** |

[1]Signifikanzen: a = Kx/Kmdx; b = Tx/Tmdx; c = Kx/Tx; d = Kmdx/Tmdx
Signifikanzniveaus (t-test): *: $p < 0,05$; **: $p < 0,01$; ***: $p < 0,001$

Lipofuszinkonzentrationen. Auf eine Beteiligung reaktiver Sauerstoffspezies bei der Degeneration der dystrophischen Muskelfasern deuten auch die Aktivitäten der Glutathionperoxidase (GSH-Px) und der Superoxiddismutase (SOD) im Skelettmuskel (s. Tabelle 2). Die SOD katalysiert die Dismutation von Superoxidanionen zu molekularem Sauerstoff und Wasserstoffperoxid und reagiert somit direkt mit den intramitochondrial freigesetzten Superoxidanionen. Die GSH-Px hingegen katalysiert in Gegenwart von reduziertem Glutathion die Reduktion von Wasserstoffperoxid zu Wasser und eliminiert somit Wasserstoffperoxid als Folgeprodukt einer divalenten Reduktion von molekularem Sauerstoff (Halliwell u. Gutteridge 1989).

Die Aktivität der SOD zeigte sowohl in Abhängigkeit des genetischen Defektes als auch infolge der physischen Belastung eine tendenzielle Zunahme ($p > 0,05$, s. Tabelle 2).

Ein Aktivitätsanstieg in Abhängigkeit des Dystrophinmangels (Kmdx vs. Kx) war für die GSH-Px zu beobachten. Die physische Belastung führte im gesunden Skelettmuskel (Tx vs. Kx) ebenfalls zu einem Anstieg der GSH-Px-Aktivität, während im dystrophischen Muskel eine tendenzielle Aktivitätsabnahme ($p > 0,05$) zu beobachten war. Im Vergleich zum gesunden Muskel war der dystrophische Muskel somit nicht in der Lage, sich mit einer erhöhten Enzymaktivität gemäß einer positiven Adaptation an den belastungsinduzierten erhöhten Sauerstoffmetabolismus zu adaptieren.

## Nichtenzymatisches Schutzsystem

Die ebenso ermittelte Konzentration an α-Tokopherol, angegeben als α-Tokopheroläquivalente (= α-Tokopherol + 0,25 γ-Tokopherol) und adjustiert auf den Gehalt an Gesamtlipiden im Skelettmuskel, zeigte in Abhängigkeit der untersuchten Parameter keine Veränderung. Aussagen über die Deckung des Vitamin-E-Bedarfes sind anhand der Tokopherolkonzentration im Skelettmuskel allein jedoch nicht abschließend zu treffen. Gerade das Mitochondrium besitzt mit Hilfe des Ubichinons (Maguire et al. 1992) sowie des Zytochrom c (Packer et al. 1979) zwei effiziente Regenerationsmechanismen für das Tokopherylradikal. Ebenso muß die vermehrte

Infiltration von Binde- und insbesondere Fettgewebe in den dystrophischen Skelettmuskel berücksichtigt werden. Allerdings zeigte sich nach Adjustierung der Tokopherolgehalte auf den Gesamtlipidgehalt kein Unterschied in Abhängigkeit der untersuchten Parameter.

## Ausblick

Ziel der vorliegenden Studie war es, die bisher weitgehend ungeklärte Bedeutung des Radikalstoffwechsels bei Pathogenese der Duchenne-Muskeldystrophie zu untersuchen. Als weitere Fragestellung vorliegender Studie wurde den Auswirkungen eines erhöhten Radikalstoffwechsels infolge der in praxi häufig angewandten Physiotherapie nachgegangen.

Zur Klärung dieser Fragestellungen wurden als gesunde Kontrollgruppe genetisch unauffällige Mäuse vom Stamm C57/BL 10 im Alter von 10 Wochen untersucht. Aus diesem Stamm hervorgegangene Mutanten mit dem Duchenne-Defekt befanden sich im Alter von 10 Wochen in der progressiven Phase der Muskeldegeneration. Der Einfluß der physischen Belastung wurde mit Hilfe einer Laufradapparatur untersucht. Die Trainingsintensität betrug 8,3 m/min und wurde 60 min/d, 5 d/Woche über 6 Wochen angewandt.

Die Ergebnisse der vorliegenden Studie zeigen aufgrund der erhöhten Plasmaaktivitäten der muskelspezifischen Enzyme Pyruvatkinase und Kreatinkinase eine Beeinträchtigung der sarkolemmalen Integrität des dystrophischen Muskels. Die Ursache hierfür ist sowohl der Dystrophinmangel als auch die erhöhte Freisetzung reaktiver Sauerstoffspezies. In der Muskelzelle zeigte sich ein Anstieg der Glutathionperoxidaseaktivität und erhöhte Konzentrationen an Malondialdehyd. Als weiterer Faktor der progredienten Faserdegeneration muß die unzureichende Bereitstellung von ATP berücksichtigt werden, die sich auch in einer herabgesetzten Phosphorylierungseffizienz und in erniedrigten Carnitingehalten zeigte. Der Carnitinmangel führt nicht nur zu einer verminderten Bereitstellung von Reduktionsäquivalenten aus der Fettsäureoxidation, sondern auch infolge der zytosolischen Akkumulation von

langkettigen Acyl-CoA-Resten zu einer Hemmung des ADP-Translokators.
Infolge der physischen Belastung war die sarkolemmale Integrität des dystrophischen Muskels im Vergleich zum gesunden Muskel deutlich stärker beeinträchtigt. Die Freisetzung reaktiver Sauerstoffspezies zeigte im dystrophischen Muskel keine Steigerung über das sehr hohe Ausgangsniveau des nicht trainierten dystrophischen Muskels. Hingegen zeigten die erhöhten Konzentrationen an Malondialdehyd und Lipofuszin eine vermehrte oxidative Belastung. Die Aktivität der Glutathionperoxidase im Skelettmuskel nahm nach physischer Belastung ab, so daß hier eine negative Adaptation zu erkennen ist.
Der Einsatz einer Physiotherapie sollte aufgrund der vorliegenden Ergebnisse nur unter Berücksichtigung der Versorgung mit antioxidativ wirksamen Nährstoffen erfolgen und in der angewandten Intensität auf das Stadium der Faserdegeneration abgestimmt sein. Aufgrund des festgestellten Einflusses des Radikalstoffwechsels auf den Krankheitsverlauf sollte der Status an antioxidativ wirksamen Substanzen wie Vitamin E, β-Karotin und Vitamin C berücksichtigt werden.

## Literatur

Austin L (1990) How the lack of dystrophin may upset calcium regulation and lead to oxidative damage. In: Kakulas BA, Mastaglia FL (eds) Pathogenesis and therapy of Duchenne and Becker muscular dystrophy. Raven Press, New York, pp 69–75

Austin L, Niese MD, McGregor A et al. (1992) Potential oxyradical damage and energy status in individual muscle fibres from degenerating muscle diseases. Neuromusc Disord 2 (1):27–33

Barth PG, Scholte HR, Berden JA et al. (1983) An x-linked mitochondrial disease affecting cardiac muscle, skeletal muscle and neutrophil leukocytes. 1J Neurol Sci 62:327–355

Beutler E (1984) Glutathion peroxidase. In: Beutler E (ed) Red Cell Metabolism. A mannual of biochemical methods. Grune & Straton, New York 1974

Byrne E, Dennett X (1992) Respiratory chain failure in adult muscle fibres: relationship with ageing and possible implications for the neuronal pool. Mut Res 275:125–131

Chance B, Williams CM (1956) The respiratory chain and oxidative phosphorylation. Adv Enzymol 17:65–134

Deutsche Gesellschaft für Klinische Chemie (1977) Standardmethode zur Bestimmung der Aktivität der Creatinkinase. J Clin Chem Biochem 15:249–254

Dunn JF, Frostick S, Brown G, Radda GK (1991) Energy status of cells lacking dystrophin: an in vivo/in vitro study of mdx mouse skeletal muscle. Biochim Biophys Acta 1096:115–120

Emery AEH (1987) Duchenne muscular dystrophy. Oxford Monographs on Medical Genetics. Oxford University Press, Oxford

Faist V, König J, Höger H, Elmadfa I (1992) Das Modell der mdx-Maus: Auswirkungen des genetischen Defektes auf Plasma- und Muskelaktivitäten verschiedener Muskelenzyme unter physischer Belastung. 30. Wissenschaftliche Tagung der GV-SOLAS, Salzburg

Fujii H, Miwa S (1987) Pyruvate Kinase. In: Bergmeyer HU (ed) Methods of enzymatic analysis, vol III. Verlag Chemie, Weinheim, pp 496–501

Gains RF, Pueschel SM, Sassman EA, Driscoll J (1982) Effect of exercise on serum creatine kinase in carriers of Duchenne muscular dystrophy. J Med Genetics 19:4–7

Glazer, A (1990) Phycoerythrin fluorescence-based assay for reactive oxygen species. Methods in Enzymology 186:161–167

Halliwell B, Gutterdige JMC (1989) Free radicals in biology and medicine, 2nd edn. Oxford University Press, Oxford

Hammer C (1988) Verteilung und Akkumulation autofluoreszierender Pigmente in Teleostien und deren Bestimmungsgrößen. Dissertation, Universität Hamburg

Hoffman EP, Brown RH, Kunkel LM (1987) Dystrophin: the protein product of the Duchenne muscular dystrophy locus. Cell 51:919–928

Jackson MJ, Jones DA, Edwards RHT (1984) Techniques for studying free radical damage in muscular dystrophy. Med Biol 62:135–138

Kikugawa K (1986) Fluorescent products derived from the reaction of primary amines and components in peroxidized lipids. Adv Free Radic Biol Med 2:389–417

Kunkel LM (1986) Analyses of deletions in DNA from patients with Becker and Duchenne muscular dystrophy. Nature 322:73–77

Lowry H, Rosebrough NJ, Farr AL, Randall RJ (1951) Protein measurement with the folin phenol reagent. J Biol Chem 193:265–275

Maguire JJ, Kagan V, Ackrell BAC et al. (1992) Succinate-ubichinone reductase linked recycling of aaa-tocopherol in reconstituted systems and mitochondria: Requirement for reduced ubichinone. Arch Biochem Biophys 292 (I):47–53

Marklund S, Marklund G (1974) Involvement of the superoxide anion radical in the autoxidation of pyrogallol and convenient assay for superoxide dismutase. Eur J Biochem 47:469–474

Murphy MP (1989) Slip and leak in mitochondrial oxidative phosphorylation. Biochim Biophys Acta 977:143–141

Nicholls P, Buttko P (1993) Protons, pumps and potentials: Control of cytochrome c oxidase. J Bioen Biomem 25 (2):533–539

Packer L, Slater TF, Willson RL (1979) Direct observation of a free radical interaction between vitamin E and vitamin C. Nature 278:737–738

Rickwood D, Wilson MT, Darley-Usmar M (1987) Isolation and characteristics of intact mitochondria. In: Darley-Usmar V-M, Rickwood D, Wilson MT (eds) Mitochondria – a practical approach. IRL Press Oxford, Oxford, pp 1–16

Scholte HR, Pareira RR, Busch HFM et al. (1989) Carnitine deficiency, mitochondrial dysfunction and the heart. Identical defect of oxidative phosphorylation in muscle mitochondria in cardiomyopathy due to carnitine loss and in Duchenne muscular dystrophy. Wiener Klin Wochenschr 101 (1):12–17

Schotland DL, Bonilla E, Wakayama Y (1981) Freeze fracture studies of muscle plasma membrane in human muscular dystrophy. Acta Neuropathol 54:189

Sierakowski B, Elmadfa I (1987) Wie verhalten sich Retinol und Tocpherolkonzentrationen im Plasma von Probanden während parenteraler Verabreichung verschiedener Fettemulsionen. Akt Ernähr Med 12:93–96

Sugita H, Arahata K, Takamitzu M et al. (1992) Expression of C-terminal domaine of dystrophin in Duchenne muscular dystrophy and mdx mouse. In: Kakulas B, McHowell J, Roses AD (eds) Duchenne muscular dystrophy: Animal models and genetic manipulation. Raven Press, New York, pp 67–72

Tanabe Y, Esaki K, Nomura T (1986) Skeletal muscle pathology in X-chromosome linked muscular dystrophy (mdx-mouse). Acta Neuropathol (Berl) 69:91–95

Terjung RL, Hood DA (1986) Biochemical adaptations in skeletal muscle induced by exercise training. In: Layman DK (ed) Nutrition and aerobic exercise, ACS Symposium Series, The American Chemical Society, Washington DC, pp 8–26

Wieland OH, Deufel T, Paetzke-Brunner J (1985) Free and esterified Carnitine: Colorimetric method. In: Bergmeyer HU (ed) Methods of enzymatic analysis, 3rd edn, vol. III. VCH Verlagsgesellschaft Weinheim, Deerfield Beach (Florida), pp 481–488

Wong S, Knight J, Hopfer S et al. (1987) Lipoperoxide in palsma as measured by liquid-chromatographic separation of malondialdehyde thiobarbituric acid adduct. Clin Chem 33:214–220

Zatz M, Rapaport D, Vainhof M et al. (1991) Serum creatine-kinase (CK) and pyruvate-kinase (PK) activities in Duchenne (DMD) als compared with Becker (BMD) muscular dystrophy. J Neurol Sci 102:190–196

Zöllner N, Kirsch K (1962) Über die quantitative Bestimmung von Lipoiden (Mikromethode) mittels der vielen natürlichen Lipoiden (allen bekannten Plasmalipoiden) gemeinsamen Sulfophosphovanillin-Reaktion. Z ges exp Med 135:545–561

## Diskussion

*Sies, Düsseldorf:*
Ich habe eine kritische Frage. Wie wir von Herrn Buhl gehört haben, produzieren wir mit einem Atemzug, vor allem der Raucher, ca. 1 nmol Radikale. Sie geben an freie Radikale gemessen zu haben und sprechen von 60 µmol freien Radikalen/Minute pro Gramm Protein. Die Zelle hat auch noch 60 mg mitochondriales Protein/Gramm, so daß Sie dann ungefähr das Äquivalent von mehreren Tausend Zigaretten produzieren. Der Sauerstoffverbrauch ist nur 2 µmol Sauerstoff/Gramm. Irgendetwas kann da nicht ganz stimmen. Meine Frage ist: Was bedeutet eigentlich die Messung von freien Radikalen in Ihrem Test?

*Faist:*
Die Methode, die Sie kritisch betrachten, wurde 1990 von Glazer in Methods in Enzymology publiziert. Glazer ging im wesentlichen davon aus, daß eine fluoreszierende Substanz von einem Radikalgenerator geschädigt wird, so daß eine Abnahme der Fluoreszenzintensität resultiert. Unter Standardbedingungen generiert AAPH in Abhängigkeit des Sauerstoffpartialdruckes $1,1 \times 10^6$ Carbonyl- bzw. Peroxylradikale pro Sekunde, welche mit den von den Mitochondrien freigesetzten reaktiven Sauerstoffspezies reagieren. Im vorliegenden Testsatz betrug die Freisetzung reaktiver Sauerstoffspezies zwischen 3–6 nmol $\times$ min$^{-1}$ $\times$ mg Protein$^{-1}$, während der Sauerstoffverbrauch zwischen 36–112 nmol Atome O $\times$ min$^{-1}$ $\times$ mg Protein$^{-1}$ lag.

*Sies, Düsseldorf:*
Sie sagen doch, daß durch die Mitochondrien freie Radikale in µmol/Minute/Gramm produziert werden. Wie kommen diese da heraus? Das verstehe ich nicht.
Daß Mitochondrien Radikale freisetzen, konnte z.B. die Arbeitsgruppe von Herrn Nohl 1992 anhand isolierter Rinderherzmitochondrien mit Hilfe der ESR-Technik nachweisen. Unter Ischämiebedingungen betrug die Freisetzung von Superoxidanionen ca. 1 nmol $\times$ min$^{-1}$ $\times$ mg Protein$^{-1}$.

# Freie Radikale bei akutem und chronischem Leberversagen im Kindesalter

M. BURDELSKI, R. DÖSCHER, P. MEYER, B. FINCKH und A. KOHLSCHÜTTER

## Einführung

*Allgemeine Einführung.* Beim chronischen Leberversagen spielt der oxidative Streß eine wichtige Rolle. Eine gesteigerte Lipidperoxidation hat ihre Wurzeln zum einen in einer substantiellen Verminderung von antioxidativen Substanzen wie Tokopherol und Ubichinon durch eine Malabsorption und zum anderen durch eine bei der Cholestase erhöhte Konzentration von Gallensäuren, die prooxidativ wirken (Sokol 1987; De Lange 1990). Beim Cholestasesyndrom des Kindes findet sich als Leitsymptom eine frühzeitige Erhöhung von Bilirubin im Plasma. Die rasche Progredienz zum Endstadium des chronischen Leberversagens, wie sie für die pädiatrischen Erkrankungen typisch ist (Burdelski et al. 1993), hat neben dieser Hyperbilirubinämie als weiters herausragendes Merkmal eine rasch manifeste, schwere Katabolie (Burdelski 1994). Die Lebertransplantation ist für diese Patienten die einzige Chance zum Überleben. Hyperbilirubinämie und Malnutrition sind wichtige und signifikante Prädiktoren des Posttransplantationsüberlebens (Burdelski et al. 1993).

*Fragestellung.* Untersuchungen zur antioxidativen Kapazität im Plasma bei diesen Hochrisikopatienten liegen bisher nicht vor. Da Bilirubin ein potentes Antioxidans ist (Hegyi et al. 1994; Neuzil u. Stocker 1994), interessierte uns die Frage, ob das Gleichgewicht zwischen Pro- und Antioxidanzien bei diesen Patienten gestört ist und ob es durch Bilirubin beeinflußt wird.

## Patienten und Methoden

*Patientencharakteristik.* Es wurden 23 Patienten im Alter zwischen 2 und 120 Monaten (mittleres Alter 31 Monate) im chronischen Leberversagen und 3 Patienten im akuten Leberversagen im Alter zwischen 2 Wochen und 14 Jahren untersucht. Es handelte sich um Patienten mit folgenden Grunderkrankungen:

**Tabelle 1.** Grunderkrankungen der untersuchten Patienten

| Grunderkrankungen | n |
| --- | --- |
| Gallengangsatresie | 13 |
| Postnekrotische Zirrhose | 6 |
| Morbus Byler | 4 |
| Neon. Hämochromatose | 1 |
| Fulminantes Leberversagen | 1 |
| Fulminanter Morbus Wilson | 1 |

Die Untersuchungen wurden unmittelbar vor der jeweiligen Lebertransplantation durchgeführt.
*Probandencharkteristik.* Als Kontrollen dienten 37 gesunde Kinder im Alter zwischen 1 und 120 Monaten (mittleres Alter 24 Monate), bei denen im Rahmen von präoperativen Untersuchungen vor einer Herniotomie oder Phimosenoperation Blut entnommen werden konnte.
*Methoden.* Es wurde EDTA-Blut untersucht. Das Plasma wurde nach Zentrifugation bei –80 °C nicht länger als 4 Wochen gelagert. Die antioxidative Kapazität des Plasmas wurde nach Thurnham durch Exposition einer kontrollierten Peroxidation gemessen (Thurnham et al. 1987). Der theoretische Beitrag von Bilirubin zum „radical trapping antioxidant parameter" (TRAP) wurde mit dem stöchiometrischen Faktor 2 (Stocker et al. 1987) berechnet. Bilirubin wurde mit einer Standardmethode (Nosslin 1960) gemessen.

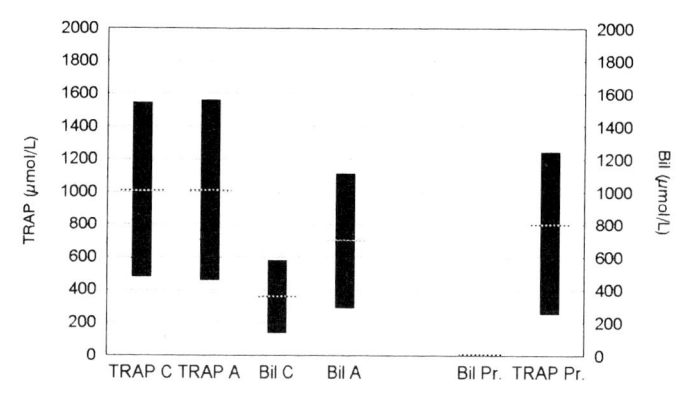

**Abb. 1.** Darstellung der Ergebnisse der TRAP- und Bilirubinmessungen in Form von Mittelwert ± einfache Standardabweichung im Plasma von Kindern mit akutem (n = 3) und chronischem (n = 23) Leberversagen und bei gesunden Probanden (n = 37)

## Ergebnisse

*TRAP-Ergebnisse.* Die gemessenen TRAP-Werte lagen beim akuten und chronischen Leberversagen im Bereich der Werte der Probanden (Abb. 1). Beim akuten Leberversagen bestand eine deutliche, beim chronischen Leberversagen eine schwache Korrelation zwischen TRAP und Bilirubin [r 0,99 bzw. 0,35] (p: 0,01 bzw. p: 0,05).

*Bilirubin-Ergebnisse.* Der berechnete theoretische Beitrag von Bilirubin zu TRAP für Probanden und Patienten mit chronischem Leberversagen beträgt beim chronischen Leberversagen 71%, bei den Probanden lediglich 2%.

*Korrelation TRAP-Bilirubin.* Bei 6 der Patienten war der theoretische Beitrag von Bilirubin zu berechnetem TRAP weitaus höher als der gemessene TRAP-Wert, bei 3 Patienten dagegen weitaus niedriger.

## Diskussion

*TRAP und Bilirubin.* Unsere Ergebnisse zeigen eine unerwartet hohe antioxidative Kapazität des Plasmas sowohl bei Patienten mit akutem als auch bei solchen mit einem chronischen Leberversagen. Einen wesentlichen Beitrag zu diesen antioxidativen Eigenschaften leistet das Bilirubin. Bilirubin muß bei Patienten mit akutem und chronischem Leberversagen als sekundäres Antioxidans betrachtet werden. Die Korrelation zwischen Bilirubin und TRAP ist nur schwach, was durch die Heterogenität der zugrunde liegenden Erkrankungen erklärt werden kann. Unerwartet niedrige TRAP-Werte wurden bei 2 Kindern nichteuropäischen Ursprungs beobachtet, so daß ein genetischer Hintergrund bei den antioxidativen Eigenschaften des Plasmas nicht auszuschließen ist.

*Ausblick.* Die Rolle von Bilirubin als Antioxidans muß durch weitere Untersuchungen insbesondere bei Neugeborenen mit Hyperbilirubinämie weiter geklärt werden.

## Literatur

Burdelski M, Lloyd D, Broelsch CE, Rodeck B (1993) Special aspects of preoperative management and HLA matching in pediatric liver transplantation. In: Willital GH, Hemptinne B de, Lehmann RR et al. (eds) Liver transplantation in children. W. Pabst, Lengerich Berlin Wien Zagreb, pp 60–64

Burdelski M (1994) Liver transplantation in children. Acta Paediatr Suppl 395:27–30

De Lange R, Glazer AN (1990) Bile acids: antioxidants or enhancers of peroxidation depending on lipid concentration. Arch Biochem Biophys 276:19–25

Hegyi T, Golldie E, Hiatt M (1994) The protective role of bilirubin in oxygen-radical diseases of the preterm infant. J Perinatol 14:296–300

Neuzil J, Stocker R (1994) Free and albumin-bound bilirubin are efficient co-antioxidants for alpha-tocopherol, inhibiting plasma and low density lipoprotein lipid peroxidation. J Biol Chem 269:16712–16719

Nosslin B (1960) The direct diazo reaction of bile pigments in serum. Experimental and clinical studies. Scand J Clin Lab Invest 12 (Suppl 49):35–50

Sokol R, Heubi J, Butler-Simon N (1987) Treatment of vitamin E deficiency during chronic childhood cholestasis with oral d-alpha tocopherol polyethylenglycol-1000 succinate. Gastroenterology 93:975–985

Stocker R, Glazer AN, Ames BM (1987) Antioxidant activity of albumin-bound bilirubin. Proc Nat Acad 84:5914–5922

Thurnham DI, Situnayake RD, Koottathep S et al. (1987) Antioxidant status measured by the „TRAP" assay in rheumatoid arthritis. In: Rice-Evans (ed) Free radicals, oxidant stress and drug action. pp 169–192

## Diskussion

*Elmadfa, Wien:*
Ist Bilirubin bei akutem Leberversagen erwünscht oder nicht?

*Böhles, Frankfurt:*
Bei eigenen Untersuchungen an Frühgeborenen konnten wir eine gute inverse Korrelation zwischen Malondialdehydausscheidung im Urin und der Serumbilirubinkonzentration nachweisen, was für einen protektiven Effekt von Bilirubin spricht.

*Elmadfa, Wien:*
Es wird offensichtlich von verschiedenen Autoren den möglichen Einzelsubstanzen ein unterschiedlicher Anteil an der Gesamtradikalfängeraktivität zugeschrieben. So wird der Anteil von Bilirubin mit 71% beziffert und von anderen der Anteil der Harnsäure mit über 60% angegeben. Was bleibt denn dann noch für andere Antioxidanziensysteme übrig?

*Sies, Düsseldorf:*
Man sollte sich nochmals überlegen, was eigentlich mit TRAP gemessen wird. Ich war nach dem Vortrag von Herrn Kohlschütter beeindruckt, daß man die Messungen in einer Menge von 22 µl so gut machen kann. Es mißt im Grunde die Abwehrfähigkeit des Plasmas gegenüber einem wasserlöslichen Radikal, welches durch AAPH induziert wird. Ob dies ein physiologisches oder pathophysiologisches Modell ist, bleibt zu beantworten, denn so viele Radikale, wie wir in diesem Test erzeugen, werden in der Realität nicht gebildet. Wie ist das, wenn Sie das gleiche mit Valeronitril (ANVN), einem lipidlöslichen Radikal machen?

*Elmadfa, Wien:*
Kann man davon ausgehen, daß beim TRAP zwei unterschiedlich polare Subsysteme vorhanden sind? Wieviel ist der antioxidative Beitrag der Harnsäure im Vergleich zu Bilirubin?

*Hübner, Berlin:*
Ich habe das Gefühl, daß die TRAP-Methode entweder den Harnsäure- oder den Bilirubinspiegel widergibt. Herr Elstner, können Sie eine Aussage zur Bedeutung von Harnsäure machen?

*Elstner, München:*
Vor einigen Jahren hat mir Herr Ebermann in Wien eine Studie vorgestellt, bei der bei ca. 2500 Probanden eine negative Korrelation zwischen Harnsäurekonzentration und Karzinomhäufigkeit festgestellt worden war. Diese Untersuchung wurde von keiner Zeitschrift zur Publikation angenommen.

*Bremer, Heidelberg:*
Ich möchte betonen, daß man Unterernährung und Mangel an Antioxidanzien nicht gleichsetzen darf. Sie können durchaus Unterernährungsformen mit vollkommen normalem Tokopherolspiegel finden.

# Hinweise auf einen Glutathionmangel bei Krebserkrankungen

W. Dröge, R. Kinscherf, V. Hack, M. Bockstette und H.-P. Eck

## Einleitung

Patienten mit fortgeschrittenen Tumoren leiden vielfach unter einem fortschreitenden Verlust an Körperzellmasse (Kachexie), der für einen hohen Prozentsatz dieser Patienten als eigentliche Todesursache angesehen werden kann (Heymsfield et al. 1982; Grunfeld 1991). Außerdem zeigen Krebspatienten vielfach eine verminderte immunologische Reaktivität und eine damit verbundene erhöhte Gefährdung durch lebensbedrohende Infektionen (Nixon et al. 1988; Arbeit et al. 1984; Dröge et al. 1988a, b; Richner et al. 1991). Die Kombination von progressiver Kachexie und verminderter immunologischer Reaktivität findet sich auch bei anderen Erkrankungen mit völlig unterschiedlicher Ätiologie, wie z. B. bei der HIV-Infektion (Kotler et al. 1985, 1989, 1991; Rosenberg u. Fauci 1989). Die Mechanismen dieser immunpathologischen und kachektischen Prozesse sind noch nicht im Detail bekannt. In beiden Fällen aber, d. h. sowohl bei Kresberkrankungen als auch bei HIV-Infektionen, ist ein erhöhter Plasma-Glutamat-Spiegel festgestellt worden (Dröge et al. 1988a, b; Eck et al. 1989b). Der vorliegende Bericht beschreibt die Zusammenhänge zwischen der erhöhten extrazellulären Glutamatkonzentration und der Zysteinversorgung bzw. dem intrazellulären Glutathionspiegel. Diese kurze Übersicht erhebt jedoch keinen Anspruch auf Vollständigkeit.

## Erhöhte Plasma-Glutamat-Spiegel in Krebspatienten

Patienten mit fortgeschrittenen Tumoren zeigen zweifelsohne eine ganze Reihe von metabolischen Veränderungen, die möglicherweise direkte oder indirekte Auswirkungen auf die Funktion des Immunsystems haben können. In nur wenigen Fällen ist ein direkter statistischer oder gar kausaler Zusammenhang aufgezeigt worden. Besonders gut untersucht wurde jedoch die Beziehung zwischen der erhöhten Plasma-Glutamat-Konzentration und der verminderten Lymphozytenfunktion.

Die ersten Berichte über erhöhte Plasma-Glutamat-Spiegel bei Krebspatienten erschienen vor mehr als 40 Jahren (Beaton et al. 1951; White et al. 1952, 1954). Seither sind erhöhte Plasma-Glutamat-Spiegel bei einer großen Zahl verschiedener Tumortypen beobachtet und beschrieben worden (Beaton et al. 1951; White et al. 1952, 1954; Fürst et al. 1981; Knauff u. Leweling 1981; Kluthe et al. 1981; Zenz et al. 1981; Roth et al. 1984; Wu u. Bauer 1960). Die Mechanismen, die diese Erhöhung der Plasma-Glutamat-Spiegel bewirken, sind noch weitgehend unbekannt und Gegenstand laufender Untersuchungen.

Der formale Beweis für einen kausalen Zusammenhang zwischen erhöhten Plasma-Glutamat-Spiegeln und dem immunpathologischen oder kachektischen Prozeß steht noch aus. Dies liegt u. a. daran, daß es z. Z. keine Möglichkeit gibt, die Glutamatspiegel in den Patienten therapeutisch zu senken. Es gibt jedoch indirekte Hinweise darauf, daß die erhöhten Plasma-Glutamat-Spiegel kausal an der Unterdrückung der immunologischen Reaktivität und des Krankheitszustandes beteiligt sind. Dazu gehören

- die Korrelation zwischen der Erhöhung der individuellen Plasma-Glutamat-Spiegel und der immunologischen Reaktivität (Dröge et al. 1988a) bzw. dem Krankheitsverlauf (Mortalität) bei Krebspatienten in individualisierten Studien (Eck et al. 1989a, 1992),
- der Einfluß der extrazellulären Glutamatkonzentration auf Lymphozytenfunktionen *in vitro* (Dröge et al. 1988a, b),
- der Einfluß der extrazellulären Glutamatkonzentration auf die intrazellulären Zystinspiegel in Zellkulturstudien (Eck u. Dröge 1989; Gmünder et al. 1991), und

- Studien über den Einfluß der intrazellulären Zystein- bzw. Glutathionspiegel auf die Lymphozytenfunktion und auf die Expression immunologisch relevanter Gene (Dröge et al. 1988a, 1994; Eck et al. 1989b).

In einer Studie von insgesamt 134 Personen einschließlich 31 gesunden Blutspendern, 39 Patienten mit kolorektalen Karzinomen und 64 Patienten mit Lungenzellkarzinomen wurde eine hoch signifikante inverse Korrelation zwischen dem individuellen Plasma-Glutamat-Spiegel und der individuellen immunologischen Reaktivität gefunden (Dröge et al. 1988a). Bei Patienten mit kolorektalen Karzinomen ist in den meisten Fällen eine kurative chirurgische Behandlung möglich, die innerhalb von einer Woche zu einem Rückgang der Plasma-Glutamat-Spiegel auf praktisch normale Werte führt. Dies korreliert mit einer relativ schnellen Erholung der Lymphozytenreaktivität gegen das Mitogen Concanavalin A, während die Lymphozytenreaktion gegen das Mitogen Phytohemaglutinin (PHA) für mindestens 6 Monate signifikant erniedrigt bleibt (Eck et al. 1990).

Bei Patienten mit Bronchialkarzinomen ist in der Mehrheit der Fälle eine kurative chirurgische Behandlung nicht möglich. Bei dieser Gruppe von Patienten zeigte sich ein deutlicher Zusammenhang zwischen der Mortalitätsrate und dem Plasma-Glutamat-Spiegel zum Zeitpunkt der Erstuntersuchung. Sowohl bei kleinzelligen als auch bei nichtkleinzelligen Lungenkarzinomen wurde gefunden, daß Patienten mit Plasma-Glutamat-Spiegeln von über 120 µM im Vergleich zu Patienten mit geringeren Glutamatspiegeln nicht nur eine deutlich geringere Lymphozytenreaktivität, sondern auch eine wesentlich höhere Mortalität aufweisen (Eck et al. 1989a, 1992).

## Der Einfluß der extrazellulären Glutamatkonzentration auf die zelluläre Zysteinversorgung

Erhöhte extrazelluläre Glutamatkonzentrationen beeinträchtigen die Funktion von Lymphozyten und Makrophagen. Schon eine 4fache Erhöhung der extrazellulären Glutamatkonzentration hemmt die mitogene Stimulation von Lymphozyten in Zellkulturen

(Dröge et al. 1988a, b). Glutamat konkurriert mit der Aminosäure Zystin um das gleiche Membrantransportsystem (Watanabe u. Bannai 1987; Bannai u. Tateishi 1986; Eck u. Dröge 1989). Dementsprechend beeinträchtigen schon geringfügig erhöhte extrazelluläre Glutamatkonzentrationen die Zysteinversorgung der Zellen (Eck u. Dröge 1989; Gmünder et al. 1991). Zahlreiche Untersuchungen der letzten Jahre deuten darauf hin, daß eine ausgewogene intermediäre Zysteinversorgung für das Immunsystem von entscheidender Bedeutung ist (Dröge et al. 1994).

Die Sonderstellung des Zysteins beruht im wesentlichen darauf, daß diese Aminosäure nicht nur für die Proteinsynthese benötigt wird, sondern gleichzeitig das limitierende Substrat für die Biosynthese des Tripeptids Glutathion darstellt (Meister u. Anderson 1983; Meister 1983). Eine ungenügende Zysteinversorgung führt relativ schnell zu einem deutlichen Abfall des intrazellulären Glutathionspiegels und zu einer Hemmung der DNA-Synthese, während die Proteinsynthese erst relativ spät beeinträchtigt wird (Eck et al. 1989b; Gmünder et al. 1990). Tatsächlich sind die immunologischen Konsequenzen einer Zysteinunterversorgung kaum zu unterscheiden von den Wirkungen, die man nach Hemmung der Glutathionbiosynthese durch Buthioninsulfoximin sieht (Gmünder et al. 1990).

Untersuchungen an gesunden freiwilligen Probanden haben gezeigt, daß mononukleäre Zellen in menschlichem peripherem Blut einen medianen Glutathionspiegel von 25 nmol/mg Protein aufweisen und daß Probanden mit einem Glutathionspiegel in dem „optimalen" Bereich zwischen 20 und 30 nmol/mg Protein eine signifikant höhere Zahl von $CD4^+$ T-Zellen aufweisen als Personen mit niedrigeren oder höheren intrazellulären Glutathionspiegeln (Kinscherf et al. 1994). Offenbar ist die Zysteinversorgung bei einem gesunden Menschen im Durchschnitt genau auf das Optimum eingestellt. Um diese ausbalancierten intermediären Glutathionspiegel zu ermöglichen, hat die Natur die Lymphozyten mit einer sehr schwachen Membrantransportaktivität für Zystin ausgestattet (Gmünder et al. 1991; Lim et al. 1992). Dadurch kann der Lymphozyt von der relativ hohen Plasma-Zystin-Konzentration (ca. 50–70 µM) nur wenig Nutzen ziehen. Der Membrantransport der Lymphozyten führt für das reduzierte Zystein ist wesentlich stärker (Gmünder et al. 1991; Lim et al. 1992), aber ebenfalls nur von limitierter Bedeutung, weil die Plasma-Zystein-Konzentration mit 10–15 µM extrem niedrig ist. Während der Stimulation von T-Lymphozyten durch antigenpräsentierende Makrophagen kommen die Lymphozyten mit den Makrophagen in einen sehr engen Membrankontakt. Bei dieser Gelegenheit präsentieren die Makrophagen den T-Lymphozyten nicht nur das Antigen, sondern präsentieren auch kostimulierende Oberflächenmoleküle und sezernieren die Zytokine Interleukin-1 und Tumornekrosefaktor-$\alpha$ (TNF-$\alpha$), die die Antigenstimulation der T-Lymphozyten unterstützen können. Der Makrophage benutzt diese Gelegenheit darüber hinaus auch dafür, daß er den Lymphozyten zusätzlich mit Zystein versorgt (Gmünder et al. 1990). Aktivierte Makrophagen haben nämlich im Gegensatz zu den Lymphozyten eine sehr starke Membrantransportaktivität für Zystin und nehmen mehr Zystin auf, als sie für ihren eigenen Metabolismus benötigen. Der aufgenommene Überschuß wird intrazellulär zu Zystein reduziert und als reduziertes Zystein in den Überstand abgegeben (Eck u. Dröge 1989). Selbst in Doppelkammerexperimenten, bei denen Makrophagen und Lymphozyten räumlich voneinander durch eine Membran getrennt waren, ließ sich zeigen, daß die Makrophagen die intrazellulären Glutathionspiegel der Lymphozyten anheben können (Gmünder et al. 1990). Der Einstrom von Zystin in die Makrophagen wird jedoch durch Erhöhung der extrazellulären Glutamatkonzentration kompetitiv gehemmt, wodurch sowohl die intrazellulären Zystinspiegel als auch der Export von Zystein deutlich vermindert wird (Eck u. Dröge 1989).

## Der Einfluß des Glutathionspiegels auf die Expression NF$\kappa$B-abhängiger Gene

Glutathion hat für alle Zellen generell eine wichtige Funktion als Antioxidanz und fungiert darüber hinaus als Kosubstrat oder Kofaktor bei verschiedenen Enzymreaktionen. Besonders interessant im Hinblick auf die möglichen immunpathologischen Konsequenzen eines Glutathionmangels ist die relativ junge Erkenntnis, daß der Glutathionspiegel auch einen Einfluß auf den Transkriptionsfaktor NFκB hat, der die Expression von verschiedenen immunologisch relevanten Genen kontrolliert (Mihm et al. 1991, 1994; Galter et al. 1994; Dröge et al. 1994).

Der Transkriptionsfaktor NFκB ist in zahlreichen Zelltypen konstitutiv exprimiert, liegt aber normalerweise im Zytoplasma als ein p50/p65 Heterodimer im Komplex mit einem Inhibitor IκB vor (Abb. 1). Dieser Inhibitor verhindert die Translokation des Transkriptionsfaktors in den Zellkern und damit seine Bindung an die spezifischen κB-Sequenzen auf der Desoxyribonukleinsäure (DNS), die die Expression der entsprechenden Gene initiieren könnte. Erst wenn durch bestimmte aktivierende Signale, wie z.B. durch Behandlung der Zellen mit Tumornekrosefaktor-$\alpha$ (TNF-$\alpha$) oder $H_2O_2$, die Abspaltung und proteolytische Verdauung des Inhibitors IκB induziert wird, wird der potentiell aktive Transkriptionsfaktor mit seinen Untereinheiten p50 und p65 in den Zellkern transloziert, um dort an die DNS zu binden. Um an die negativ geladene DNS zu binden, hat der Faktor in der DNS-bindenden Region eine auffallende Häufung von Arginin und anderen positiv geladenen Aminosäuren. Diese Häufung von positiven Ladungen bewirkt, daß ein in dieser Region gelegene Zysteinrest sehr leicht aufoxidiert werden kann und dementsprechend ein sehr niedriges Redoxpotential gewinnt. Das wahrscheinlich wichtigste physiologisch relevante Agens, das in der intakten Zelle die Oxidation dieses Zysteinrestes und damit die Hemmung der DNS-Bindungsfähigkeit bewirkt, ist das Glutathion-Disulfid (Galter et al. 1994; Mihm et al. 1994). Allerdings ist diese oxidative Hemmung der DNS-Bindungsaktivität reversibel und kann vermutlich in der intakten Zelle durch Thioredoxin in physiologisch relevanten Konzentrationen wieder rückgängig gemacht werden. Tatsächlich läßt sich die DNS-Bindungsaktivität und damit auch die biologische Funktion dieses Transkriptionsfaktors durch verschiedene Strategien hemmen, welche intrazellulär den Glutathion-Disulfid-Spiegel hochregulieren (Galter et al. 1994; Mihm et al. 1994). Interessanterweise wird durch eine verbesserte extrazelluläre Zysteinkonzentration nicht nur die Konzentration des reduzierten Glutathions, sondern auch die Kon-

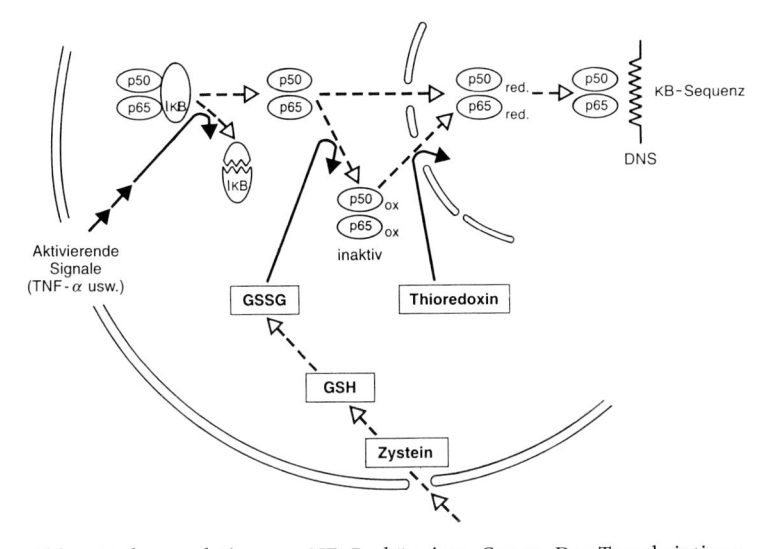

**Abb. 1.** Redoxregulation von NFκB-ahängigen Genen. Der Transkriptionsfaktor „nuklear faktor κB" (NFκB) kontrolliert die Genexpression von mehreren immunologisch relevanten Genen. Dazu gehören insbesondere die Gene für die α-Kette des Interleukin-2-Rezeptors und für mehrere Lymphokine und Zytokine einschließlich des Tumornekrosefaktors TNF-α. Der Transkriptionsfaktor besteht aus einem Heterodimer p50/p65, das in vielen Zellen konstitutiv exprimiert ist, aber normalerweise im Zytoplasma mit dem Inhibitor IκB komplexiert und insofern inaktiv ist. Erst wenn durch aktivierende Signale, z. B. nach der TNF-α-Behandlung von Lymphozyten, die Dissoziation und proteolytische Degradation des Inhibitors IκB induziert wird, kann das potenziell aktive Heterodimer p50/p65 in den Zellkern transloziert werden, um sich dort an die entsprechende κB-Sequenz in der Promotorregion der relevanten Gene zu binden und die Expression dieser Gene zu induzieren. Allerdings kann die DNS-Bindungsaktivität und damit die biologische Funktion dieses p50/p65 Heterodimers auch nach der Abspaltung von IκB durch Oxidation von Zysteinresten in der DNS-Bindungsregion der beiden Polypeptide nochmals gehemmt werden. Diese Oxidation wird unter physiologischen Bedingungen durch das Glutathion-Disulfid bewirkt und kann vermutlich durch das redoxreaktive Protein Thioredoxin wieder rückgängig gemacht. Da der intrazelluläre Glutathion-Disulfid-Spiegel maßgeblich vom Glutathionspiegel und damit von der Zysteinversorgung abhängt, bewirkt eine verstärkte Zufuhr der im Prinzip reduzierenden Aminosäure Zystein paradoxerweise eine verstärkte oxidative Hemmung des Transkriptionsfaktors und damit eine Hemmung der Expression NFκB-abhängiger Gene

zentration des Glutathion-Disulfids überproportional gesteigert, wodurch effektiv eine Hemmung der NFκB-Aktivität bewirkt wird (Mihm et al. 1994).

Diese Untersuchungen erklären, weshalb das Immunsystem normalerweise eine sehr gut ausbalancierte intermediäre Konzentration von Glutathion und Glutathion-Disulfid benötigt (Kinscherf et al. 1994). Die bei HIV-Patienten festgestellte Überexpression von bestimmten Lymphokin- und Zytokingenen, die offenbar eine maßgebliche Rolle in der Immunpathologie der HIV-Infektion spielt, ist möglicherweise auf den bei diesen Patienten festgestellten Zystein- und Glutathionmangel zurückzuführen (Dröge et al. 1994). Ob auch bei Krebspatienten eine Dysregulation von NFκB-abhängigen Genen vorliegt, ist bisher noch nicht genau untersucht worden.

## Hinweise auf einen Glutathionmangel im Skelettmuskelgewebe von tumortragenden Mäusen

Während die Rolle der Cysteinversorgung und des intrazellulären Glutathion- bzw. Glutathion-Disulfid-Spiegels auf das Immunsystem sowohl *in vitro* als auch *in vivo* bereits relativ gut untersucht worden ist, gibt es bisher kaum Untersuchungen über Veränderungen des intrazellulären Glutathionspiegels im Skelettmuskelgewebe von Krebspatienten oder von tumortragenden Tieren. Erste Untersuchungen an C57BL/6 Mäusen, denen das transplantable Fibrosarkom MCA-105 inokuliert worden ist, deuten jedoch darauf hin, daß bei Muskelgeweben mit einem hohen Anteil an Muskelfasern des Typs IIa bzw. IIb, nämlich dem *M. gastrocnemius* und dem *M. vastus lateralis,* die Glutathionspiegel signifikant abfallen, während im *M. soleus,* d.h. einem Muskel mit einem hohen Anteil an Fasern vom Typ I, der intrazelluläre Glutathionspiegel bei den tumortragenden Tieren nicht signifikant verändert ist. Durch wiederholte Injektionen von Zystein konnte der beobachtete Glutathionmangel partiell wieder rekonstituiert werden. Die funktionellen Konsequenzen dieses Glutathionmangels sind jedoch noch gänzlich unerforscht.

## Zusammenfassung und Schlußfolgerungen

Krebspatienten und HIV-infizierte Personen weisen trotz der unterschiedlichen Ätiologie dieser Erkrankungen verschiedene Gemeinsamkeiten auf. So findet sich nicht nur bei HIV-Patienten, sondern auch bei Krebspatienten eine, wenngleich quantitativ schwächere, Beeinträchtigung der immunologischen Reaktivität sowie in den fortgeschrittenen Stadien ein massiver Verlust an Skelettmuskelmasse (Kachexie). Bei beiden Erkrankungen findet man darüber hinaus einen starken Anstieg des Plasma-Glutamat-Spiegels, der im Falle der Krebspatienten invers mit der immunologischen Reaktivität und der Überlebenszeit korreliert ist.
Komplementäre *in vitro*-Untersuchungen haben gezeigt, daß erhöhte extrazelluläre Glutamatkonzentrationen kompetitiv den Membrantransport des Zystins hemmen und damit indirekt zu einem intrazellulären Glutathionmangel führen. Während die Wirkung eines Glutathionmangels auf die Zellen des Immunsystems bereits *in vivo* und *in vitro* sehr gut untersucht worden ist, liegen praktisch noch keine entsprechenden Untersuchungen über die Skelettmuskulatur vor. Vorläufige Untersuchungen an tumortragenden Mäusen haben erste Hinweise darauf gegeben, daß zumindest bei den Skelettmuskelfasern vom Typ II ein Abfall der intrazellulären Glutathionspiegel vorliegen könnte, dessen funktionelle Konsequenzen bisher aber noch nicht bekannt sind.
Neuere Untersuchungen an lymphoiden Zellen haben gezeigt, daß der Glutathionspiegel u. a. einen Einfluß auf die Expression immunologisch relevanter Gene hat. Diese Wirkung des Glutathions beruht nicht auf seiner Eigenschaft als Antioxidanz, sondern auf seiner Funktion als biosynthetischer Vorläufer des Glutathion-Disulfids, welches die DNS-Bindungsaktivität des Transkriptionsfaktors NFκB in einer reversiblen Weise hemmen kann. Das Glutathion-Disulfid wirkt hier als ein mildes und möglicherweise funktionell spezifisches oxidierendes Agens. Dennoch ist es denkbar, daß andere Antioxidanzien wie z. B. die Vitamine C oder E unter bestimmten Bedingungen einen Glutathion-sparenden Effekt haben und insofern indirekt auch die Glutathion-Disulfid-Spiegel heben. Insofern würden sie scheinbar paradoxerweise einen biologisch wichtigen oxidativen Prozeß unterstützen.

## Danksagung

Wir danken Frau I. Fryson für ihre Hilfe bei der Anfertigung dieses Manuskripts.

## Literatur

Arbeit JM, Lees DE, Corsey R, Brennan MF (1984) Resting energy expenditure in controls and cancer patients with localized and diffuse disease. Ann Surg 199:292–298

Bannai S, Tateishi N (1986) Role of membrane transport in metabolism and function of glutathione in mammals. J Membrane Biol 89:1–8

Beaton JR, McGanity WJ, McHenry EW (1951) Plasma glutamic acid levels in malignancy. Can Med Assoc J 65:219–221

Dröge W, Eck H-P, Betzler M et al. (1988a) Plasma glutamate concentration and lymphocyte activity. J Cancer Res Clin Oncol 114:124–128

Dröge W, Eck H-P, Näher H et al. (1988b) Abnormal amino acid concentrations in the blood of patients with acquired immunodeficiency syndrome (AIDS) may contribute to the immunological defect. Biol Chem Hoppe-Seyler 369:143–148

Dröge W, Schulze-Osthoff K, Mihm S et al. (1994) Functions of glutathione and glutathione disulfide in immunology and immunopathology. FASEB J 8:1131–1138

Eck H-P, Dröge W (1989) Influence of the extracellular glutamate concentration on the intracellular cyst(e)ine concentration in macrophages and on the capacity to release cysteine. Biol Chem Hoppe-Seyler 370:109–113

Eck H-P, Drings P, Dröge W (1989a) Plasma glutamate levels, lymphocyte reactivity and death rate in patients with bronchial carcinoma. J Cancer Res Clin Oncol 115:571–574

Eck H-P, Gmünder H, Hartmann M et al. (1989b) Low concentrations of acid-soluble thiol (cysteine) in the blood plasma of HIV-1 infected patients. Biol Chem Hoppe-Seyler 370:101–108

Eck H-P, Betzler M, Schlag P, Dröge W (1990) Partial recovery of lymphocyte activity in patients with colorectal carcinoma after curative surgical treatment and return of plasma glutamate concentrations to normal levels. J Cancer Res Clin Oncol 116:648–650

Eck H-P, Mertens T, Rasokat H et al. (1992) T4$^+$ cell numbers are correlated with plasma glutamate and cystine levels: association of hyperglutamataemia with immunodeficiency in diseases with different etiologies. Int Immunol 4:7–13

Fürst P, Bergström J, Hellström B et al. (1981) Amino acid metabolism in cancer. In: Kluthe R, Löhr GW (eds) Nutrition and metabolism in cancer. Thieme, Stuttgart, pp 75–89

Galter D, Mihm S, Dröge W (1994) Distinct effects of glutathione disulphide on the nuclear transcription factors κB and the activator protein-1. Eur J Biochem 221:639–648

Gmünder H, Eck H-P, Benninghoff B et al. (1990) Macrophages regulate intracellular glutathione levels of lymphocytes. Evidence for an immunoregulatory role of cysteine. Cell Immunol 129:32–46

Gmünder H, Eck H-P, Dröge W (1991) Low membrane transport activity for cystine in resting and mitogenically stimulated human lymphocyte preparations and human T cell clones. Eur J Biochem 201:113–117

Grunfeld C (1991) Mechanisms of wasting in infection and cancer: An approach to cachexia in AIDS. In: Kotler DP (ed) Gastrointestinal and nutritional manifestations of AIDS. Raven Press, New York, pp 207–229

Heymsfield SB, McManus C, Smith J et al. (1982) Anthropometric measurement of muscle mass: revised equations for calculating bone-free arm muscle area. Am J Clin Nutr 36:680–690

Kinscherf R, Fischbach T, Mihm S et al. (1994) Effect of glutathione depletion and oral N-acetyl-cysteine treatment on $CD4^+$ and $CD8^+$ cells. FASEB J 8:448–451

Kluthe R, Adam G, Billmann U et al. (1981) Serum amino acids and proteins in Hodgkin's disease. In: Kluthe R, Löhr GW (eds) Nutrition and metabolism in cancer. Thieme, Stuttgart, pp 95–100

Knauff HG, Leweling H (1981) Amino acid metabolism and supplementation in cancer. In: Kluthe R, Löhr GW (eds) Nutrition and metabolism in cancer. Thieme, Stuttgart, pp 101–110

Kotler DP, Wang J, Pierson R (1985) Body composition in patients with the acquired immunodeficiency syndrome. Am J Clin Nutr 42:1255–1265

Kotler DP, Tierney AR, Wang J, Pierson RN jr (1989) Magnitude of body-cell-mass depletion and the timing of death from wasting in AIDS. Am J Clin Nutr 50:444–447

Kotler DP, Wang J, Pierson RN jr (1991) Studies of nutritional status in patients with AIDS. In: Kotler DP (ed) Gastrointestinal and nutritional manifestations of AIDS. Raven Press, New York, pp 231–242

Lim J-S, Eck H-P, Gmünder H, Dröge W (1992) Expression of increased immunogenicity by thiol-releasing tumor variants. Cell Immunol 140:345–356

Meister A (1983) Selective modification of glutathione metabolism. Science 220:471–477

Meister A, Anderson ME (1983) Glutathione. Annu Rev Biochem 52:711–760

Mihm S, Ennen J, Pessara U et al. (1991) Inhibition of HIV-1 replication and NF-κB activity by cysteine and cysteine derivatives. AIDS 5:497–503

Mihm S, Galter D, Dröge W (1995) Modulation of transcription factor NFκB activity by intracellular glutathione levels and variations of the extracellular cysteine supply. FASEB J 9:246–252

Nixon DW, Kutner M, Heymsfield S et al. (1988) Resting energy expenditure in lung and colon cancer. Metabolism 37:1059–1064

Richner J, Ambinder EP, Hoffmann K et al. (1991) Number of helper T cells and phytohemagglutinin stimulation correlate in cancer patients. Cancer Immunol Immunother 34:138–142

Rosenberg ZF, Fauci AS (1989) The immunopathogenesis of HIV infection. Adv Immunol 47:377–431

Roth E, Lenzhofer R, Ollenschläger G, Funovics J (1984) Influence of parenteral nutrion on plasma amino acid levels of mammary carcinoma patients. Nutr 8:408–411

Watanabe H, Bannai S (1987) Induction of cystine transport activity in mouse peritoneal macrophages. J Exp Med 165:628–640

White JM, Beaton JR, McHenry EW (1952) Observations on plasma glutamic acid. J Lab Clin Med 40:703–706

White JM, Ozawa G, Ross GAL, McHenry EW (1954) An effect of neoplasms on glutamic acid metabolism in the host. Cancer Res 14:508–512

Wu C, Bauer JM (1960) A study of free amino acids and of glutamine synthesis in tumor-bearing rats. Cancer Res 20:848–857

Zenz M, Hilfrich J, Neuhaus R (1981) Gyneocologic cancer and amino acid metabolism. In: Kluthe R, Löhr GW (eds) Nutrition and metabolism in cancer. Thieme, Stuttgart, pp 90–94

## Diskussion

*Hübner, Berlin:*
Kann man aus den Plasma-Glutamat-Zystein-Konzentrationen Rückschlüsse auf die Liquorkonzentrationen ziehen?

*Hack:*
Dieser gedankliche Ansatz ist sehr interessant, er wurde bisher jedoch noch nicht untersucht.

*Böhles, Frankfurt:*
Da die Transportrichtung der Aminosäurecarrier der Blut-Hirn-Schranke nach auswärts gerichtet ist, würde ich nicht annehmen, daß aus Plasmakonzentrationen zuverlässig auf Liquorkonzentrationen geschlossen werden kann.

*Brehmer, Heidelberg:*
Im Gehirn sind relativ hohe Konzentrationen von Glutathionzysteinsulfid vorhanden. Kann es sein, daß die Hemmung auch in den immunkompetenten Zellen durch das entsprechende Disulfid ausgelöst ist oder ist es wirklich das oxidierte Glutathion?

*Hack:*
Wie wir in Zellkulturexperimenten und in zellfreien Systemen nachweisen konnten, kann mit Disulfiden eine Hemmung erzeugt werden. Unter physiologischen Zellbedingungen spielt das oxidierte Glutathion, da es im Zellplasma in hohen und im Zellkern in relativ geringen Mengen vorkommt, eine überproportional bedeutende Rolle.

*Hübner, Berlin:*
Bei der Hirnentwicklung spielt die Produktion freier Radikale bei der Differenzierung und bei der Abstoßung nicht gebrauchter Zellen eine große Rolle. Nun sind die Hirnzellen, die BCl-2 exprimieren, durch Glutathionmangel unbeeinflußt. Ist nun das BCl-2 die Henne und der Glutathionmangel das Ei oder umgekehrt? Jetzt höre ich zum ersten Mal über eine mögliche Verbindung zwischen beiden Gedanken. Könnten Sie noch etwas näher darauf eingehen?

*Hack:*
Es gibt einige Daten für HIV-infizierte Patienten, bei denen ebenfalls ein erniedrigter Glutathionspiegel nachgewiesen wurde. Die Depletion betrifft vor allem die CD-4-Zellen, die normalerweise eine hohe Glutathionkonzentration aufweisen. Über die Stellung des Glutathions bei CD-4-Zellen laufen bei uns derzeit eingehende Untersuchungen.

*Böhles, Frankfurt:*
Die Expression des BCl-2-Proteins ist vor allem beim Lymphom hinsichtlich der Resistenz gegenüber Radikalmechanismen und der Apoptose bekannt geworden.

# Hyperlipoproteinämie und Lipidperoxidation bei chronischen Nierenerkrankungen

U. QUERFELD

Bei der Mehrzahl der Patienten mit chronischen Nierenerkrankungen findet sich eine sekundäre Hyperlipoproteinämie. Beim nephrotischen Syndrom gehört die Fettstoffwechselstörung zur Definition der Erkrankung, aber auch bei Kindern mit chronischer Niereninsuffizienz im Stadium der kompensierten Retention sowie bei terminaler Insuffizienz bzw. unter Dialysebedingungen (Hämo-, Peritonealdialyse) sowie nach Nierentransplantation bestehen charakteristische Veränderungen des Lipoproteinprofils (Tabelle 1).

Tabelle 1. Lipoproteinprofile bei Kindern mit Nierenerkrankungen bzw. Nierenersatztherapie

|        | TG | C | VLDL-C | LDL-C | HDL-C | Apo A-I | Apo B | Lp(a) |
|--------|----|----|--------|-------|-------|---------|-------|-------|
| INS (s) | ↑ | ↑ | ↑ | ↑ | ↑ | ↑ | ↑ | ↑ |
| INS (r) | ↑ | ↑ | ↑ | ↑ | ↓ | ↓ | ↑ | ↑ |
| CNI     | ↑ | ↑ | ± | ↑ | ↓ | ± | ↑ | ↑ |
| HD      | ↑ | ↑ | ↑ | ↑ | ↓ | ↓ | ↑ | ↑ |
| PD      | ↑ | ↑ | ↑ | ↑ | ± | ± | ↑ | ↑ |
| TPL     | ± | ↑ | ± | ↑ | ± | ± | ↑ | ↑ |

*INS(s)* Idiopathisches nephrotisches Syndrom, steroidsensibel; *INS(r)* idiopathisches nephrotisches Syndrom, steroidresistent; *CNI* chronische Niereninsuffizienz; *HD* Hämodialyse; *PD* Peritonealdialyse; *TPL* Transplantation; *TG* Triglyzeride; *C* Gesamtcholesterin; *VLDL-C* Very low density lipoprotein-Cholesterin; *LDL-C* Low density lipoprotein-Cholesterin; *HDL-C* High density lipoprotein-Cholesterin; *Apo A-I* Apolipoprotein A-I; *Apo B* Apolipoprotein B; *Lp(a)* Lipoprotein(a).

Störungen des Fettstoffwechsels, insbesondere Erhöhungen von Gesamt- und LDL-Cholesterin sowie Erniedrigung von HDL-Cholesterin gelten als Risikofaktor erster Ordnung für die Entwicklung einer Arteriosklerose. Seit längerem wird deshalb ein Zusammenhang mit der erhöhten kardiovaskulären Mortalität von Dialysepatienten und Transplantierten vermutet. Im Bereich der Arterioskleroseforschung hat sich in den letzten Jahren gezeigt, daß der Peroxidation ungesättigter Fettsäuren (Lipidperoxidation) durch freie Sauerstoffradikale oder durch enzymatische Einwirkung (Lipoxygenasen, Zyklooxygenase) möglicherweise eine entscheidende pathogenetische Bedeutung zukommt (s. u.)

Darüber hinaus haben jüngere Studien gezeigt, daß die Störungen im Fettstoffwechsel wahrscheinlich ein wichtiger Faktor in der Progression der chronischen Niereninsuffizienz sind. Diese ist häufig gekennzeichnet durch eine zunehmende Sklerosierung von Glomeruli, wobei sich histologisch eindrucksvolle Parallelen zur Arteriosklerose der großen Gefäße ergeben. Die therapeutische Beeinflussung der chronischen Niereninsuffizienz bzw. ihrer Progression ist eines der ungelösten Probleme auf dem Gebiete der (pädiatrischen) Nephrologie. Lipoproteine, insbesondere die Mechanismen ihrer oxidativen Modifizierung, verdienen somit in zunehmendem Maße unser wissenschaftliches Interesse.

Der nachstehende Beitrag soll einen Überblick über die Dyslipoproteinämie bei chronischen Nierenerkrankungen geben sowie über die nachgewiesene und/oder potentielle Rolle der Lipidperoxidation bei diesen Erkrankungen. Außerdem sollen therapeutische Ansätze mit Lipidsenkern bzw. Antioxidanzien skizziert werden.

## Mechanismen der Lipidperoxidation und Arteriosklerose

Zelluläre Mechanismen der oxidativen Modifikation von Lipoprotein sind vor allem am Beispiel der Oxidation von „low density lipoprotein" (LDL) untersucht worden. Endothelzellen, glatte Muskelzellen, T-Lymphozyten und Monozyten/Makrophagen, d. h. zelluläre Bestandteile der Arterienwand, sind in der Lage, LDL in vitro zu oxidieren (Parthasarathy u. Santanam 1994). In vitro sind (durch Inkubation von Zellkulturen mit LDL) verschiedene Mechanismen nachgewiesen worden, die zur Oxidation von LDL führen und teilweise von der Präsenz von Metallionen im Medium abhängig sind. Zu den Metallionen-abhängigen gehören die Erzeugung von Superoxid ($O_2^-$) und von Thiolen; metallionen-unabhängig sind zelluläre Enzyme wie Lipoxygenasen, Myeloperoxidase und NO-Synthase, soweit es zur Entstehung von Peroxinitrit beiträgt (Parthasarathy u. Santanam 1994). Daneben bestehen nicht oxidative Mechanismen der Lipoproteinmodifikation, z. B. durch Lipasen, Proteoglycane, Immunkomplexe, etc. (Parthasarathy u. Santanam 1994). Oxidativ modifizierte Lipoproteine sind zytotoxisch für verschiedene Zellkultursysteme in vitro. Werden Makrophagen mit oxidierten Lipoproteinen „beladen", so führt dies zur ungehemmten Aufnahme dieser Lipoproteine und zur massiven Cholesterinesterspeicherung, zur sog. Schaumzellbildung. Schaumzellen finden sich in allen, auch in den frühesten Stadien der Arteriosklerose. Pathogenetisch kommt es nach initialem Endothelzellschaden zu einem Durchwandern von Monozyten/Makrophagen in die Intima von Arterien; hier wandeln sich die Makrophagen durch Aufnahme von cholesterinreichen Lipoproteinen (d. h. vor allem LDL) in Schaumzellen um. Entscheidende Voraussetzung für die ungehemmte Aufnahme von Lipoproteinen scheint ihre oxidative Modifikation im subendothelialen Raum zu sein; erst derart strukturell veränderte Proteine werden von dafür spezialisierten Rezeptoren auf den Makrophagen („Scavenger-Rezeptoren") erkannt. Mechanismen der Lipidperoxidation in der Gefäßwand haben demnach eine entscheidende Bedeutung bei der Progredienz der Atheromentstehung bzw. der Arteriosklerose (Berliner u. Haberland 1993; Steinberg et al. 1989).

## Nephrotisches Syndrom und Arteriosklerose

Das Lipoproteinprofil von Patienten mit persistierendem nephrotischem Syndrom ist als durchaus atherogen zu betrachten (Abb. 1). Erstaunlicherweise sind die bisherigen retrospektiven Untersu-

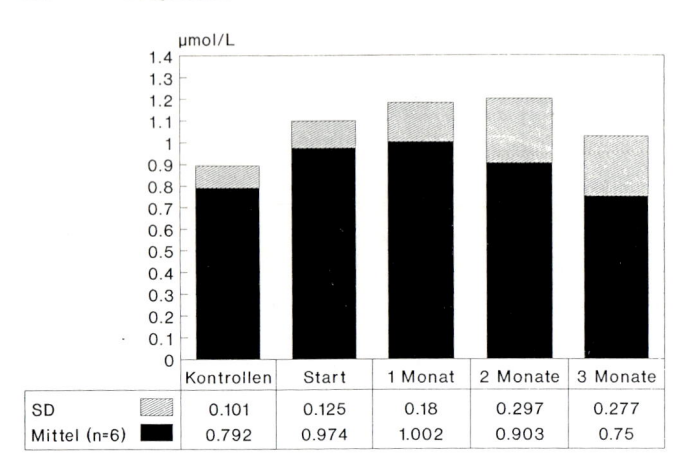

| | Kontrollen | Start | 1 Monat | 2 Monate | 3 Monate |
|---|---|---|---|---|---|
| SD | 0.101 | 0.125 | 0.18 | 0.297 | 0.277 |
| Mittel (n=6) | 0.792 | 0.974 | 1.002 | 0.903 | 0.75 |

**Abb. 1.** Verlauf der Plasma-MDA-Spiegel bei 6 Kindern mit nephrotischem Syndrom unter der Therapie mit Probucol. Der Wert nach 3 Monaten Therapie war signifikant gegenüber dem Ausgangswert erniedrigt

chungen zur Inzidenz kardiovaskulärer Ereignisse bei Patienten mit nephrotischem Syndrom (überwiegend methodisch bedingt) zu sehr unterschiedlichen Ergebnissen gekommen. Die vorläufigen Daten einer vor kurzem veröffentlichten, statistisch besser angelegten Studie an 157 Erwachsenen mit nephrotischem Syndrom zeigt aber erstmals ein eindeutig erhöhtes Risiko kardiovaskulärer Komplikationen im Vergleich zu einer sorgfältig ausgesuchten Kontrollgruppe (Ordonez et al. 1993). Es erscheint somit wahrscheinlich, daß die kardiovaskuläre Mortalität beim chronischen nephrotischen Syndrom erhöht ist, und es darf als gesichert gelten, daß derartige kardiovaskuläre Ereignisse auf dem Boden einer Arteriosklerose, insbesondere der Koronarien, entstehen. Systematische Untersuchungen zur Beteiligung von oxidativ veränderten Lipoproteinen am kardiovaskulären Risiko beim nephrotischen Syndrom fehlen bisher.

## Lipoproteine und Progression der chronischen Niereninsuffizienz

In vieler Hinsicht besteht beim Verlauf („natural history") der Arteriosklerose histologisch und pathophysiologisch eine Analogie zur Progression der Niereninsuffizienz bzw. der Nephrosklerose (Diamond u. Karnovsky 1988): Ähnlich wie bei der Arteriosklerose finden sich bei der Nephrosklerose die histologischen Befunde Verfettung, Sklerosierung und Verkalkung und die pathophysiologischen Mechanismen der Endothelzellverletzung, Makrophageninfiltration und Lipideinlagerung. Darüber hinaus weisen Versuche mit Tiermodellen der chronischen Niereninsuffizienz auf eine Rolle von Lipoproteinen als Risikofaktor hin: So führt eine cholesterinreiche Diät bei Meerschweinchen, Kaninchen und Ratten zur Entwicklung einer fokal-segmentalen Sklerose, insbesondere bei gleichzeitig bestehender Hypertonie. Umgekehrt führt eine lipidsenkende Diät bei bestimmten Tiermodellen zur Retardierung einer sonst progressiven Glomerulosklerose sowie zu einer Verminderung der Proteinurie (Harris et al. 1990). Alle diese Daten implizieren nur – in Analogie zur Arteriosklerose – eine Mitbeteiligung von oxidierten Lipoproteinen; diese Theorie wird aber durch Ergebnisse von zahlreichen In-vitro-Studien nachhaltig unterstützt. Experimente an *glomerulären Zellen* ergaben, daß oxidierte LDL etwa vier- bis fünfmal verstärkt in murinen und humanen Mesangialzellen aufgenommen werden, wahrscheinlich über den Scavenger-Rezeptor (Schlondorff 1993). Verschiedene Arbeitsgruppen haben gezeigt, daß oxidierte LDL toxisch für T-Zellen, glatte Muskelzellen und Makrophagen sind (Hessler et al. 1983; Kasiske et al. 1990). Humane Mesangialzellen können LDL darüber hinaus selbst oxidativ modifizieren (Wheeler u. Chana 1993). Schließlich führt ein Puromycin-induziertes nephrotisches Syndrom bei Ratten zu nachweisbaren intraglomerulären Ansammlungen von Ox-LDL besonders in den Schaumzellen von fokal-segmentalen Läsionen (Magil et al. 1993). Oxidierte Lipoproteine können außerdem *tubuläre Zellstrukturen* schädigen. Tubuläre humane Zellkulturen nehmen native und oxidativ modifizierte Lipoproteine auf, dabei ist Ox-LDL zytotoxisch für Tubuli (Ong u. Morrhead 1994). Humane tubuläre Zellkulturen können ihrerseits native LDL oxidativ modifizieren (Ong u. Moorhead 1994). Weitere Hinweise zur Rolle oxidierter LDL in vivo ergeben sich aus Experimenten, die die Lokalisation von radioaktiv markierten injizierten Lipoproteinen bei Ratten untersuchten. Nach Injektion von nativen und oxidativ modifizierten LDL fand sich eine Aufnahme des Markers vor allem in Leber und Milz, aber auch in den Nieren; dort überwog die Aufnahme in Glomeruli gegenüber Tubuli (2 : 1), und oxidierte LDL wurden zehnmal mehr als native LDL vor allem im Mesangium abgelagert (Cortisides et al. 1991).

Zusammengefaßt spielen oxidativ veränderte Lipoproteine bei der Progression der chronischen Niereninsuffizienz aufgrund theoretischer Überlegungen und experimenteller in vitro Daten eine wichtige Rolle (s. Übersicht).

*Hypothetische Rolle von oxidativ modifizierten Lipoproteinen bei der Progression der Glomerulosklerose. (Nach Wheeler u. Chana 1993)*

1. Mesangiale Lipoproteinakkumulation (Dyslipoproteinämie, Hyperlipoproteinämie) mit Überladung der mesangialen Clearancekapazität.
2. Mesangiales „trapping" und Oxidation.
3. Stimulation von Wachstumsfaktoren und Adhäsionsmolekülen durch oxidierte LDL; Makrophageninfiltration.
4. Weitere Oxidation von Lipoproteinen, vor allem durch sekretorische Produkte von Makrophagen.
5. Glomeruläre und tubuläre Zytotoxizität, Endothelzellschaden, Plättchenaggregation, Thrombose von Kapillarschlingen (Lp[a]!), Matrixakkumulation, glomeruläre Verödung.

## Lipoprotein(a) (Lp[a])

Besondere Aufmerksamkeit gilt in jüngster Zeit dem Lp(a). Untersuchungen an Erwachsenen (Scanu 1992) und Kindern (Querfeld et al. 1993) haben gezeigt, daß chronische Nierenerkrankungen häufig zu einer Erhöhung des Lp(a)-Serumspiegels führen. Da Lp(a) als sehr atherogenes und thrombogenes Partikel gilt (Scanu

u. Fless 1990), kommt ihm möglicherweise eine prognostische Bedeutung für nierenkranke Patienten zu. Zumindest für Hämodialysepatienten erscheint dies wahrscheinlich. Eine prospektive Studie an 126 erwachsenen Dialysepatienten konnte zeigen, daß (neben einer Anamnese von vorausgegangenen kardiovaskulären Ereignissen) Lp(a) der einzige signifikante positive Prädiktor für die Entwicklung einer späteren kardiovaskulären Komplikation war (Cressman et al. 1992). Auch Lp(a) ist oxidativ modifizierbar, in vitro jedoch in geringerem Ausmaß als LDL (Sattler et al. 1991). Ob möglicherweise nichtoxidative Modifikationen in vivo eine wesentliche Rolle spielen, ist vermutet worden, aber nicht bewiesen.

## Dialyse und Transplantation

Unter den Bedingungen der Urämie zeigen Lymphozyten von urämischen Patienten eine vermehrte Produktion von $O_2$-Radikalen (Takahashi u. Imada 1991). Erhöhte TBARS sind im Plasma von urämischen/dialysierten Patienten von verschiedenen Arbeitsgruppen nachgewiesen worden (Fillit et al. 1981; Otting u. Hellmann 1990; Schmidtmann et al. 1991; Dasgupta et al. 1992; Schettler et al. 1994; Maggi et al. 1994); in einigen Studien fand sich eine Korrelation erhöhter TBARS-Werte mit dem Ausmaß der Nierenfunktionseinschränkung (Fillit et al. 1981; Otting u. Hellmann 1990). Außerdem soll LDL von urämischen Patienten eine leichtere Oxidierbarkeit in vitro und eine vermehrte Bildung von Antikörpern gegen oxidierte LDL in vivo aufweisen (Maggi et al. 1994). Zwar findet sich bei der Hämodialyse eine Abnahme der TBARS im Plasma (Schettler et al. 1994), andere Arbeitsgruppen haben jedoch vermutet, daß gerade durch den Hämodialysevorgang auch oxidativer Streß erzeugt werden kann (z. B. durch Aktivierung von Leukozyten durch Dialysemembranen oder Einwirkung von UV-Licht auf das extrakorporale Blutvolumen) und haben dies teilweise auch nachgewiesen (Maher et al. 1987). Unter der Peritonealdialyse zeigt sich eine kurzfristige Besserung der verminderten LDL-Oxidierbarkeit, langfristig kommt es jedoch zum Verlust von Vitamin E und zu einer vermehrten LDL-Oxidierbarkeit (Maggi et al. 1994). Auch bei transplantierten Kindern wurden erhöhte MDA-Konzentrationen im Plasma festgestellt (Otting u. Hellmann 1990). Ob oxidierte Lipoproteine eine Rolle z. B. bei der chronischen Transplantatabstoßung spielen, ist jedoch derzeit nur Spekulation.

## Eigene Untersuchungen

In einer eigenen Untersuchung haben wir versucht, das Ausmaß der Lipidperoxidation bei Kindern mit chronischen Nierenerkrankungen mit einer empfindlichen Bestimmungsmethode für Malondialdehyd (MDA) im Plasma zu quantifizieren (U. Querfeld, S. Höfer, H. Böhles, unveröffentlichte Daten). Bei dieser Methode (Wong et al. 1987) wird MDA nach Reaktion mit Thiobarbitursäure (TBA) mittels HPLC von anderen TBARS getrennt und spektrophotometrisch bei 532 nm gemessen. In Voruntersuchungen an gesunden Freiwilligen und gesunden Kindern haben wir einen Normalwertbereich von 0,4–0,9 µmol/L ermittelt. Insgesamt wurden 32 Kinder im Alter von 2,6–22,5 Jahren (mittleres Alter 12,5 ± 5,4 Jahre) untersucht. Wie in Tabelle 2 gezeigt, wurden besonders bei Patienten mit nephrotischem Syndrom erhöhte MDA-Werte im Plasma gemessen; aber auch bei Patienten mit Niereninsuffizienz, mit Peritonealdialyse sowie nach Transplantation fanden sich erhöhte Werte. Innerhalb der einzelnen Gruppen (Tabelle 2) konnte keine signifikante Korrelation zu anderen Parametern des Lipoproteinstoffwechsels (z. B. LDL-Cholesterin) oder zur Nierenfunktion festgestellt werden, möglicherweise wegen der insgesamt kleinen Zahl von Untersuchten. Natürlich bedürfen diese Daten eine Bestätigung durch größere Untersuchungskollektive.

## Therapeutische Ansätze

Bei Erwachsenen mit nephrotischem Syndrom und ausgeprägter Hyperlipidämie gilt heute die Therapie mit HMG-CoA-Reduktasehemmern (z. B. Lovastatin, Simvastatin) als Therapie der Wahl; der therapeutische Einsatz von Lipidsenkern bei dieser Erkrankung

**Tabelle 2.** Malondialdehyd-Plasmaspiegel bei Kindern mit chronischen Nierenerkankungen

| Gruppe | N | MDA (Plasma) [µmol/L] | GFR (ml/min/1,73 m$^2$) | Urin-Protein (g/m$^2$/d) |
| --- | --- | --- | --- | --- |
| NS | 6 | 3,66 ± 2,32 | 104–280 | 4,9 ± 6,2 |
| CNI + P | 6 | 2,00 ± 1,15 | 7–46 | 3,6 ± 3,6 |
| CNI-P | 5 | 1,93 ± 0,58 | 10–48 | 0,2 ± 0,2 |
| PD | 9 | 2,46 ± 1,20 | 0 | 0 |
| TPL | 6 | 2,18 ± 1,66 | 47–150 | 0,12 ± 0,07 |

*NS* Nephrotisches Syndrom, *CNI* chronische Niereninsuffizienz: *CNI + P* chronische Niereninsuffizienz mit Proteinurie >1 g/m$^2$, *CNI–P* chronische Niereninsuffizienz mit nur geringer Proteinurie. *PD* Peritonealdialyse, *TPL* Nierentransplantation, *MDA* Maondialdehyd, GFR glomeruläre Filtrationsrate (berechnet nach Körpergröße und Serumkreatinin).

wird von vielen Zentren heute befürwortet. Mit dieser Medikation läßt sich eine Reduktion des Gesamtcholesterins um durchschnittlich ca. 30% erreichen (D'Amico u. Gentile 1991). Reduktasehemmer sind bisher im Kindesalter nicht zugelassen. Als Alternative bietet sich Probucol an (ab 14 Jahren zugelassen), das darüber hinaus antioxidativ wirksam ist (Bridges et al. 1951) und im Tierversuch vermindernd auf Proteinurie und histologische Veränderungen (fokale Sklerose) wirkt (Hirano et al. 1991; Hirano u. Morohoshi 1992). Wir haben eine multizentrische Pilotstudie initiiert, um die Verträglichkeit sowie die antioxidative und lipidsenkende Wirkung von Probucol beim steroidresistenten nephrotischen Syndrom im Kindesalter zu testen. Bisher haben 6 Kinder eine 3monatige Therapie mit Probucol abgeschlossen. Die vorläufigen Daten zeigen eine deutliche Reduktion des Gesamtcholesterins (–25%) von LDL-Cholesterin (–31%) sowie von Triglyzeriden (–17%). Als bekannte Nebenwirkung sinkt auch das HDL-Cholesterin (–19%) unter dieser Behandlung, was aber seine antiarteriosklerotische Wirksamkeit nicht beeinträchtigen soll (Franceschini et al. 1991). Überraschenderweise fanden wir bei einem Teil der bisher behandelten Patienten nach 12 Wochen einen Anstieg der glomerulären Filtrationsrate. Als Bestätigung der antioxidativen Wirksamkeit von Probucol zeigte sich bei den 6 untersuchten Kindern ein signifikanter Abfall von Plasma MDA nach 3 Monaten Therapie (Abb. 1). Inzwischen sind 9 Patienten in die Studie aufgenommen worden; die Verträglichkeit von Probucol war bei den meisten Kindern gut, allerdings mußte bei 2 Kindern wegen Nebenwirkungen die Medikation abgebrochen werden. In einem Falle wurde unter regelmäßiger EKG-Kontrolle ein QT-Syndrom festgestellt (bekannte Nebenwirkung), in dem anderen Fall traten zerebrale Krämpfe auf ohne gesicherten Zusammenhang mit der Einnahme von Probucol. Ein Nachteil liegt in der langen Halbwertszeit bzw. schlechten Steuerbarkeit dieser Substanz durch Speicherung im Fettgewebe. Nach den derzeit vorliegenden Daten erscheint es angezeigt, in Zukunft kontrollierte Studien mit antioxidativ wirkenden Medikamenten bei Patienten mit nephrotischem Syndrom durchzuführen.

## Zusammenfassung

Die oxidative Modifikation von Lipoproteinen (Lipidperoxidation) ist möglicherweise am erhöhten kardiovaskulären Risiko des nephrotischen Syndroms beteiligt und spielt zumindest theoretisch eine wichtige Rolle bei der Progression der chronischen Niereninsuffizienz zum terminalen dialysepflichtigen Nierenversagen (Analogie Arteriosklerose). In-vitro-Experimente belegen die Fähigkeit von Mesangialzellen und tubulären Zellen zur Lipidperoxidation. Unter Dialysebedingungen und nach Nierentransplantation wurde in verschiedenen Studien eine vermehrte Lipidperoxidation gemessen. Bisher gibt es nur wenige klinische Daten bei Patienten mit chronischen Nierenerkrankungen; nach eigenen Untersuchungen finden sich deutlich erhöhte Plasma-MDA-Spiegel bei Kindern mit nephrotischem Syndrom und mit chronischer Niereninsuffizienz sowie unter Dialysebedingungen und nach Transplantation. Therapeutische Strategien mit antioxidativ wirksamen Substanzen scheinen erfolgversprechend, sowohl aus theoretischen Gesichtspunkten als auch nach den bisherigen ersten Erfahrungen mit einer Pilotstudie zur Wirksamkeit und Verträglichkeit von Probucol. Weitere kontrollierte klinische Studien bei Kindern mit chronischen Nierenerkrankungen erscheinen angezeigt.

## Literatur

Berliner JA, Haberland ME (1993) The role of oxidized low-density lipoprotein in atherogenesis. Curr Opn Lipidol 4:373–381

Bridges AB, Scott NA, Belch JJF (1951) Probucol, a superoxide free radical scavenger in vitro. Atherosclerosis 89:263–265

Coritsidis G, Rifice V, Gupta S et al. (1991) Preferential uptake of oxidized LDL to rat glomeruli in vivo and cultured mesangial cells in vitro. Kidney Int 39:858–866

Cressman MD, Heyka RJ, Paganini EP et al. (1992) Lipoprotein(a) is an independent risk factor for cardiovascular disease in hemodialysis patients. Circulation 86(2):475–482

D'Amico G, Gentile MG (1991) Pharmacological and dietary teatment of lipid abnormalities in nephrotic patients. Kidney Int 39 (Suppl 31): S65–S69

Dasgupta A, Hussain S, Ahmad S (1992) Increased lipid peroxidation in patients on maintenance hemodialysis. Nephron 60:56–50

Diamond JR, Karnovsky MJ (1988) Focal and segmental glomerulosclerosis: Analogies to atherosclerosis. Kidney Int 33:917–924

Fillit H, Elion E, Sullivan J et al. (1981) Thiobarbituric acid reactive material in uremic blood. Nephron 29:40–43

Franceschini G, Chiesa G, Sirtori CR (1991) Probucol increases cholesteryl ester transfer protein activity in hypercholesterolaemic patients. Europ J Clin Invest 21:384–388

Harris KPG, Purkerson ML, Yates J, Klahr S (1990) Lovastatin ameliorates the development of glomerulosclerosis and uremia in experimental nephrotic syndrome. Am J Kidney Dis 15:16–23

Hessler JR, Morel DW, Lewis LJ, Chisolm GM (1983) Lipoprotein oxidation and lipoprotein-induced cytotoxicity. Arteriosclerosis 3:215–222

Hirano T, Morohoshi T (1992) Treatment of hyperlipidemia with probucol suppresses the development of focal and segmental glomerulosclerosis in chronic aminonucleoside nephrosis. Nephron 60:443–447

Hirano T, Mamo JCL, Nagano S, Sugisaki T (1991) The lowering effect of probucol on plasma lipoprotein and proteinuria in puromycin aminonucleoside-induced nephrotic rats. Nephron 58:95–100

Kasiske BL, O'Donnell MP, Schmitz PG et al. (1990) Renal injury of diet-induced hypercholesterolemia in rats. Kidney Int 37:880–891

Maggi E, Bellazzi R, Falaschi F et al. (1994) Enhanced LDL oxidation in uremic patients: An additional mechanism for accelerated atherosclerosis? Kidney Int 45:876–883

Magil AB, Frohlich JJ, Innis SM, Steinbrecher UP (1993) Oxidized low-density lipoprotein in experimental focal glomerulosclerosis. Kidney Int 43:1243–1250

Maher ER, Wickens DB, Griffin JFA et al. (1987) Increased free radical activity during haemodialysis. Nephrol Dial Transplant 2:169–171

Ong ACM, Moorhead JF (1994) Tubular lipidosis: Epiphenomenon or pathogenetic lesion in human renal disease? Kidney Int 45:753–762

Ordonez JD, Hiatt RA, Killebrew EJ, Fireman BH (1993) The increased risk of coronary heart disease associated with nephrotic syndrome. Kidney Int 44:638–642

Otting U, Hellmann C (1990) Malondialdehydkonzentration (MDA) im Serum chronisch niereninsuffizienter, chronisch hämodialysierter und nierentransplantierter Kinder. Z. Urol Nephrol 83:141–148

Parthasarathy S, Santanam N (1994) Mechanisms of oxidation, antioxidants and atherosclerosis. Curr Opn Lipidol 5:371–375

Querfeld U, Lang M, Kohl B et al. (1993) Lipoprotein(a) serum levels and apolipoprotein(a) phenotypes in children with chronic renal disease. Pediatr Res 34:772–776

Sattler W, Kostner GM, Waeg G, Esterbauer H (1991) Oxidation of lipoprotein Lp(a). A comparison with low-density lipoproteins. Biochem Biophys Acta 1081:65–74

Scanu A (1992) Lipoprotein(a). A genetic risk factor for premature coronary heart disease. JAMA 267:3326–3329

Scanu AM, Fless GM (1990) Lipoprotein (a). Heterogeneity and biological relevance. J Clin Invest 85:1709–1715

Schettler V, Wieland E, Verwiebe R et al. (1994) Plasma lipids are not oxidized during hemodialysis. Nephron 67:42–47

Schlondorff D (1993) Cellular mechanisms of lipid injury in the glomerulus. Am J Kidn Dis 22:72–82

Schmidtmann S, Müller M, v. Baher R, Precht K (1991) Changes of antioxidative homeostasis in patients on chronic haemodialysis. Nephrol Dial Transplant (Suppl) 3:71–74

Steinberg D, Parthasarathy S, Carew TE et al. (1989) Beyond cholesterol: Modifications of low-density lipoprotein that increase its atherogenicity. N Engl J Med 320:915–924

Takahashi K, Imada A (1991) Phagocyic activity and oxygen radical production of neutrophils in patients with chronic renal failure. Nippon Jinzo Gakkai Shi 33:565–574

Wheeler D, Chana RS (1993) Interactions between lipoproteins, glomerular cells and matrix. Miner Electrolyte Metab 19:149–164

Wong SHY, Knight JA, Hopfer SM et al. (1987) Lipoperoxides in plasma as measured by liquid-chromatrographic separation of malondialdehyde thiobarbituric acid adduct. Clin Chem 33/2:214–220

# Oxidativer Streß: Einblicke und Ausblicke

H. Sies

## Einleitung: Oxidativer Streß

Ein normales Attribut des Lebens unter aeroben Bedingungen ist die Tatsache, daß durch Oxidation strukturelle Schädigungen bei einer Vielzahl von Verbindungen auftreten können. Dies betrifft DNA, Proteine, Kohlenhydrate und Lipide und auch niedermolekulare Substanzen. Der oxidativen Schädigung durch die reaktiven Sauerstoffspezies, als Prooxidanzien zusammengefaßt, wirken mehrere Verteidigungslinien des Organismus entgegen, die Antioxidanzien. Bei diesen unterscheidet man zwischen enzymatischen und nichtenzymatischen Antioxidanzien. Das Fließgleichgewicht der aeroben Zelle kann als ausgeglichenes Verhältnis von Prooxidanzien zu Antioxidanzien beschrieben werden.
Bei einer Auslenkung dieses Fließgleichgewichts zugunsten der Prooxidanzien und zu Ungunsten der Antioxidanzien, die zu einer oxidativen Schädigung führen kann, spricht man von „oxidativem Streß" (Sies 1985, 1991). Diese allgemeine Definition bedarf noch weiterer Spezifikation, beispielsweise hinsichtlich der Frage, ob es auch physiologisch oxidativen Streß geben kann und wo die Grenze zur Pathophysiologie zu ziehen ist. Es hat sich als sinnvoll herausgestellt, Fragen dieser Art eher im Einzelfall zu betrachten. Das Problem, auf das unten noch eingegangen wird, besteht in der Meßbarkeit am Zielort. Für den Organismus kann sich nämlich ein spezielles Gewebe oder ein Zelltyp innerhalb eines Gewebes unter oxidativer Belastung befinden, obwohl im Blutplasma oder anderen Indikatorflüssigkeiten oder -geweben normale Bedingungen herrschen.

Neben dieser örtlichen Verteilung besteht eine temporäre, so daß mehrere Grade der Verfeinerung der Analyse bestehen. Es hat sich aus praktischen Erwägungen heraus eingeführt, daß man in erster Linie auf die im Blutplasma meßbaren oxidativen Schädigungsprodukte sowie das Muster der Antioxidanzien zurückgreift.

Die Biochemie des oxidativen Stress (Sies 1986) und die Strategien der antioxidativen Abwehr (Sies 1993a) wurden vom Autor zusammengefaßt. Zusammenfassende Bücher liegen vor (Elstner 1990; Frei 1994; Halliwell u. Gutteridge 1989), ebenso laufende Zeitschriften zum Thema der freien Radikale in Biologie und Medizin (Pryor u. Davies 1994; Halliwell u. Sies 1994). Die folgenden Anmerkungen sind nicht als Übersicht gedacht, sondern es werden lediglich einige im Arbeitskreis des Autors bearbeitete Fragen diskutiert.

## Einblicke

*Erfassung des Status: Methodik.* Für die Aspekte der Pädiatrie sind Indikatoren für den oxidativen Streß besonders im Mikromaßstab wichtig. Dieses Gebiet ist recht vielfältig, und für klinische Anwendungen steht in erster Linie das Blut zur Analytik zur Verfügung. Die Fragen des konkreten Meßparameters, der dazugehörigen Bezugsgröße und die Vergleichswerte sind für viele Anwendungen noch offen und bedürfen im Einzelfall der Validierung.

Unsere Modifikationen der Messung von Antioxidanzien und des Malondialdehyds sind in einer Untersuchung bei Erwachsenen beschrieben, in der wir den Zustand während und nach Ischämie der Aorta durch Abklemmung bei bestimmten chirurgischen Eingriffen verfolgten (Murphy et al. 1992). Dort kam dem Quotienten Tokopherylchinon/Tokopherol besondere Bedeutung zu, er eignet sich möglicherweise als Indikator für oxidative Schäden. Außerdem untersuchten wir den Plasmagehalt von Tokopherol bei Patienten mit alkoholischer Leberzirrhose, bei Hämochromatose und bei Morbus Wilson (von Herbay et al. 1994).

*Organmuster und Biokinetik.* Bezüglich der Karotinoide stellten wir, ebenfalls an Erwachsenen, erhebliche Differenzen zwischen den Organen fest, es gibt typische Organmuster (Stahl et al. 1992).

Da die cis-trans-Isomerie wegen der Bedeutung der Karotinoide als Vorläufer für die cis- und trans-Retinsäure möglicherweise biologisches Interesse verdient, untersuchten wir die Biokinetik dieser geometrischen Isomeren (Stahl et al. 1993). Die Serumgehalte von all-trans-β-Karotin stiegen an nach Verabreichung eines Gemisches von all-trans- und 9-cis-β-Karotin in Form eines natürlichen Isomerengemischs aus der Alge *Dunaliella salina*. Dagegen stieg der Serumgehalt von 9-cis-β-Karotin nicht an, der Ausgangswert ist ohnehin nahe Null. Insofern scheint eine Diskriminierung der geometrischen Isomeren zu erfolgen, wie wir auch in Aufnahmeexperimenten in Zellkultur zeigen konnten (Oarada et al. 1993). Die Aufnahme von Lykopin, einem anderen Karotinoid, erfolgt dagegen im Muster des angebotenen Isomerengemisches (Stahl u. Sies 1992).
*Antioxidative Vitamine und degenerative Erkrankungen.* Zu dieser Thematik ist im Bereich der Krebsforschung und der altersbedingten Oxidationsprozesse einige Information vorhanden (Esterbauer et al. 1990; Sies 1989b, 1990, 1993c; Sies et al. 1992), jedoch sind die verfügbaren Daten für den pädiatrischen Bereich noch spärlich. Briviba u. Sies (1994) gaben eine generelle Übersicht über die nichtenzymatische antioxidative Abwehr.

## Ausblicke

Es folgen einige aus den derzeitigen Interessen unseres Arbeitskreises resultierende Bemerkungen.
*Neue Indikatoren.* Die Weiterentwicklung der analytischen Parameter ist in mehreren Bereichen für den klinischen Einsatz von Interesse (Packer 1994). Beispielsweise eignen sich DNA-Oxidationsprodukte wie das 8-oxo-Deoxyguanosin zur Messung oxidativer Belastung. Neu hinzugekommen ist die Identifikation eines Malondialdehyd-Desoxyguanosin-Addukts, das in menschlicher Leber gefunden wurde (Chaudhary et al. 1994). Neu ist auch die Rolle des Peroxynitrits, dem Produkt aus Stickoxyd und Superoxyd. Diese reaktive Verbindung ist in der Lage, Proteine zu nitrieren. Beckman et al. (1994) beschrieben die Nitrierung von Tyrosinen im Protein zu Nitrotyrosin in Proben menschlichen atheromatösen

Gewebes durch Immunhistochemie. Biologisch entsteht Peroxynitrit u. a. durch gleichzeitig laufende Aktivität der NO-Synthase und der NADPH-Oxidase in Makrophagen. Auch andere Zelltypen sind in der Lage, Superoxydanionen abzugeben (Meier et al. 1989). Wir fanden kürzlich heraus, daß in der Reaktion von Peroxynitrit und Wasserstoffperoxyd der angeregte Sauerstoff, Singulettsauerstoff, entsteht (Di Mascio et al. 1994).

*Neue Wirkungen.* Untersuchungen der letzten Jahre haben gezeigt, daß die bekannten Antioxidanzien auch Wirkungen zeigen, die nicht ohne weiteres auf die Eigenschaft, antioxidativ zu wirken, zurückzuführen sind. β-Karotin kann die Expression von Connexin 43 induzieren und damit die Zell-Zell-Kommunikation erhöhen (Zhang et al. 1992). Dieser Effekt wurde auch mit Canthaxanthin beobachtet, einem Oxokarotinoid, welches keine Provitamin-A-Aktivität besitzt. Ob diese Wirkung jedoch unabhängig von den Effekten als Retinoidvorläufer ist, bleibt derzeit noch unklar, denn Pijnappel et al. (1993) fanden kürzlich, daß das Abbauprodukt des Canthaxanthins, 4-Oxoretinsäure, als Ligand für den Retinsäurerezeptor fungiert, ähnlich wie die aus β-Karotin erzeugte Retinsäure. Ein weiterer neuer Effekt ist die Stimulation der Zell-Zell-Kommunikation durch Vitamin D in niedrigen Dosen (Stahl et al. 1994). Hinsichtlich der Funktion von Vitamin E beschrieben Boscoboinik et al. (1991a, b) eine Hemmung der Zellproliferation und fanden, daß in Zellen der glatten Muskulatur von Gefäßen in Kultur dieser Effekt mit einer Hemmung der Aktivität der Proteinkinase C korreliert war.

*Beeinflussung der Genexpression.* Das Muster der antioxidativen Enzyme wie Superoxyddismutase, Katalase, Glutathionperoxidase u. a. kann bei krankhaften Veränderungen betroffen sein. Dies kann einerseits ursächlich für bestimmte Erkrankungen sein, wie für einige Formen der familiären amyotrophen Lateralsklerose angenommen wird (Deng et al. 1993; Rosen et al. 1993). Eine Genmutation wird auch für eine Form der familiären Friedreich-Ataxie verantwortlich gemacht, die zu einem selektiven Mangel an Vitamin E führt und auf Chromosom 8 lokalisiert ist (Ben Hamida et al. 1993). Andererseits kann eine Änderung der Genexpression auch sekundär auftreten, oft vermittelt durch parakrine Schleifen. Beispiels-

weise fanden wir, daß eine Isoform des Entgiftungsenzyms Glutathion-S-Transferase, die Glutathion-S-Transferase α, in Tumoren wie Nierenzellkarzinom oder Hodenkarzinom in ihrer Expression stark herabgesetzt ist (Klöne et al. 1990; Strohmeyer et al. 1992; Eickelmann et al. 1994a). Eine Übersicht über die Regulation der Expression dieses Enzyms ist bei Morel et al. (1994) gegeben. Insbesondere ist von Interesse, daß der gewebespezifische Transkriptionsfaktor HNF1 im Tumorgewebe ebenfalls erniedrigt ist (Clairmont et al. 1994).
Auch für die Therapie sind Änderungen in den Antioxidansenzymen möglicherweise von Interesse. Die NADPH: Chinon-Oxidoreduktase, auch bekannt als DT-Diaphorase, hat eine Funktion in der Entgiftung von Chinonen, so auch therapeutisch eingesetzten chinoiden Substanzen. Wir fanden kürzlich, daß der Verlust der Heterozygotie für dieses Enzym zur Resistenz gegen Mitomycin C in menschlichen Blasenkrebszellinien führt (Eickelmann et al. 1994b).
Prooxidanzien können zur Änderung der Genexpression führen. Schreck et al. (1991, 1992) zeigten, daß reaktive Sauerstoffspezies zur Aktivierung des Transkriptionsfaktors NFκB führen können, ein Forschungsgebiet, das derzeit auch auf andere Systeme ausgedehnt wird (Kyriakis et al. 1994).
Unser Interesse liegt in der durch UV-A-Bestrahlung und durch Singulettsauerstoff erzeugten Induktion der Kollagenaseexpression in menschlichen Hautfibroblasten (Scharffetter-Kochanek et al. 1993). Die Erhöhung der Kollagenaseexpression erfolgt unter Beibehaltung der Expression des Kollagenaseinhibitors, so daß eine erhöhte Kollagenaseaktivität im Gewebe resultiert. Dies könnte eine der Grundlagen für die dermale Lichtschädigung sein.
*Enzymmimetika.* Die potentielle therapeutische Beeinflussung der Antioxidanskapazität kann einerseits durch Supplementierung der niedermolekularen Antioxidanzien erfolgen (s. oben), sie kann andererseits auch durch Stärkung der enzymatischen Oxidationsabwehr erfolgen. Dies geschieht beispielsweise durch Injektion von Superoxyddismutase und deren Abkömmlingen wie PEG-SOD, welche eine längere Halbwertszeit im Plasma erlauben. Unser Interesse lag auf der Glutathionperoxidaseaktivität; Glutathion und die gluta-

thionabhängigen Enzyme sind in der Abwehr von Bedeutung (Sies 1989a). Wir haben gefunden, daß die relativ einfach aufgebaute selenorganische Verbindung Ebselen die Fähigkeit besitzt, Hydroperoxyde unter Verbrauch von Glutathion zu reduzieren, also die Glutathionperoxidaseaktivität auszuführen (Müller et al. 1984; vgl. Übersicht Sies 1993b). Sie dient also als Enzymmimetikum. Derzeit laufen klinische Studien mit dieser Substanz bei der Indikation der subarachnoidalen Hämorrhagie. Die Substanz ist auch in der Lage, LDL-assoziierte Cholesterylester-Hydroperoxyde zu reduzieren, also den postulierten Anfangsschritten der Atherogenese entgegenzuwirken (Sattler et al. 1994; Christison et al. 1994).

## Danksagung

Den Mitarbeitern im Arbeitskreis danke ich für die Zusammenarbeit. Unsere Arbeiten werden in dankenswerter Weise unterstützt durch die National Foundation for Cancer Research, Bethesda, USA, die Doktor-Robert-Pfleger-Stiftung, Bamberg, die Jung-Stiftung, Hamburg, und den Fonds der chemischen Industrie, Frankfurt.

## Literatur

Beckman JS, Ye YZ, Anderson PG et al. (1994) Extensive nitration of protein tyrosines in human atherosclerosis detected by immunohistochemistry. Biol Chem Hoppe-Seyler 375:81–88

Ben Hamida C, Doerflinger N, Belal S et al. (1993) Localisation of Friedreich ataxia phenotype with selective vitamin E deficiency to chromosome 8q by homozygosity mapping. Nature Genetics 5:195–200

Boscoboinik D, Szewczyk A, Hensev C, Azzi A (1991a) Inhibition of cell proliferation by alpha-tocopherol. J Biol Chem 266:6188–6194

Boscoboinik D, Szewczyk A, Azzi A (1991b) Alpha-tocopherol (vitamin E) regulates vascular smooth muscle cell proliferation and protein kinase C activity. Arch Biochem Biophys 286:264–269

Briviba K, Sies H (1994) Nonezymatic antioxidant defense systems. In: Frei B (ed) Natural antioxidants in human health and disease. Academic Press, Orlando, pp 107–128

Chaudhary AK, Nokubo M, Ramachandra Reddy G et al. (1994) Detection of endogenous malondialdehyde-deoxyguanosine adducts in human liver. Science 265:1580–1581

Christison J, Sies H, Stocker R (1994) Human blood cells support the reduction of LDL-associated cholesterylester hydroperoxides by albumin-bound ebselen. Biochem J 304:341–345

Clairmont A, Ebert T, Weber H et al. (1994) Lowered amounts of the tissue-specific transcription factor LFB1 (HNF1) correlate with decreased levels of glutathione S-transferase alpha mRNA in human renal cell carcinoma. Cancer Res 54:1319–1323

Deng HX, Hentati A, Tainer JA et al. (1993) Amyotrophic lateral sclerosis and structural defects in Cu, Zn superoxide dismutase. Science 261:1047–1051

Di Mascio P, Bechara EJH, Medeiros MHG et al. (1994) Singlet molecular oxygen production in the reaction of peroxynitrite with hydrogen peroxide. FEBS Lett 355:287–289

Eickelmann P, Ebert T, Warskulat U et al. (1994a) Expression of NAD(P)H:quinone oxidoreductase and glutathione S-transferase alpha and pi in human renal cell carcinoma and in kidney cancer-derived cell lines. Carcinogenesis 15:219–225

Eickelmann P, Schulz WA, Rohde D et al. (1994b) Loss of NAD(P)H:quinone oxidoreductase heterozygosity leads to resistance against mitomycin C in a human bladder carcinoma cell line. Biol Chem. Hoppe-Seyler 375:439–445

Elstner E (1990) Der Sauerstoff. BI Wissenschaftsverlag, Mannheim

Esterbauer H, Gey FK, Fuchs J et al. (1990) Antioxidative Vitamine und degenerative Erkrankungen. Dtsch Ärzteblatt 87:A3735–3741

Frei B (ed) (1994) Natural antioxidants in human health and disease. Academic Press, Orlando

Halliwell B, Gutteridge JM (1989) Free radicals in biology and medicine, 2nd edn. Clarendon Press, Oxford

Halliwell B, Sies H (eds) (1994) Free Rad Res vol. 1–21

Herbay A von, Groot H de, Hegi U et al. (1994) Low vitamin E content in plasma of patients with alcoholic liver disease, hemochromatosis and Wilson's disease. J Hepatol 20:41–46

Klöne A, Weidner U, Hußnätter R et al. (1990) Decreased expression of the glutathione S-transferase alpha and pi genes in human renal cell carcinoma. Carcinogenesis 11:2179–2183

Kyriakis JM, Banerjee P, Nikolakaki E et al. (1994) The stress-activated protein kinase subfamily of c-jun kinases. Nature 369:156–160

Meier B, Radeke HH, Selle S et al. (1989) Human fibroblasts release reactive oxygen species in response to interleukin-1 or tumor necrosis factor-alpha. Biochem J 263:539–545

Morel F, Schulz WA, Sies H (1994) Gene structure and regulation of expression of human glutathione S-transferases alpha. Biol Chem Hoppe-Seyler 375:641–649

Müller A, Cadenas E, Graf P, Sies H (1984) A novel biologically active selenoorganic compound. I. Glutathione peroxidase-like activity in vitro and antioxidant capacity of PZ51 (Ebselen). Biochem Pharmacol 33:3235–3239

Murphy ME, Kolvenbach R, Aleksis M et al. (1992) Antioxidant depletion in aortic crossclamping ischemia: increase of the plasma alpha-tocopheryl quinone/alpha-tocopherol ratio. Free Rad Biol Med 13:95–100

Oarada M, Stahl W, Sies H (1993) Uptake of all-trans-β-carotene by FU-5 hepatoma cells under the influence of 9-cis-β-carotene. Biol Chem Hoppe-Seyler 374:1075–1081

Packer L (ed) (1994) Oxygen radicals in biological systems. Part D. Meth Enymol 234, Academic Press, New York

Pijnappel WWM, Hendriks HFJ, Folkers GE et al. (1993) The retinoid ligand 4-Oxo-retinoic acid is a highly active modulator of positional specification. Nature 366:340–344

Pryor WA, Davies KJA (eds) (1994) Free Rad Biol Med, vol. 1–17

Rosen DR, Siddique T, Patterson D et al. (1993) Mutations in Cu/Zn superoxide dismutase gene are associated with familial amyotrophic lateral sclerosis. Nature 362:59–62

Sattler W, Maiorino M, Stocker R (1994) Reduction of HDL- and LDL-associated cholesterylester- and phospholipd hydroperoxides by phospholipid hydroperoxide glutathione peroxidase and ebselen (PZ 51). Arch Biochem Biophys 309:214–221

Scharffetter-Kochanek K, Wlaschek M, Briviba K, Sies H (1993) Singlet oxygen induces collagenase expression in human skin fibroblasts. FEBS Lett 331:304–306

Schreck R, Rieber P, Baeuerle PA (1991) Reactive oxygen intermediates as apparently widely used messengers in the activation of the NF-kappaB transcription factor and HIV-1. EMBO J 10:2247–2258

Schreck R, Albermann K, Baeuerle PA (1992) Nuclear factor kappaB: an oxidative stress-responsive transcription factor of eucaryotic cells (A review). Free Rad Res Comms 17:221–237

Sies H (1985) Oxidative stress: introductory remarks. In: Sies H (ed) Oxidative stress. Academic Press, London, pp 1–8

Sies H (1986) Biochemie des oxidativen Stress. Angew Chem 98:1061–1075

Sies H (1989a) Zur Biochemie der Thiolgruppe: Bedeutung des Glutathions. Naturwissenschaften 76:57–64

Sies H (1989b) Vitamin E. Dtsch Ärzteblatt 86:2074–2078

Sies H (1990) Carotinoide. Dtsch Ärzteblatt 87:C 700–703

Sies H (1991) Oxidative stress: introduction. In: Sies H (ed.) Oxidative stress: Oxidants and antioxidants Academic Press, London, pp 15–22

Sies H (1993a) Strategies of antioxidant defense. Eur J Biochem 215:213–219

Sies H (1993b) Ebselen, a selenoorganic compound as glutathione peroxidase mimic. Free Rad Biol Med 14:313–323

Sies H (1993c) Efficacy of vitamin E in the human. Veris, LaGrange, Illinois, pp 1–23

Sies H, Stahl W, Sundquist AR (1992) Antioxidant functions of vitamins. (Vitamins E and C, beta-carotene, and other carotenoids). Ann. NY Acad Sci 669:7–20

Stahl W, Sies H (1992) Uptake of lycopene and its geometrical isomers is greater from heat-processed than from unprocessed tomato juice in humans. J Nutr 122:2161–2166

Stahl W, Schwarz W, Sundquist A, Sies H (1992) Cis-trans isomers of lycopene and $\beta$-carotene in human serum and tissues. Arch Biochem Biophys 294:173–177

Stahl W, Schwarz W, Sies H (1993) Human serum concentrations of all-trans $\beta$- and alpha-carotene but not 9-cis $\beta$-carotene increase upon ingestion of a natural isomer mixture obtained from Dunaliella salina (Betatene). J Nutr 123:847–851

Strohmeyer T, Klöne A, Wagner G et al. (1992) Glutathione S-transferases in human testicular germ cell tumors: Changes of activity and expression. J Urol 147:1424–1428

Stahl W, Nicolai S, Hanusch M, Sies H (1994) Vitamin D influences gap junctinal communication in C3H/10T 1/2 murine fibroblast cells. FEBS Lett 352:1–3

Zhang L-X, Cooney RV, Bertram J (1992) Carotenoids up-regulate connexin 43 gene expression independent of their provitamin A or antioxidant properties. Cancer Research 52:5707–5712

# Sachverzeichnis

Abbauprodukte 33
Abwehrstoffe 16
Acquired Immunodeficiency Syndrome (siehe auch HIV) 168
Aerosol 173
- Therapie 173, 174
Akutphasen-Antwort 16
Albumin 75, 195, 201
Allantoin 36
Allopurinol 10, 15
Alterungsprozeß 132
- Freisetzung reaktiver Sauerstoffspezies 132
- Lipofuszin 132
- Malondialdehyd 132
- Vitamin E 132
Alveolarepithel 144
Alveolarmakrophagen 167
Alveolitis, exogen allergische 171
Alzheimer-Krankheit 11
Ambroxol 179
Anämie 32
Antibiotika 12
Antikataraktika 14
Antioxidanzien (siehe auch freie Radikale) 3, 14, 29, 164, 255, 277
- kettenbrechende 30
- lipophile 48, 49
- primäre 23
Antioxidantienabwehr, unreife 29
Antiprotease 177
- $\alpha_1$-Antitrypsin 177

Antisense-Oligonukleotide 111
$\alpha_1$-Antitrypsin 197
Apoptose 104
Apotransferrin 28
aquatisiertes Elektron 3
Arachidonsäure 52, 88, 89, 91, 104
Arachidonsäurekaskade 14
Arginin 15
Aromate, polyzyklische 13
Arthritis 14
Arthrosen 14
Asbestfasern 17
Askorbinsäure 10
Aspartat 101
Aspirate 36
Aspirin 10
Asthma bronchiale 166
Astrozyten 105, 106
Atherogenese 11, 15, 266, 282
Atmung 12, 33, 37
ATP-Bildung 12
Austauschtransfusionen 33

Beatmung 26, 38
- mechanische 38
Belastung, physische 230, 233, 235
Benzol 17
Benzpyrene 13
Bilirubin 25, 247, 248
bimolekulare Reaktionstypen 2
Bindungselektronenpaar 2
Bioenergetik 11

## Sachverzeichnis

Biokinetik 278
Blasenkrebszellinien 281
Bleichungsreaktionen 7
Blutungen, intrazerebrale 64
Bronchialepithel 142
Bronchialkarzinom 176, 253
– Mortalitätsrate 253
Bronchitis 166

cAMP 143
Canthaxanthin 280
Carbonylgruppe 35
Carnitin 232, 234
Catalase 25, 29
$CD4^+$ T-Zellen 254
Ceruloplasmin 23, 26, 27, 164
Cholesterylester-Hydroperoxyde 282
Chondrogenese 141
Choreoathetose 105, 108
Chronische Lungenerkrankung 33, 37
cis-trans-Isomerie 279
CO-Bindung 13
Concanavalin A 253
Connexin 43 280
CRABP 138
CRBP 138
Cyanobakterien 1
Cystic fibrosis transmembrane conductance regulator (CFTR) 169

Degranulation 14
Dehydroaskorbinsäure 36
Demenz, senile 11
Denaturierung 35
Desferal 10, 15
Dexamethason 146
Dextromethorphan 107–109
Dextrorphan 108, 109
Diabetes 15
Dialyse 265
Diät, lipidsenkende 269
Diene, konjugierte 34
Diesel-Lastkraftwagen 17

Dioxygenasen 13
Diradikal 2
Dizocilpin 103, 107, 108
DNA
– Schädigung 35
– Strangbruch 25
– Oxidationsprodukte 279
DNS-Bindungsfähigkeit 256
Docosahexaensäure 52, 89, 91
Doppelbindungen 6
DT-Diaphorase 10, 281
Duchenne-Muskeldystrophie 229–241
Dunaliella salina 279
Dysplasie, bronchopulmonale 25, 36, 38, 45, 64, 146

Ebselen 282
EDRF (endothelium derived relaxation factor) 15
EGF 143, 144
Eisenbindungskapazität 26, 28
$Eisen^{++II+}$-chelat 9
Eisenkatalyse 3
Eisen, nicht-proteingebundenes 26, 28
Elastase, neutrophile 177
Elektron, aquatisiertes 3
Elektronenleck 12
Elektronenspinresonanz (ESR) 125
Elektronentransportsystem 12
Embolie, zerebrale 101, 105
Emphysem 14
Emulsin 63
Endoperoxyde 37
Enterokolitis, nekrotisierende 45, 65
Entgiftungsreaktionen 13
Entzündung, chronische 190, 191, 201
– Albumin 195, 201
– enzymatisches Schutzsystem 200, 201

## Sachverzeichnis

- Glutathionperoxidase (GSH-Px) 198, 201
- Katalase (KAT) 200, 201
- Selen 198, 201
- Superoxiddismutase (SOD) 200, 201

Entzündungshemmung 10
Entzündungszellen 26
Enzyme, autioxidative 24
Enzyminaktivierung 25
Enzymmimetika 281
Epilepsie siehe Krampfanfälle
Epithel, dysplastisches 36
Epithelial lining fluid (ELF) 33, 37, 164, 194
Epoxidhydrolase 10, 13
Erdöl 13
Erythromycin 107, 112
Erythrozyten 29, 31, 33
- Radikalresistenz 47–49
Ethan 34, 37
Ethanol 12

Ferritin 28
Ferrooxidaseaktivität 26
Fettsäuren
- langkettige mehrfach ungesättigte (LCP) 87
- peroxidierte 10, 13, 46
$FEV_1\%$ 191–196, 201
Fibroblastenproliferation 168
Fibroblast growth factor 111
FK-506 107, 112
Flavonoide 10, 13, 15
Flavoproteine 12
Folsäure 11
Formelnahrung 88
Friedreich-Ataxie 280
Frühgeborene 26, 172
Frühgeborenenretinopathie 64, 65

Gefäßmuskelzellen 16
Gefäßtonus 15
Gene 256
Genexpression 280

Gicht 10
Glomerulosklerose 270
Glukokortikosteroide 143, 171
Glukosidierung 13
Glutamat 101, 102, 106
Glutamatkonzentrationen 251
Glutamatspiegel 252
Glutathion 10, 25, 31, 32, 75, 106, 164, 254
- oxidiert 165
- reduziert 165
Glutathionbestimmung 32
- Redox ratio 36, 37
Glutathion-Disulfid 256
Glutathionester 178
Glutathionmangel 251–259
Glutathionperoxidase (GSH-Px) 25, 29, 74, 198, 201, 221, 222, 224, 232, 239, 281
Glutathionprodrug 176
Glutathionredoxyklus 165
Glutathionreduktase 25
Glutathionspiegel 251
Glutathion-S-Transferase 281
Glutathiontransferase 10
Glykolyse 11
Glyzin 102, 103
Granulomatose, chronische 171
Granulozyten 14
- neutrophile 167
Graphitlagerstätte 1
GSH/GSSG 36
Guanylatzyklase 16

Haber-Weiss-Reaktion 9
Hämatoporphyrin IX 6
Hämochromatose 278
Harnsäure 25, 36, 92, 93
Hautfibroblasten 281
Hefe 11
Hexanal 78
HIV-Infektion 165, 168, 251
HMG-CoA-Reduktase 272
Hodenkarzinom 281
Homozystein 11

Hyaluronsäure 14
Hydroperoxid 2
Hydroperoxylradikal 8
Hydroxylradikal 8, 122
- Entstehung 122
- Freisetzung 122
- Quantifizierung 125
Hypericin 6
Hyperlipoproteinämie 265–275
Hyperoxie 166
Hypoglykämie, zerebrale 103
Hypoxanthin 15
Hypoxie 105
- zerebrale 103, 104

idiopathische Lungenfibrose 165
Immunsystem 252
Indometazin 10
Infektabwehr 163
Infekte (Infektionen) 151, 251
Insulin 143
Interleukin-1 16
Interleukin-8 16
Intralipid 48, 50
intrazerebrale Blutungen 64
Inversionswetterlage 17
Ischämie
- spinale 109
- zerebrale 104, 109, 111
- - fokale 106, 109, 112
- - globale 106, 111–113
Ischämie/Reperfusion 23
Isoalloxazin 6
Isoprostane 35

Jodid 14

Kachexie 251
Kalzium 103, 104
β-Karotin 153
- 9-cis-β-Karotin 279
- all-trans-β-Karotin 279
Karotinoide 6, 10, 71, 73, 278
Karzinome, kolorektale 253
Katalase (KAT) 10, 164, 200, 201

Kataraktbildung 14
Kernrezeptoren 141
- RAR-α 141
- RAR-β 141
- RAR-γ 141
Ketamin 107, 108
Kettenreaktionen 3, 7
Knorpelauflösung 14
Koenzym Q10 48, 51
Kollagenaseexpression
Kooxidationen 7
Krampfanfälle 108
- epileptische 104
Kreatinkinase (CK) 232, 233
Kwashiorkor 72, 73
- marasmischer 72

Laktat 12
Lateralsklerose
  amyotrophe 111, 280
Lavage, bronchoalveoläre (BAL)
  37, 166
- Entstehung 38
LC-PUFA 32
LDL 15, 266
- oxidative Empfindlichkeit 51
Leberversagen
- akutes 245–248
- chronisches 245–248
Leberzirrhose 278
Leukomalazie, periventrikuläre
  105
Leukoproteaseinhibitor 177
Leukotriene 76
Leukozyten 14
Lichtreaktion 6
Lignin 13
Linolsäure 52, 89
Linsenkristalline 14
Lipidhydroperoxidase 29, 34
Lipidoxidation 71
Lipidperoxidation 25, 34, 35, 104,
  112, 123, 265–275
- Oxidationsprodukte 127
- Verlauf 123

Lipidsenker 272
Lipofuszin 124, 232, 238
α-Liponsäure 178
Lipoprotein (a) 270
Lipoproteinprofile, Kinder 265
Lungenerkrankung 25
- Atemnotsyndrom (RDS) 25, 27, 38, 146
- Dysplasie, bronchopulmonale (BPD) 25
Lungenalveolen 143
Lungenemphysem 166, 177
Lungenentwicklung 150
Lungenerkrankungen, antioxidative Therapie 170
Lungenfibrose, idiopathische 165
Lungenversagen, akutes 176
Lymphozyten 253
Lymphozytenfunktionen 252
Lymphozytenproliferation 175

Magnesium 103, 107
Makrolid-Antibiotika 112
Makrophagen 15, 253, 280
Malondialdehyd (MDA) 34, 37, 38, 78, 124, 127, 232, 238, 272, 277
Mangelernährung 11, 71
Marasmus 72
Membran, mitochondriale 12
Membranschädigung 25
Membrantransportsystem 254
Metallionen 6
Metaplasie 148
Methionin 11
Mikrozirkulation, zerebrale 105
Milch 88, 89
Miokamycin 107, 112
Mitochondrien 12, 231
- polarigraphische Bestimmung der oxidativen Phosphorylierung 231
- Skelettmuskel 231
Mitomycin C-Resistenz 281
MK-801 (siehe auch Dizocilpin) 108

Monooxygenasen 4, 13
Monozyten/Makrophagen 266
Morbus Crohn 14, 221–228
Morbus Wilson 278
Morphogenese 137
Mukoviszidose (siehe auch zystische Fibrose) 166
Multibionta 63
Multivitaminpräparat 59, 63
Muskeldystrophie 229
- Duchenne 229–241
- reaktive Sauerstoffspezies 237
Muttermilch (siehe auch Milch) 29, 89, 151
- Sondenfütterung 29
- Sonnenlichtexposition 29
- Speicherung 29
MVI 59
Myeloperoxidase 14, 167, 194, 195

Nabelschnurblut 26
NADPH-Oxidase 14, 280
nephrotisches Syndrom 265
Neurotransmitter 11
neutrophile
- Elastase 177
- Granulozyten 167
NFκ-abhängige Gene 255
NF-κ-B 16
N-Formylkynurenin 14
Nierenerkrankungen, chronische 265–275
Niereninsuffizienz, chronische 265
Nierentransplantation 265
Nierenzellkarzinom 281
Nimodipin 107, 112
Nitrierung von Tyrosinen 279
Nitroglycerin 107, 110
Nitrotyrosin 279
NMDA-Rezeptoren 102
N-Methyl-D-Aspartat siehe NMDA
Nonhämeisen 12
NO siehe Stickstoffmonoxid
NO-Synthase 280
Nukleinsäuren 10

## Sachverzeichnis

Ödem 26
4-OH-Nonenal 34
OH-Radikal 3
Oligodendroglia 105, 106
Ölsäure 32
Orogotein 14
Oxidantien 17
Oxidasen 13
oxidative(r)
– bursts 14
– Phosphorylierung 236
– Streß 277–282
– Synthesen 13
Oxigenasen 13
– mischfunktionelle 4
8-oxo-Deoxyguanosin 35, 279
2-oxo-Histidin 35
4-Oxo-Retinsäure 280
Ozon 17

Pankreasinsuffizienz 210
Pankreatitis 14
Paracetamolintoxikation 176
Parkinsonismus 11
Pasteur-Effekt 11
PCP-Bindungsstelle 108
PEG-SOD 281
Pentan 34, 37
Peroxidasen 10
Peroxidradikal 2, 7
Peroxinitride 279
Peroxinitroso Anion 16
Peroxinorm 14
PGE 144
Phagosom 14
Phagozyten 163
Phencyclidin-Bindungsstelle 102, 108
Phenole 10
Phorbolester 16, 143
Phospholipase-$A_2$ 104, 112
Phosphorfruktokinase 11
Phosphorylierung, oxidative 236
photodynamische
– Prozesse 14
– Reaktionen 6
Photosysteme 1
Phototherapie 7, 32, 46
Phycoerythrin 232, 237
Phylogenie 1
– reaktive Sauerstoffspezies 237
Phytoalexine 16
Phytohemaglutinin 253
Phytopathologie 16
Pigmente 6
Plasmahomöostase 139
Plasmaphospholipide 91
PMNs 193, 195
Pneumokoniosen 166
Polyamine 102
Polysorbat 80 66
Probucol 273
Prooxidantien 277
Prostaglandine 37
Proteasen 10
$\alpha_1$-Proteinase 194
Protein-Energie-Malnutrition (PEM) 70, 199
Proteinkinase C 280
Proteinoxidation 35, 37
Proteinsulfhydrylgruppen 25
– antioxidatives System 73
Proteinurie 273
Proteolyse 35
Protonengradient 12
Provitamine 71
Prozesse, entzündliche 14
Pseudomonas oleovorans 13
Pteridine 6
Pyridinnukleotide 4
Pyruvatkinase (PK) 232, 233

Quencher 10
Quinone 36

Radikalfängerenzyme, Morbus Crohn 221–228
Radikalscavenger 12
RARE (retinoic Acid Response Elements) 141

RDR-Test 150
- Alkoxylradikale 23
- Hydroxylradikal 23
- hypochlorige Säure 23
- NO-Radikal 23
- Peroxinitrit Anion 23
- Peroxylradical 23
- Superoxidradikal 23
- Wasserstoffperoxide 23
Reaktion(en)
- heterolytische 2
- homolytische 3
- photodynamische 6
Reaktionstypen, bimolekulare 2
Reaktivität, immunologische 251
Redoxfaktoren 4
Redoxpotential 7
Regulationsprozesse 15
Reifgeborenennahrung 87
Reoxigenierung 15
Reparaturmechanismen 10
Reperfusion 104
Reperfusionsschäden 15
Retinolbindungsprotein (RBP) 138
Retinolspiegel 59
Retinopathia praematurorum 45
Retinsäure 138
9-cis-Retinsäure 140
Retinsäurerezeptoren 137
- RAR 137
- RXR 137
Retinylester
- Hydrolyse 139
- inhalative 153
Retinylesterspeicher, Depletierung 145
Retinylpalmitathydrolase 147
Rhesus hemolytic disease (RHD) 28
Riboflavin 14, 32, 33
Riluzol 107, 111
Rußpartikel 17

Sarkoidose 166
Sauerstoffaktivierung 5

Sauerstoffbiologie 1–21
Sauerstoffdetoxifizierung 10
Sauerstoff, eingeatmeter 37
Sauerstoffradikale 121
- Bestimmung
- - direkte 125
- - indirekte 126
- Entstehung 121
- Oxidationskraft 124
- Reaktionspartner, primäre 126
- - enzymatisches 128, 129
- - nichtenzymatisches 128, 129
Sauerstoffspezies 277
- primäre 123
- reaktive 5, 23
- sekundäre 124
Säure, hypochlorige 14, 23
Scavenger 3, 10
„Scavenger-Rezeptoren" 267
Schaumzellen 267
Schmerz 10, 14
Schwangerschaft 154
Schwellung 14
Selen 32, 74, 198, 201
- Supplementierung 221
Semichinon 6
Sepsis 65
Singulettgrundzustand 2
Singulettsauerstoff 2, 5, 6, 280
Skelettmuskelgewebe 258
Smog 16
- London-Typ Smog 17
- Los-Angeles-Typ Smog 17
- Sommersmog 17
Spastik 105
Spin-Trap 125
Spinverbot 3
Spurenelemente, Morbus Crohn 221–228
Stenosen 15
Steroide 14
Steroid-Thyroid Hormon-Kernrezeptor-Superfamilie 141
Stickstoffmonoxid (NO) 15, 104, 110, 112

- NO-Synthase 280
Strahlung, ionisierende 3, 8
Sulfasalazin 14
Sulfhydrylgruppen 29
Superoxid 5, 12, 14, 279
Superoxidanionradikal 121, 221
- Bestimmung 126
- Elimination 122
- Freisetzung 121
Superoxidbildung 8
Superoxiddismutase (SOD) 8, 10, 14, 15, 24, 29, 164, 200, 201, 224, 232, 239, 281
Surfactant 26, 28, 143
- SP-A 143
- SP-B 143
- SP-C 143
- SP-D 143
Symbiose 2

Targetzellen 139
TBARS 271
TGF-$\beta$ 144
Thiobarbitursäure-reaktive Substanzen 78
Thioctsäure 14
Thiole 169
Thioredoxin 256
Tokopherole 10, 71, 73, 211, 215
- $\alpha$ 48, 93, 106, 232, 239
- d,1-$\alpha$-Tokopherolacetat 66
- $\beta$ 48
$\alpha$-Tokopherolspiegel 59
Tokopherylchinon 278
Toxine 12
Trachealaspirat 33
Trachealepithel 141
Transferrin 23, 26–28, 164
Transkriptionsfaktor
- $HNF_1$ 281
- NFκB 256, 281
Transplantation 15
Transthyretin (TTR) 138
TRAP 31, 33, 247, 248
- assay 29, 30

Triplettgrundzustand 2
Tryptophan 14
Tumornekrosefaktor 16
- $\alpha$ (TNF-$\alpha$) 256
Tyrosin, Nitrierung 279

Übergangsmetallchelatoren 10
Ubichinon 12, 76
Umweltprobleme 16
- /Allantoin ratio 36
UV-A-Bestrahlung 281

Vitalipid infant 59
Vitamin A 13, 152
- Ester 137
- inhalative Applikation 153
- Kurzzeitspeicher 138
- Langzeitspeicher 138
- Mangel 137
- Spiegel 60
- Stoffwechsel 137
Vitamin $B_6$ 11
Vitamin $B_{12}$ 11
Vitamin C 25, 28, 29, 36
Vitamin D 280
Vitamin E 25, 29, 36, 73, 147, 210
- Mangel 147, 280
- Supplementierung 148, 211, 212, 215, 216
Vitaminpräparat, i.v. 57
Vitaminsubstitution 58
Vitintra – fettlösliches Vitamin 59

Wasserstoffatom 3
Wasserstoffperoxid 5, 8, 12, 32, 122, 221
- Elimination 122
- Entstehung 122
- Quantifizierung 126

Xanthin 15
Xanthindehydrogenase 15, 104
Xanthinoxidase 8, 10
Zellen
- schleimsezierende 148

## Sachverzeichnis

- zilientragende 148
- Zellödem, zerebrales 103
- Zigarettenrauchen 17, 165
- Zyklooxygenase 10
- Zysteinversorgung 251
- Zystin 106
- /Glutamat-Antiportersystem 106
- zystische Fibrose (CF, siehe auch Mukoviszidose) 129, 169, 189–202, 209–220
  - Ernährungsstatus 202
  - Glutathionperoxidase (GSH-Px) 130
  - IgG-Konzentrationen im Plasma 190
  - Immunsystem 195
  - Interleukin-1 200
  - β-Karotin 130
  - Katalase (KAT) 130
  - Patienten
    - Nährstoffversorgung 209
    - Pankreasinsuffizienz 210
    - Tokopherol 211, 215
    - Vitamin-E-Resorption 210
    - Vitamin-E-Supplementierung 211, 212, 215, 216
  - Superoxiddismutase (SOD) 130
  - Tumor Nekrose Faktor 200
  - Vitamin A 130
  - Vitamin E 130
  - Zytokine 200
- Zytochrome 12
  - $P_{450}$ 13, 110
- Zytochromoxidase 12
- Zytokine 169